Bettina Lindner

Medizinische Gutachten des 17. und 18. Jahrhunderts

Lingua Academica

Beiträge zur Erforschung historischer Gelehrten- und Wissenschaftssprachen

Herausgegeben von
Wolf Peter Klein, Michael Prinz und Jürgen Schiewe

Band 2

Bettina Lindner

Medizinische Gutachten des 17. und 18. Jahrhunderts

Sprachhistorische Untersuchungen
zu einer Textsortenklasse

DE GRUYTER

Diese Arbeit wurde 2015 als Dissertationsschrift an der Friedrich-Alexander-Universität Erlangen-Nürnberg im Fach Germanistische Sprachwissenschaft eingereicht und für die Drucklegung leicht überarbeitet und ergänzt.

Publiziert mit freundlicher Unterstützung des Studiengangs „Ethik der Textkulturen", der Ilse und Dr. Alexander Mayer-Stiftung sowie der Ludwig Sievers Stiftung.

ISBN 978-3-11-055497-7
e-ISBN (PDF) 978-3-11-055508-0
e-ISBN (EPUB) 978-3-11-055703-9

Library of Congress Cataloging-in-Publication Data

Names: Lindner, Bettina, 1985- author.
Title: Medizinische Gutachten des 17. und 18. Jahrhunderts : sprachhistorische Untersuchungen zu einer Textsortenklasse / Bettina Lindner.
Description: Boston : De Gruyter, 2018. | Series: Lingua academica ; Band 2 | Includes bibliographical references and index.
Identifiers: LCCN 2018017854 (print) | LCCN 2018024016 (ebook) | ISBN 9783110555080 (electronic Portable Document Format (pdf) | ISBN 9783110554977 (hardback) | ISBN 9783110555080 (e-book pdf) | ISBN 9783110557039 (e-book epub)
Subjects: LCSH: Medical literature--Germany--History. | German language--Medical German--History. | BISAC: LANGUAGE ARTS & DISCIPLINES / Linguistics / General. | MEDICAL / History. | FOREIGN LANGUAGE STUDY / German.
Classification: LCC R118.6 (ebook) | LCC R118.6 .L56 2018 (print) | DDC 610.1/4--dc23
LC record available at https://lccn.loc.gov/2018017854

Bibliografische Information der Deutschen National bibliothek
Die Deutsche Nationalbibliothek verzeichnet diese Publikation in der Deutschen Nationalbibliografie; detaillierte bibliografische Daten sind im Internet über http://dnb.dnb.de abrufbar.

Satz: Dörlemann Satz, Lemförde
Druck und Bindung: CPI books GmbH, Leck
♾ Gedruckt auf säurefreiem Papier
Printed in Germany

www.degruyter.com

Meinen Eltern

Danksagung

Mein besonderer Dank gilt der Betreuerin der Arbeit Prof. Dr. Mechthild Habermann. Sie hat nicht nur meine Begeisterung für die Sprachwissenschaft geweckt und mich zur Promotion ermuntert, sondern auch immer ein offenes Ohr für Probleme und Sorgen gehabt und, wo nötig, Anregungen und konstruktive Kritik geäußert. Für die Übernahme des Zweitgutachtens sowie viele anregende Gespräche bedanke ich mich sehr herzlich bei Prof. Dr. Matthias Schulz.

Die Drucklegung wurde sehr großzügig von der Ludwig-Sievers-Stiftung, der Ilse und Dr. Alexander Mayer-Stiftung sowie vom Elitestudiengang ‚Ethik der Textkulturen' unterstützt, allen dreien bin ich dafür sehr dankbar. Herzlich danken möchte ich außerdem Prof. Dr. Christine Lubkoll für ihren Rat und ihre Unterstützung weit über das normale Maß hinaus.

Für die gute Zusammenarbeit danke ich den Herausgebern der Reihe Prof. Dr. Wolf Peter Klein, PD Dr. Michael Prinz und Prof. Dr. Jürgen Schiewe sowie Daniel Gietz vom De Gruyter-Verlag. Für die wohlwollenden, wertvollen und konstruktiven Hinweise und Anregungen bin ich den anonymen Gutachtern der Reihe zu Dank verpflichtet.

Meinen Freunden und Kollegen Dr. Agnes Bidmon, Louisa Brennecke, Dr. Manuel Illi, Christian Kupfer, Michael Mann, Grit Nickel, Prof. Dr. Gunnar Och, Dr. Karin Rädle, Timo Sestu und Pia Theile möchte ich für unzählige interessante, inspirierende und motivierende Gespräche sowie mannigfaltige Hilfestellungen danken – ohne sie wäre an einen Abschluss der Arbeit nicht zu denken gewesen!

Nicht zuletzt möchte ich mich bei meiner Familie und besonders bei meinen Eltern bedanken. Sie haben mich immer unterstützt und dabei – insbesondere in der Schlussphase – so manche Laune ertragen müssen. Ihnen ist die Arbeit gewidmet.

Inhaltsverzeichnis

1 Einleitung

Forschungen auf dem Feld der Textsortenlinguistik können mittlerweile als fester Bestandteil der Textlinguistik gelten. Kaum eine textlinguistische Einführung versäumt es denn auch, die Beschreibung und Klassifikation von Textsorten mehr oder minder ausführlich zu behandeln. Ein breites Spektrum an Textsorten der Gegenwart, sowohl im Bereich alltagssprachlicher als auch fachsprachlicher Kommunikation, ist inzwischen erschlossen, wie eine eindrucksvolle Reihe thematisch einschlägiger Monographien und Sammelwerke beweist. Ganz anders hingegen stellt sich die Lage in der historischen Sprachwissenschaft dar. Hier sind erst einige wenige Textsorten beschrieben, und von der Einlösung des oft angemahnten Desiderats einer Sprachgeschichte als Textsortengeschichte ist man noch sehr weit entfernt.

Es ist das Anliegen dieser Arbeit, einen Beitrag zur Verringerung dieser Forschungslücke zu leisten, indem mit den medizinischen Gutachten des 17. und 18. Jahrhunderts eine für ihre Zeit zentrale historische Textsortenklasse in den Blick genommen wird. Nun sind medizinische Gutachten an sich keine neuzeitliche Erfindung, sie aber zu veröffentlichen und dabei ihren Charakter als Originaldokumente zu wahren, wird erst gegen Ende des 17. Jahrhunderts üblich, als die Empirie in den Wissenschaften eine generelle Aufwertung erfährt. Von ihren Herausgebern einem *casus* zugeordnet und teilweise mit Kommentaren versehen, wurden die Gutachten in Sammelbänden publiziert und verbreitet. Diese kasuistischen Werke fungierten als Lehrbücher und avancierten im 18. Jahrhundert zu einem der erfolgreichsten Formate der medizinischen Fachliteratur. Aber nicht nur von Seiten der Medizin wurde den Sammlungen eine immense Bedeutung für die Weiterentwicklung des Wissens beigemessen, sondern auch von den Wegbereitern der deutschen Aufklärung wie Gottfried Wilhelm Leibniz oder Christian Thomasius. Leibniz ging 1671 sogar davon aus, dass, wenn alle Ärzte ihre *observationes* aufzeichneten, man *gewiß in 100 jahren mehr lernen* [würde], *als von Hippocrates an bis auf den anfang dieses seculi geschehen* (zitiert nach Hartmann 1976: 63).

Die hohe Wertschätzung lässt sich auch an der großen Zahl der überlieferten Fallsammlungen ablesen, mit Konvoluten von zehn, hundert oder manchmal sogar 600 Gutachten. Aber nicht allein die Fülle des Materials prädestiniert die so veröffentlichten Gutachten dazu, Gegenstand einer textsortengeschichtlichen Untersuchung zu sein, sondern auch die Tatsache, dass sie durch die Fallsammlung als Textkorpus sui generis bereits vordefiniert sind. Anders als bei vergleichbaren Untersuchungen sind es also keine rein gegenwartsbezogenen Zuschreibungen, die über die Zugehörigkeit eines Textes zu der beabsichtigten Auswahl entscheiden, sondern allein die Kriterien der Zeitgenossen. Wegen des

https://doi.org/10.1515/9783110555080-001

Lehrbuchcharakters der Sammlungen darf außerdem angenommen werden, dass die Herausgeber Gutachten wählten, die sie als vorbildlich und nachahmenswert erachteten. Ein weiterer Vorteil der so überlieferten Texte besteht darin, dass man auf Vorworte und Kommentare zugreifen kann, die viele metasprachliche Äußerungen enthalten. Handschriftliche Gutachten wurden nicht berücksichtigt, da sie bislang kaum erschlossen sind und die eben beschriebenen Vorteile nicht aufweisen.

Welcher Art sind nun aber die Gutachten, denen man in den Fallsammlungen begegnet? Es lassen sich drei Gruppen identifizieren, die die Herausgeber, wenn auch in unterschiedlicher Quantität, immer berücksichtigen. Erstens: Berichte, das sind Texte deskriptiver Prägung, die die im Auftrag der Obrigkeit vorgenommene Untersuchung eines Leichnams (selten eines Kranken) dokumentieren; zweitens: Gerichtsgutachten, die am stärksten vertretene Gruppe. Hier geben Mediziner Auskunft über konkrete Fragen, um Richtern und administrativen Instanzen eine Entscheidungshilfe zukommen zu lassen; drittens: *Consilia*, also an Patienten adressierte Ratschläge, die Strategien zur Heilung eines Leidens oder zur Ansteckungsvermeidung vermitteln wollen.

Die Annahme, dass diese drei Gruppen jeweils eine eigene Textsorte repräsentieren und alle gemeinsam eine Textsortenklasse, bestimmt die Strategie der vorliegenden Arbeit. Im Folgenden wird es demnach darum gehen, jede Gruppe hinsichtlich ihrer Kommunikationsbedingungen, Funktionen, Textstrukturen und Formulierungsmuster umfassend zu beschreiben, um dabei signifikante Unterschiede ebenso wie Gemeinsamkeiten sichtbar werden zu lassen. Zur Absicherung der Ergebnisse empfiehlt sich eine Herangehensweise, die nicht nur die Texte selbst in den Blick nimmt, sondern auch die kommunikativen Bedingungen, in die sie eingebunden sind und denen sie ihre Entstehung zu verdanken haben. In diesem Zusammenhang erweist es sich als Vorteil, dass nicht nur die Fallsammlungen selbst, sondern auch die im Untersuchungszeitraum liegenden Phänomene ärztlich-administrativer Praxis von medizinhistorischer Seite bereits eine intensive Aufarbeitung erfahren haben. Mögen die Ergebnisse dieser Forschung auch einem gänzlich anders gelagerten Erkenntnisinteresse geschuldet sein, so lassen sie sich gleichwohl mit Gewinn in die sprachhistorische Analyse einbeziehen.

Aus dem hier skizzierten Ansatz resultieren die folgenden Themenschwerpunkte und die aus ihnen wiederum zu deduzierenden Leitfragen der Untersuchung:

1. **Kommunikative Rahmenbedingungen**: Wer kommt überhaupt als Verfasser in Frage und an welchen Adressatenkreis richten sich die Texte? Welche kommunikativen Absichten verfolgen die Textproduzenten?
2. **Metakommunikative Wissensbestände**: Wie lässt sich die Rolle beschreiben, die den rhetorischen Stilidealen zukommt? Welche qualitativen Ansprü-

che gelangen zur Geltung? Wie werden die Gutachten von den Zeitgenossen bezeichnet und was lässt sich daraus folgern?

3. **Sprachliche Gestaltung**: Welche Auswirkungen haben Rahmenbedingungen und metakommunikative Wissensbestände auf die Textgestaltung? Lassen sich typische Strukturen und wiederkehrende Formulierungen identifizieren? Welcher sprachlichen Mittel bedienen sich die Textproduzenten, um ihre kommunikativen Ziele zu erreichen?
4. **Didaktische Aufbereitung in den Sammlungen**: Wie werden die Gutachten in den Sammlungen präsentiert? Welche Zugriffsstrukturen werden geboten, um die Rezeption zu steuern und zu erleichtern? Und schließlich: Welche Mittel der Veranschaulichung werden genutzt?

Gelingt es, die auf diese Weise gewonnenen Ergebnisse in einer konsistenten Beschreibung zusammenzuführen, so hat das hier gewählte Vorgehen auch eine über den Untersuchungsgegenstand hinausweisende Bedeutung und kann womöglich zur Analyse weiterer historischer Textsorten herangezogen werden.

2 Sprachgeschichte als Textsortengeschichte

Seitdem sich die Textlinguistik Ende der 1960er Jahre als eigener Forschungszweig etablieren konnte, erhoben Sprachwissenschaftler Texte zum Gegenstand ihrer Untersuchungen und Analysen. Neben der Frage, was einen Text überhaupt erst zum Text macht, galt dabei das Interesse von Anfang an auch der Beschreibung und Erfassung verschiedener Klassen von Textexemplaren. Aber waren diese Texte und das sie strukturierende Gefüge nicht zugleich historischem Wandel unterworfen, und galt es demnach nicht auch, neben der synchronen Perspektive eine diachrone zu entwerfen? Die Evidenz dieser Einsicht zog bald die Forderung nach einer stärkeren Berücksichtigung der Textsorten in der Sprachgeschichte nach sich (vgl. Schenker 1977). Von einer nur annähernd exhaustiven Bearbeitung des neu erschlossenen Forschungsfeldes kann freilich auch heute, rund 40 Jahre später, noch immer keine Rede sein. Zwar sind inzwischen einige Untersuchungen zu diversen historischen Textsorten erschienen (vgl. u. a. Fleskes 1996; Fritz & Straßner 1996; Bendel 1998; Barz 2000; Ziegler 2003; Braun 2004; Pfefferkorn 2005; Fritz 2016a)[1], der größere Teil textlinguistischer Arbeiten bezieht sich aber auf die Gegenwart. Die Gründe hierfür sind vielfältig. Zu den gewichtigsten zählen vermutlich die methodischen Schwierigkeiten, die sich bei der Analyse von historischen Texten unweigerlich einstellen. Denn das generelle Problem, das Phänomen *Text* zu erfassen, potenziert sich noch unter geschichtlichen Vorzeichen, insofern man sich bei der Analyse kaum mehr auf die eigene Sprachkompetenz und das schon erworbene Textsortenwissen verlassen kann und zu einer mühsamen Erschließung des kultur- und sprachgeschichtlichen Horizontes gezwungen ist. Des Weiteren wird die Ausgangslage noch dadurch erschwert, dass aufbereitete historische Korpora nur in begrenzter Zahl zur Verfügung stehen. Wer demnach eine neue Fragestellung in der historischen Textlinguistik bearbeiten möchte, muss zunächst sehr viel Zeit und Mühe für die Erstellung eines adäquaten Korpus aufwenden.

Weshalb es dennoch unbedingt lohnend sein kann, sich mit historischen Textsorten zu beschäftigen, hat Steger überzeugend begründet. Er hält die Untersuchung des

---

1 Pfefferkorn (2005: 30) hat die 1995 von Adamzik kommentierte Bibliographie zur Textsortenlinguistik hinsichtlich der Ausbildung von Themenschwerpunkten ausgewertet und kommt zu dem Schluss, dass nur 7 % aller dort aufgeführten Arbeiten sich auf historische Texte beziehen. Seit 1995 hat sich die Situation nur geringfügig verbessert.

https://doi.org/10.1515/9783110555080-002

> Texttypus deswegen [für] zentral, weil sich in ihm die evolutionär bedingte universelle menschliche Sprechfähigkeit und Typisierungskraft unter engeren pragmatischen Bedingungen am ehesten natürlich konkretisieren und immer auch zum Ansatzpunkt von kulturellen Weiterentwicklungen, Überformungen und Differenzierungen wurden. So sind anthropologisch relativ stabile Gegebenheiten wie geschichtlich-kulturelle Beeinflussung und Entfaltungen im Längsschnitt und Querschnitt beobachtbar.
> (Steger 1998: 289)

Steger benennt damit indirekt auch die Ziele historischer Textanalyse: Es gilt nicht nur, die in verschiedenen Zeitstufen gebräuchlichen Textsorten umfassend zu beschreiben, sondern auch deren Entwicklungsprozesse, unter Berücksichtigung von Kontinuitäten und Brüchen.

Im Folgenden sind zunächst einige Modelle zu diskutieren, die die Forschung zur Beschreibung von Textsorten generell entwickelt hat. Des Weiteren wird es um die Frage gehen, ob und wenn ja, unter welchen Prämissen sich diese Modelle in historischen Kontexten anwenden lassen.

2.1 Textsorten – ein umstrittenes Konzept

Wie bereits angedeutet herrscht in der Textlinguistik keineswegs Einigkeit darüber, was unter dem Begriff *Textsorte* eigentlich zu verstehen ist.[2] Zwar wird die Bezeichnung in der Alltagskommunikation häufig verwendet und ein Großteil der Sprecher nutzt sie, um bestimmte, für die aktuelle Kommunikation relevante Textmengen zu bezeichnen, die Linguistik aber tut sich schwer, den Begriff konzeptionell zu fassen. So halten etwa de Beaugrande & Dressler das Phänomen *Textsorte* für derart vielschichtig, dass man es, wenn überhaupt, nur in sehr begrenztem Maße beschreiben könne (vgl. de Beaugrande & Dressler 1981: 193 f.). Und auch Heinemann & Heinemann beginnen das betreffende Kapitel in ihren *Grundlagen der Textlinguistik* mit der Aussage, dass es in der praktischen Kommunikation im Grunde keine konkreten ‚Textsorten' gebe und man es gleichsam mit ‚Unkräutern' zu tun habe, einem amorphen Phänomen, das sich nur im Wissen der Sprachteilnehmer über mögliche Zuordnungen von Einzelexemplaren zu bestimmten Klassen manifestiere (vgl. Heinemann & Heinemann 2002: 140).

Der Komplexität des Gegenstandes entspricht die Vielzahl der bislang diskutierten Definitionen. Als kleinster gemeinsamer Nenner kann der schon in den

2 Und in der romanistischen Linguistik wird die von Peter Koch 1987 in seiner unveröffentlicht gebliebenen Habilitationsschrift vorgeschlagene Bezeichnung *Diskurstradition* bevorzugt (vgl. Kabatek 2011).

60er Jahren des 20. Jahrhundert formulierte Vorschlag Peter Hartmanns gelten, wonach Textsorten „Mengen von Texten mit bestimmten Eigenschaften" sind (Hartmann 1964: 23). Diese Definition ist allerdings, wie Wolfgang Heinemann zu Recht mehrfach (vgl. z. B. Heinemann 2007: 11) zu bedenken gegeben hat, so allgemein, dass sie zwar auf alle Formen der Textkonstitution anwendbar sei, aber auch sehr heterogene Textmengen zusammenfassen oder unsinnige Textsorten erzeugen könnte, wie etwa die Summe aller Textexemplare mit einem Umfang von drei Seiten. Bei der Frage aber, welche „bestimmten Eigenschaften" denn nun als konstitutiv angesehen werden können, gehen die Meinungen weit auseinander (vgl. Fleskes 1996: 9–10; Heinemann 2000b: 509–513; Heinemann & Heinemann 2002: 64–94; Brinker, Cölfen & Pappert 2014: 139).

In den Forschungsarbeiten der frühen textlinguistischen Phase rückten textuelle Strukturen in den Mittelpunkt, also textinterne Kriterien. Dazu zählen etwa bei Heinemann (2000b: 509 f.) jene Ansätze, die als grammatische und semantisch-inhaltliche Zugriffe zusammengefasst werden können. Ein weiterer, ganz im Zeichen der pragmatischen Wende stehender Vorstoß ging von der Annahme aus, dass vor allem Kontext, Situation und Funktion bei Texten eine bedeutende Rolle spielen. Mittlerweile ist man sich jedoch einig, dass jeder Ansatz, der nur einige wenige Kriterien berücksichtigt, nicht beschreibungsadäquat sein kann. Jüngere Modelle integrieren daher mehrere Faktoren, gemäß der Überzeugung, dass „[f]ür die Konstituierung von Textsorten [...] das Zusammenspiel von Parametern unterschiedlicher Ebenen (wenn auch von Textsorte zu Textsorte in unterschiedlichem Grade und mit unterschiedlicher Fokussierung) relevant" ist (Heinemann 2000b: 513).

Das ‚integrative' Modell prägt auch die aktuelleren Definitionen von Textsorten, wie etwa die von Klaus Brinker, die zu den gängigsten des Faches zählt:

> Textsorten sind konventionell geltende Muster für komplexe sprachliche Handlungen und lassen sich als jeweils typische Verbindungen von kontextuellen (situativen), kommunikativ-funktionalen und strukturellen (grammatischen und thematischen) Merkmalen beschreiben. Sie haben sich in der Sprachgemeinschaft historisch entwickelt und gehören zum Alltagswissen der Sprachteilhaber; sie besitzen zwar eine normierende Wirkung, erleichtern aber zugleich den kommunikativen Umgang, indem sie den Kommunizierenden mehr oder weniger feste Orientierungen für die Produktion und Rezeption von Texten geben.
> (Brinker, Cölfen & Pappert 2014: 139)

Auch diese Definition ist aber nicht unumstritten. So hat Heinemann (2000b: 515–518) zu Recht auf die etwas problematische Verwendung des Musterbegriffes bei Brinker verwiesen: Während Textsorten im Alltag an konkrete Textexemplare gebunden seien und im Allgemeinen auch atypische Merkmale besäßen (Stichwort: Textsorten als Prototypen), ziele die Rede von *Textmustern* auf ein ebenso idealtypisches wie abstraktes Modell.

Heinemann (2000b: 513) selbst entwickelt denn auch eine eigene Bestimmung von *Textsorte*, die ohne den Musterbegriff auskommt. Danach erweisen sich Textsorten als eine begrenzte Menge von Textexemplaren mit spezifischen Gemeinsamkeiten. Diese Gemeinsamkeiten wiederum betreffen mehrere Ebenen: die äußere Textgestalt, charakteristische Struktur- und Formulierungsbesonderheiten sowie inhaltlich-thematische Aspekte, situative Bedingungen und deren kommunikative Funktionen. Ein Nachteil der Heinemannschen Definition besteht freilich darin, dass sie, anders als die Brinkers, von der historischen Dimension vollständig absieht.

Die Frage, in welchem hierarchischen Verhältnis Texte zueinanderstehen und wie diese Abstufungen zu benennen seien, wird ebenfalls kontrovers diskutiert. Heinemann (2000b: 514) schlägt eine Ebene unterhalb der Textsorte vor, die er *Textsortenvarianten* nennt, und eine übergeordnete Instanz mit abstrakteren Merkmalen und größerem Geltungsbereich, die von ihm als *Textsortenklasse* bezeichnet wird.

Wie Adamzik gezeigt hat, hängt die Klassifikation der Textsorten auch entscheidend von dem jeweils zu Grunde gelegten Textsortenbegriff ab, und das sowohl in der historischen als auch der gegenwartssprachlich orientierten Textsortenlinguistik. Folgt man der Verfasserin weiter, so lassen sich die diversen Arbeiten aber durchaus systematisieren und entweder unter den Begriff der *Texttypologie* oder den der *Textsortenforschung* bringen (Adamzik 1995: 18). Ziel der in der Tradition Isenbergs (1978) stehenden texttypologischen Studien ist es, eine Klassifikation zu erstellen, die vom Wissen der Sprachteilnehmer in der Alltagskommunikation absieht und zu eigenen Kategorien findet. Der hier zu Grunde gelegte Textsortenbegriff ist also ein abstrakt-definitorischer, der sich deduktivem Vorgehen verdankt. Anders dagegen die Textsortenforschung. Sie geht empirisch vor und versucht, die vorgefundenen Texte nach induktiv gewonnenen Kriterien zu klassifizieren.

Prinzipiell haben beide Ansätze ihre Berechtigung. Aber gerade im Hinblick auf historische Texte stellt sich dann doch die Frage, wie man auf rein deduktivem Wege und ohne das Studium real existierender Textexemplare zu validen Ergebnissen gelangen will. Arbeiten, die dies dennoch versuchen, laufen Gefahr, ihre letztlich eben doch gegenwartssprachlich basierten Kategorien unreflektiert auf historische Sprachstufen zu übertragen und Texttypen als universelle Phänomene zu statuieren.

Einig ist man sich in der Textlinguistik darüber, dass Textsorten im Allgemeinen prototypischen Charakter haben. Einzelne Exemplare einer Textsorte können also durchaus erheblich voneinander abweichen, und das sowohl auf der makrostrukturellen als auch auf mikrostruktureller Ebene. Fandrych & Thurmair (2011: 16) weisen im Übrigen darauf hin, dass sich das Variantenspektrum von Textsorte zu Textsorte ganz unterschiedlich ausprägen kann. Manche Texte sind eben stärker standardisiert als andere, und Textsorten mit relativ geringem Konventionalisierungsgrad weisen viele Exemplare auf, die zum Teil erheblich vom Prototypischen abweichen. Schließlich ist es keineswegs ungewöhnlich, dass ein konkretes Textexemplar mehr als einer Textsorte zugeordnet werden kann. Für die historische Textlinguistik spielt gerade diese Beobachtung eine große Rolle, weshalb historisch ausgerichtete Arbeiten neueren Datums sehr häufig mit Prototypikalität operieren (vgl. bspw. Ziegler 2003; Pfefferkorn 2005; Bieberstedt 2007).

2.2 Textsortenbeschreibungsmodelle

Wie bereits dargestellt, ist man sich mittlerweile darüber einig, dass eine Textsortenanalyse verschiedene Beschreibungsdimensionen kombinieren muss. Zu den in jedem Fall zu berücksichtigenden Ebenen zählen nach Heinemann (2000b: 513):

- situative Bedingungen (einschließlich des Kommunikationsmediums)
- kommunikative Funktionen
- inhaltlich-thematische Aspekte
- die charakteristischen Struktur- und Formulierungsbesonderheiten
- die äußere Textgestalt/ das Layout

Im Idealfall sind alle Spezifika aufeinander bezogen und bedingen sich wechselseitig. Gemeinsam bilden sie „eine je charakteristische Ganzheit, den holistischen Merkmalskomplex einer Textsorte“ (Heinemann 2000b: 513). Dabei sei es von untergeordneter Bedeutung, in welcher Weise diese basalen Ebenen in Einzelmodellen zusammengefasst werden. Je nach Erkenntnisinteresse seien Drei-, Vier-, Fünf- oder Sechs-Ebenen-Modelle denkbar und möglich (vgl. Heinemann 2000b: 513 f.).

In der folgenden Überblicksdarstellung sollen Beschreibungsdimensionen wie die Kommunikationssituation, die Textfunktion sowie Struktur- und Formulierungsbesonderheiten im Einzelnen näher betrachtet werden.

2.2.1 Kommunikationssituation

Wie schon erwähnt berücksichtigen Textsortenbeschreibungsmodelle seit den 70er Jahren zunehmend sprachexterne Faktoren, und zu diesen zählt auch und vor allem die Kommunikationssituation. Nach einer aktuellen Definition handelt es sich dabei um „eine komplexe Beschreibungsdimension, die die situativ und kontextuell relevanten Merkmale berücksichtigt“ (Fandrych & Thurmair 2011: 17). Wie eng oder weit das ursprünglich aus der Soziologie stammende Konzept in den linguistischen Untersuchungen gefasst wird, differiert freilich nicht unerheblich.[3] Zu den in so gut wie allen Modellen vertretenen Aspekten gehören die räumliche und zeitliche Situierung des Kommunikationsereignisses sowie, zweitens, die die Partnerkonstellation betreffenden Fragen nach Textproduzent und -rezipient, unter Berücksichtigung des sozialen Status der Beteiligten und ihrer kommunikativen Rollen. Das dritte Kriterium betrifft das Medium und damit die Frage, ob es sich um schriftlichen oder mündlichen Sprachgebrauch handelt. Bewährt hat sich die Unterscheidung zwischen medialer und konzeptioneller Mündlichkeit bzw. Schriftlichkeit sowie die Differenzierung nach „Sprache der Nähe“ und „Sprache der Distanz“ im Sinne des Ansatzes von Koch & Oesterreicher (1985). Als vierten Aspekt nennt Heinemann (vgl. 2000c: 532) die gesellschaftlich-kommunikativen Rahmenstrukturen, wozu etwa der Öffentlichkeitsgrad des Kommunizierens zählt. Historisch ausgerichtete Arbeiten entscheiden sich meist dafür, die Kommunikationssituation weit zu fassen und in „größere, das sprachliche Handeln in einer Gesellschaft zu einer Zeit beeinflussende Zusammenhänge einzuordnen“ (Ziegler 2003: 35). Dies wiederum führt dazu, dass die Dimensionen der Textproduktion und Textrezeption stärker modifiziert werden und die jeweils konkreten historisch-gesellschaftlichen Diskurse[4] als wesentliche soziopragmatische Variable Berücksichtigung finden. Wichtig und hilfreich, gerade auch für die Untersuchung institutionell-öffentlicher Kommunikation, ist Zieglers Differenzierung der an der Textproduktion Beteiligten in Schreiber und Auftraggeber, da diese den Text nun in der Tat auf ganz unterschiedliche Weise beeinflussen können:

> Wessen Intention lässt sich denn überhaupt am Text festmachen? Die des Schreibers als tatsächlichen Textproduzenten oder vielmehr die des Auftraggebers eines Schriftstückes, der ja eigentlich mit dem Text etwas bewirken möchte, allerdings in keiner Weise direkt sprachlichen Einfluss auf die konkrete Gestaltung des Textes ausübt?
> (Ziegler 2003: 36)

---

3 Die Vielfalt an dem ‚Situativen‘ zugeordneten Faktoren sowie deren Gewichtung untereinander hat, so Heinemann (2000c: 531), dazu geführt, dass die Ergebnisse der Untersuchungen nur schwer aufeinander beziehbar seien.

4 Ziegler versteht darunter die Bereiche des kollektiven Wissens, also Weltwissen, Sprachwissen und Textwissen (2003: 38).

Ziegler verweist auch auf die Konsequenzen, die diese Überlegungen für pragmatische Ansätze haben, die darauf ausgerichtet sind, allein die Intentionalität eines Textes zu erfassen.

Eine sinnvolle Erweiterung schlägt Ziegler auch hinsichtlich der Rezeptionsebene vor, indem er zwischen mittelbarem und unmittelbarem Adressaten, direktem und indirektem Empfänger unterscheidet. Er trägt damit der Tatsache Rechnung, dass ein Text durchaus doppelt adressiert sein kann und sich nicht nur an den namentlich ausgewiesenen Empfänger richtet, sondern eben auch an einen Kreis, der mittelbar davon Kenntnis erhalten soll. Ein weiterer Aspekt betrifft den Werte- und Erwartungshorizont sowohl auf Seiten des Textproduzenten als auch auf der des Textrezipienten, den es nach Meinung Zieglers gleichfalls zu ermitteln gilt. Die Problematik dieser Forderung liegt freilich auf der Hand, da wohl kaum für jede kommunikative Praxis entsprechende Quellen zur Verfügung stehen.

Angesichts eines derart ausgeweiteten Konzepts der *Kommunikationssituation* ist denn auch ein gewisses Unbehagen bei manchen Forschern spürbar. So spricht Pfefferkorn davon, dass für die „Erfassung des situativen Kontextes", so wünschenswert diese auch sein möge, „bislang kein verallgemeinerbares Verfahren" existiere (Pfefferkorn 2005: 21). Es lasse sich zwar auf die Vor- und Zuarbeiten anderer Wissenschaften zugreifen, doch auch wenn das geschehe, besäßen „die Ergebnisse pragmatischer Untersuchungen historischer Texte nur den Charakter von Wahrscheinlichkeiten" und könnten „nicht eindeutig bewiesen werden" (Pfefferkorn 2005: 22).[5]

Noch weiter geht die Kritik von Schwarz (2000), der generell daran zweifelt, dass bei der Bestimmung der Kommunikationssituation die Auswertung textexterner Kriterien nützlich sei: „Ich bin noch nicht davon überzeugt worden, dass uns eine präzisere Kenntnis des jeweiligen Kommunikationskontextes automatisch genauere Aufschlüsse über Intentionen, Funktionen und Publikumsreaktionen verspricht, [...]" (Schwarz 2000: 166). Und im Anschluss daran vertritt Schwarz die noch dezidiertere „These, dass Funktion und Situation zwar in einem gegebenen Fall die Wahl oder auch die Blüte oder den Verfall einer bestimmten Textsorte erklären helfen können, im Interesse eines einheitlichen und möglichst zirkelfreien Vorgehens aber nicht unter die Kriterien der Textsortenbestimmung und -unterscheidung aufgenommen werden sollten" (Schwarz 2000: 166f).

Gelegentlich lassen sich bei den Kritikern auch gewisse Überforderungsängste feststellen. Exemplarisch hierfür ist Braun, der die im Zuge der pragmati-

5 Ganz ähnlich Gaberell, der kritisiert, dass die Erarbeitung des situativen Kontextes meist auf „durch andere Textwissenschaften gewonnenen Indizien" (Gaberell 2007: 159) beruhe und damit zwangsläufig subjektiv und letztlich gegenwartsbezogen bleiben müsse.

schen Wende vollzogene Erweiterung des sprachwissenschaftlichen Blickfeldes als Reihe unerfüllbarer Ansprüche beschreibt:

> In polemischer Zuspitzung zusammengefasst ergeben sich als Anforderungen an den Linguisten, dass er zusätzlich quasi zu sein hat: Historiker, Soziologe, Psychologe, Diskurswissenschaftler, Medienwissenschaftler, Kulturwissenschaftler, Handlungstheoretiker, Philosoph – im Grunde also ein Universalgelehrter mit umfassendem Wissen.
> (Braun 2011b: 47)

In Maßen ist die geäußerte Kritik gewiss berechtigt. Eine Disziplin wie die Textlinguistik hat ohnehin schon viele unterschiedliche Ansätze zu berücksichtigen, die kaum auf einen gemeinsamen Nenner zu bringen sind. Eine uferlose Ausdehnung der Ansprüche wäre nicht geeignet, diese Lage zu verbessern. Andererseits haben die bislang vorliegenden Arbeiten zur historischen Textsortenforschung auch zur Genüge gezeigt, wie bedeutsam die Erläuterung der uns oft fremden Kontexte für das Erfassen der kommunikativen Praxis ist. Die Aufhellung der historischen Kontextbedingungen dient aber nicht nur der Verständnissicherung, sie sorgt auch dafür, dass sprachhistorische Arbeiten ihre Anschlussfähigkeit beweisen und damit noch stärker von anderen Fächern wahrgenommen werden.

2.2.2 Textfunktion

Wie die Kommunikationssituation gehört auch die Funktion seit der pragmatischen Wende zu den für Texte und Textsorten diskutierten Kriterien. Ihr wird sowohl für die Abgrenzung von Textsorten untereinander als auch für deren Bündelung zu Text(sorten)klassen Bedeutung zugesprochen. Brinker, Cölfen & Pappert (2014: 97), die hier E. U. Große folgen, verstehen unter Funktion „die im Text mit bestimmten, konventionell geltenden, d. h. in der Kommunikationsgemeinschaft verbindlich festgelegten Mitteln ausgedrückte Kommunikationsabsicht des Emittenten“. Das Modell Brinkers, das wohl das am weitesten verbreitete ist, setzt dabei fünf Kategorien an: Informationsfunktion, Appellfunktion, Obligationsfunktion, Kontaktfunktion und Deklarationsfunktion (vgl. Brinker, Cölfen & Pappert 2014: 105 f.).

Zur näheren Bestimmung und Benennung der Textfunktionen gibt es allerdings mehr als nur einen Ansatz.[6] Die meisten Modelle orientieren sich entweder am Organon-Modell Bühlers bzw. dessen Erweiterung durch Roman Jakobson

6 Einen Überblick über die in der Forschung diskutierten möglichen Textfunktionen bieten Fandrych & Thurmair (2011: 19 f.).

oder an der Sprechakttheorie von John Searle, was denn auch dazu führt, dass sich die Terminologie, die Anzahl der Kategorien und nicht zuletzt das Verhältnis der Funktionen untereinander wesentlich unterscheiden (vgl. Adamzik 2004: 109). So vertreten Bühler und Jakobson sowie ihre Anhänger die Ansicht, einer sprachlichen Mitteilung/einem Text ließen sich mehrere Funktionen zuschreiben, unter denen jeweils eine dominiere, während in sprechakttheoretischen Ansätzen hingegen gilt „dass die Typen als alternative, einander ausschließende Kategorien zu verstehen sind" (Adamzik 2004: 109). Diese „Monofunktionalität" hat nun gewiss den Vorzug ‚saubere' Typologisierungen zu ermöglichen, von Seiten einer empirisch-induktiv verfahrenden Sprachwissenschaft wird sie jedoch als „nicht beschreibungsadäquat" empfunden (Fandrych & Thurmair 2011: 20).

In die gleiche Richtung zielen auch die von der historischen Textsortenforschung vorgebrachten Einwände. So zeigt Pfefferkorn (2005: 179 f.) anhand der Predigt- und Erbauungsliteratur, dass Polyfunktionalität und Mehrfachadressierung zu den konstituierenden Merkmalen vieler historischer Textsorten gehörten und in historischen Zusammenhängen sogar eher die Regel als die Ausnahme darstellen. Noch kritischer äußert sich Ziegler, der prinzipiell an der „Nützlichkeit" funktionaler Analysen zweifelt, „die im Ergebnis feststellen, dass beispielsweise ein Rechtstext dominant deklarative und/oder direktive Handlungen vollzieht [...]" (Ziegler 2003: 127). Um solchen Widersprüchen und Unstimmigkeiten zu entgehen, schlägt Adamzik denn auch durchaus plausibel vor, den Begriff *Funktion/funktional* möglichst weit zu fassen:

> Darunter soll hier nämlich alles als subsumierbar gelten, was eine sinnvolle Antwort auf die Frage ist, wozu Texte produziert und rezipiert werden oder was Sprachbenutzer mit Texten machen.
> (Adamzik 2004: 111)

2.2.3 Thema, Textstrukturen und sprachliche Ausgestaltung

Die meisten textsortenlinguistischen Ansätze berücksichtigen, wenn auch in unterschiedlicher Art und Weise und mit differierender Terminologie, Themenentfaltung, Struktur und die sprachliche Ausgestaltung von Texten. Betrachten wir nacheinander die einzelnen Aspekte.

2.2.3.1 Thema und Themenentfaltung

Innerhalb der Linguistik existieren verschiedene Auffassungen des Begriffs *Thema*. Ältere Arbeiten verwenden den Begriff oft in Anlehnung an die Thema-Rhema-Gliederung der Prager-Schule, nach der sich ein Satz von seinem Mitteilungswert her gesehen, in zwei Teile gliedern lässt, nämlich in das „Thema" als den „Ausgangspunkt der Aussage" und das „Rhema" als den „Kern der Aussage". Diesen zunächst auf die Satzebene bezogenen Ansatz, hat, so Brinker, Daneš in den 1960er Jahren für die Analyse der semantischen Textstruktur fruchtbar zu machen versucht. Unter *Thema* versteht Daneš das, worüber etwas mitgeteilt wird, also die Information, die bekannt und vorgegeben oder vom Rezipienten aufgrund seines Vorwissens identifizierbar ist. Als *Rhema* gilt dagegen das, was über das Thema mitgeteilt wird, also das Neue, vorher Unerwähnte (vgl. Brinker, Cölfen & Pappert 2014: 47 f.). Da aber diese Abgrenzung, so logisch sie für sich genommen auch erscheinen mag, in der konkreten Anwendung erhebliche Probleme bereitet, wird heute nur noch selten auf sie zurückgegriffen.

Neuere Arbeiten orientieren sich stärker an der alltagssprachlichen Bedeutung von *Thema*[7], das schlicht und einfach als das verstanden wird, ‚worum es geht' (Fandrych & Thurmair 2011: 20). Dabei stehen vor allem Fragen der Themenentfaltung (auch Vertextungsstrategie, Vertextungsmuster oder Verfahrenstypus) im Vordergrund, die sich in textstrukturellen und anderen sprachlichen Merkmalen niederschlagen.

> Vertextungsstrategien sind grundlegende Prinzipien für die Konstitution von Texten [...] und auf einer sprachlichen Ebene anzusetzen, die relativ globale Handlungsmodalitäten betrifft. Die unterschiedlichen Vertextungsstrategien sind grundlegende Möglichkeiten, Äußerungen zu verbinden, also zu „vertexten", die darauf basieren, wie die Wirklichkeit erfasst, abgebildet und kommunikativ umgesetzt wird [...].
> (Fandrych & Thurmair 2011: 21)

Den in der Literatur beschriebenen Vertextungsstrategien liegen dabei die schon in den 1970er Jahren von Werlich etablierten Texttypen der Narration, Deskription, Argumentation, Exposition und Instruktion zu Grunde (vgl. Werlich 1979). Die meisten Ansätze schlagen dementsprechend eine Unterscheidung von fünf Grundformen der thematischen Entfaltung vor, nämlich eine deskriptive, narrative, explikative, argumentative und anweisende Form.[8]

Welche Strategie der Textproduzent wählt, hat schließlich auch Einfluss darauf, wie der Text strukturiert wird (Makrostruktur) und welcher sprachlichen Mittel sich der Verfasser bedient – z. B. welches Tempus er wählt, oder wie er die einzelnen Textelemente miteinander verknüpft (Mikrostruktur). Diese Vertextungsstrategien sind allerdings als idealtypisch anzusehen, da die Grundfor-

---

7 So zum Beispiel Brinker, Cölfen & Pappert (2014: 53 f.), Hausendorf & Kesselheim (2008: Kap. 3.2.3 und Kap. 6) oder Fandrych & Thurmair (2011: 20 f.).

8 Zu den hiervon abweichenden Varianten vgl. Fandrych & Thurmair (2011: 21).

men „in den konkreten Texten in vielfältigen Ausprägungen und Kombinationen erscheinen können" (Brinker, Cölfen & Pappert 2014: 85).

Implizit oder explizit liegt den Grundformen auch die Annahme zugrunde, dass es sich um universelle Kategorien handelt, die übertragbar sind und folglich ebenso für historische Sprachstufen gelten müssten. Was dabei freilich meist übersehen wird, ist die Tatsache, dass historische Texte bis weit in das 19. Jahrhundert hinein von einem zwar nicht grundsätzlich anderen, aber doch ganz eigenen Textprinzip geprägt sind, nämlich dem der klassischen Rhetorik. Sie bestimmte Anordnung und Struktur schriftlicher wie mündlicher Kommunikation und zugleich auch deren sprachliche Ausgestaltung. Für die Analyse älterer Texte ist die Kenntnis rhetorischer Ideale, Dispositionsschemata und Stilvorgaben demnach unerlässlich. Das heißt nun freilich nicht, dass man das linguistische Konzept der Vertextungsstrategien zu verabschieden habe, das Gegenteil ist vielmehr der Fall. Beide, das ältere und das jüngere Beschreibungssystem, sind zu vergleichen und zusammenzuführen, um ein möglichst vollständiges Bild der zu untersuchenden Texte zu gewinnen.

2.2.3.2 Formulierungsmuster

Einleitungsformulierungen wie *Es war einmal* ... oder *Man nehme* ... zeigen, wie wichtig wiederkehrende Formulierungsmuster für die Konstitution von Textsorten sein können. Modelle zur Textsortenbeschreibung sehen daher eine Erfassung und Analyse dieser textinternen Merkmale vor. Brinker, Cölfen & Pappert (2014) etwa meinen, dass Kriterien wie Textfunktion und thematische Entfaltung primär zur Abgrenzung von Textsorten dienen, wohingegen das Erfassen der Formulierungsmuster die positive Bestimmung ihrer Typik zu fördern vermag:

> [E]ine Beschreibung von Textsorten hat vor allem auch Merkmale zu berücksichtigen, die die sprachliche Gestaltung des Textes betreffen (Syntax, Lexik usw.). Von besonderer Relevanz sind in diesem Zusammenhang aber vor allem spezifische Formulierungsmuster und stilistische Besonderheiten, die für die jeweilige Textsorte als (mehr oder weniger) typisch herauszuarbeiten sind.
> (Brinker, Cölfen & Pappert 2014: 146)

Der Verallgemeinerung von Textformulierungen zu Muster- und Typenbildung sind allerdings, wie Heinemann & Viehweger ausführen, enge Grenzen gesetzt:

> Im Grunde gleicht kein Text einem anderen. Selbst bei mehrmaliger Gestaltung derselben kommunikativen Aufgabe durch denselben Textproduzenten (unter annähernd gleichartigen situativen Bedingungen) entsteht nur in extremen Ausnahmefällen dieselbe einzelsprachliche Textformulierung. Daraus ist abzuleiten, daß sich Textformulierungen im Grunde einer Verallgemeinerung, einer Typen- oder Musterbildung entziehen.
> (Heinemann & Viehweger 1991: 164)

Andererseits seien Textproduzenten keineswegs frei in ihren Formulierungen, genügt es doch offenbar nicht, nur semantisch-grammatische Restriktionen zu beachten. Aus diesem Umstand schließen die Verfasser, dass es eben doch so etwas wie Muster der Textformulierung geben müsse (vgl. Heinemann & Viehweger 1991: 164 f.). Wie aber, so fragen die Autoren, können solche Gemeinsamkeiten und Unterschiede des Formulierens erfasst werden?

Zu berücksichtigen sind zwei Teilbereiche metakommunikativer Wissensbestände, nämlich generelle Ordnungs- und Formulierungsprinzipien sowie bestimmte Formulierungsmuster. Der erste Teilbereich wird als Voraussetzung für den zweiten betrachtet, da die Projektion allgemeiner Textgestaltungsprinzipien auf konkrete Textklassen den Spielraum für potentielle Formulierungsalternativen eingrenzt und damit den Rahmen für charakteristische Formulierungen vorgibt (vgl. Heinemann & Viehweger 1991: 166). Unter Formulierungsmuster verstehen Heinemann & Viehweger „alle sprachlichen Einheiten [...], die als ‚vorgegeben', ‚vorformuliert' bzw. ‚beispielhaft' verstanden werden können" (Heinemann & Viehweger 1991: 166).

Gerade in dieser Hinsicht ergeben sich zahlreiche Überschneidungen mit anderen linguistischen Teildisziplinen, nämlich der Phraseologie (z. B. Stein 1995), der Ritualforschung (vgl. u. a. Lüger 1992; Feilke 1996) oder der Textstilistik (Sandig 2006). All diesen Richtungen liegt nämlich die Annahme zu Grunde, dass sich bestimmte kommunikative Ziele in einer Sprachgemeinschaft wiederholen und sich im Laufe ihrer Sprachgeschichte Äußerungsformen ausprägen, die sich für wiederkehrende Zwecke in wiederkehrenden Situationen nicht nur als besonders tauglich, sondern sogar als kommunikativ notwendig erwiesen haben (vgl. Elspaß 2005: 153). Da das Verfassen von Texten dem Verfasser schöpferische Aktivitäten, mit Stein (1995: 301) einen „Problemlöseprozeß", abverlangt, verschafft der Einsatz von Formulierungsroutinen kognitive Entlastung. Dieser Einsatz könne sowohl im Rekurs auf fertige Formulierungen als auch in der Aktivierung eines Textkompositionsmusters bestehen (vgl. Stein 1995: 301).[9]

Es hat auch nicht an Versuchen gefehlt, entsprechende Kriterien herauszuarbeiten, anhand derer geprägte Äußerungsformen identifiziert, beschrieben und klassifiziert werden können. Für den Kernbereich der Phraseologismen werden in der Forschung im Allgemeinen Mehrgliedrigkeit, Idiomatizität, Festigkeit und Reproduzierbarkeit als wichtigste Merkmale angenommen (vgl. Stein 1995: 26–41). Ein deutlich größerer Teil formelhafter Sprache bleibt dabei aber unbe-

---

9 Je nach Disziplin werden dabei unterschiedliche Begriffe für den Gegenstand bevorzugt, mit z. T. auch leicht abweichender Bedeutung: Phraseologismus, Routineformel, Redewendung, formelhafte Wendung, Floskel, Wortgruppenlexem (vgl. Stein 1995: 27 und 45).

rücksichtigt, weil er, wenn überhaupt, nur einen Teil der Kriterien erfüllt. Das gilt insbesondere auch bei sich erst etablierenden Formulierungsroutinen historischer Sprachstufen, die nur selten die oben beschriebenen Merkmale formelhafter Wendungen aufweisen.

Andererseits ist man sich in der historischen Sprachwissenschaft aber auch darüber einig, dass der Schreibstil der Bevölkerung bis weit in das 19. Jahrhundert hinein konventioneller und musterhafter gewesen ist als heute. Will man diesem Umstand gerecht werden, müssten formelhafte Wendungen als konstituierende Merkmale historischer Textsorten in den Analysen wesentlich höher gewichtet werden. Das Gegenteil ist aber der Fall: Die meisten Arbeiten zu historischen Textsorten sehen von einer Beschreibung unterhalb der Makrostruktur ab (so beispielsweise Fleskes 1996; Ziegler 2003; Braun 2004; Pfefferkorn 2005; Bieberstedt 2007).

Wie eine historisch orientierte Analyse formelhafter Wendungen aussehen könnte, hat Habermann (2011) in einem Aufsatz zu Konrad von Megenbergs *Buch der Natur* gezeigt. Den Vorschlag von Stein (vgl. Stein 1995: 301) aufgreifend, unterscheidet sie zwischen „sprachlichen Routinen" und „konzeptionellen Routinen". Erstere seien mikrostrukturelle, letztere makrostrukturelle Verfestigungen (vgl. Stein 1995: 301). An den abweichend strukturierten Kapitelabschnitten des besagten *Buchs der Natur* werde nun deutlich, dass bei den sprachlichen Routinen oder Formulierungsstereotypen immer eine bestimmte lexikalische Füllung in einer ausgewählten Struktur konstant gegeben sei, und zwar mit und ohne frei zu besetzende Positionen (vgl. Habermann 2011: 274). In der Regel fungierten diese Formulierungsstereotypen als „Mittel der Textstrukturierung und Organisation im Sinne von Fortsetzungssignalen, Themenwechsel und Herausstellung" (Habermann 2011: 276). Auf der makrostrukturellen Ebene kämen hingegen „konzeptionelle Routinen" zur Geltung, ließen sich doch in Textabschnitten, die unterschiedliche Funktionen hätten, auch auffallende Änderungen in der syntaktischen Gestaltung nachweisen. Habermann geht davon aus, dass hier ein didaktisches Muster verwirklicht worden ist, „das dem volkssprachlichen Leser hilft, einen Unterschied im Stellenwert der Aussagen allein anhand der Konstruktion der Sätze zu erkennen" (Habermann 2011: 278).[10]

10 Ein vergleichbares, nicht weniger plausibles Konzept hat Gerd Fritz mit den „funktionalen Textbausteinen" vorgelegt. Auch hier ist die Idee leitend, dass bestimmte kommunikative Aufgaben/Handlungen immer wieder auftreten und mittels unterschiedlich großer sprachlicher Einheiten, den besagten funktionalen Textbausteinen (Abschnitt, Paarsequenzen von Sätzen, Satz, Ausdrücke unterhalb der Satzebene) erfüllt werden können (vgl. Fritz 2013: 35–43). Dieser Ansatz würde sich gleichermaßen für die Analyse historischer Textsorten eignen, wird hier aber nicht weiterverfolgt.

In der Anwendung sprachlicher wie konzeptioneller Routinen wird also das „Wissen über globale Textstrukturen“ (Heinemann & Viehweger 1991: 109) wirksam. Sie haben einen kommunikativen Mehrwert, weil sie dem Leser wichtige zusätzliche Informationen und Hilfestellung bei der Interpretation von Texten vermitteln.

2.2.4 Metakommunikative Wissensbestände

In textsortenlinguistischen Beschreibungsansätzen wird der Berücksichtigung metakommunikativer Wissensbestände ein immer höherer Wert beigemessen. Jede Typologie oder Klassifikation sollte nämlich „an das konventionelle Alltagswissen der Kommunizierenden über Textsorten anknüpfen, mit ihm kompatibel oder zumindest darauf beziehbar sein“, weil dieses Wissen die „kondensierte[n] Erfahrungen der Handelnden bei der erfolgreichen Bewältigung kommunikativer Aufgaben reflektiert“ (Heinemann 2000c: 537).

Wie aber ist ein solches Textsortenwissen überhaupt zu erfassen? In seinen zunächst auf die Gegenwartssprache bezogenen Überlegungen empfiehlt Klein Textsortenanleitungen als einen möglichen Ansatzpunkt:

> Das Wissen über den (üblichen, prototypischen) Aufbau einer Textsorte wird gelegentlich in Textsortenanleitungen explizit gemacht und dadurch bis zu einem gewissen Grad auch normiert. [...] In Textsortenanleitungen kann man demgemäß kodifizierte Normen sehen, in denen sprachliche Regularitäten aufgegriffen und verfestigt werden. Solche Anleitungen werden in der Regel nicht von Sprachwissenschaftlern, sondern von (Pseudo-?) Experten aus dem jeweiligen Kommunikationsbereich verfasst. Sie zielen offensichtlich darauf ab, dass bei ihrer Lektüre die Textsortenkompetenz der Leser gestützt und reflexiv ausgebaut wird.
> (Klein 2012: 14)

In der Forschung seien Textsortenanleitungen bislang vernachlässigt worden. Die wenigen Arbeiten[11], die man ihnen gewidmet habe, würden aber bereits zeigen, dass sie einen nicht zu unterschätzenden Einfluss auf die Sprachentwicklung haben – und das durchaus auch in historischer Dimension (vgl. Klein 2012: 16). Wo es die Überlieferungslage zulässt, sollten also solche Zeugnisse metakommunikativer Wissensbestände unbedingt in sprachhistorische Untersuchungen einfließen. Um die vorgeschlagenen Muster und Stilideale aber angemessen

11 Zu den Arbeiten zählen u. a. Konopka (1996), Takada (1998) und Schmidt-Wächter (2003).

beschreiben und einschätzen zu können, ist es auch hier notwendig, die zu einem bestimmten Zeitpunkt bevorzugten rhetorischen Stilprinzipien zu kennen.

Ähnlich aufschlussreiche Erkenntnisse verspricht sich die historisch orientierte Forschung von der Analyse zeitgenössischer Textsortenbenennungen.[12] Der Rückgriff auf sie sei, so Hertel, vor allem deswegen wichtig,

> weil sich aus ihrem Vorkommensspektrum Antworten auf wichtige sprachgeschichtliche Fragen finden lassen. Die Schreiber/Verfasser agierten auf der Basis ihrer auf durchaus unterschiedlichem Wege erlangten Textsortenkompetenz und geben uns damit etwas vom Textsortenwissen ihrer Zeit preis, sie öffnen uns ein Fenster und gestatten uns einen Blick in ihre Textwelt. Sie eröffnen uns gleichzeitig einen Blick auf ihre Adressaten und deren Sprachwissen, denn mit der Verwendung bestimmter Textsortenbezeichnungen ist ja die Erwartung verbunden, daß diese den Adressaten bekannt sind und ihnen eine allgemeine Orientierung über den Umgang mit dem Text geben können.
> (Hertel 2000: 323)

Die bisherigen sprach- und literaturwissenschaftlichen Untersuchungen historischer Textsorten- bzw. Gattungsbezeichnungen haben denn auch ganz im Sinne Hertels zu interessanten Ergebnissen geführt, die sich wie folgt zusammenfassen lassen: Kommunikationsteilnehmer verwenden häufig Gattungsbezeichnungen, deren Bedeutungen meist sehr offen sind, während ihr Referenzbereich variiert. Außerdem verfügen die einzelnen Sprachteilnehmer nicht über feste Definitionen, und gerade diese Vagheit scheint die Kommunikation überhaupt erst zu ermöglichen. Insgesamt kommen die Kommunizierenden mit sehr wenigen Gattungsbezeichnungen aus, die wenn nötig, noch differenziert werden können. Die Merkmale, die zur Unterscheidung herangezogen werden, sind Kommunikationssituation, Textfunktion, Thema, Form, Wirklichkeitsbezug sowie das Medium. Eine Zuordnung zu mehreren Gattungen ist durchaus möglich (vgl. Frank 1997: 119 f.). Schon um fragwürdige Übertragungen gegenwartssprachlicher Benennungen zu vermeiden, erscheint eine eingehende Analyse der zeitgenössischen Bezeichnungen sinnvoll.

12 Zu Textsortenbenennungen der 1980er Jahre vgl. Dimter (1981).

3 Methode und Zielsetzung

Welche Konsequenzen haben die im vorangegangenen Kapitel beschriebenen Überlegungen und Ergebnisse der Forschung für die Konzeption der vorliegenden Arbeit? Es ist an mehreren Stellen deutlich geworden, dass die bislang gebräuchlichen Modelle nur bedingt für die Beschreibung historischer Textsorten geeignet sind. Es empfiehlt sich also, diese zu modifizieren und gegebenenfalls zu erweitern, will man ein umfassenderes Bild von Textsortenrepertoires älterer Sprachstufen gewinnen. Im Folgenden werden Vorannahmen, Vorgehensweise und Ziele dieser Untersuchung beschrieben, bevor der anschließende Abschnitt das zu Grunde liegende Textkorpus hinsichtlich seines Umfangs und seiner Zusammensetzung näher charakterisiert.

3.1 Zur Analyse historischer Textsorten

Bei der vorliegenden Arbeit handelt es sich um eine empirisch-induktiv verfahrende Untersuchung einer zentralen Textsortenklasse des 17. und 18. Jahrhunderts. Da die qualitative Auswertung konkreter Exemplare dieser Klasse die Basis der Analysen bildet, kann es aus den bereits dargelegten Gründen nicht darum gehen, eine allen Ansprüchen genügende Typologie im Sinne Isenbergs zu entwerfen. Stattdessen wird das anders geartete Ziel verfolgt, das Repertoire einer ganz bestimmten, für ihre Zeit absolut typischen Textsortenklasse unter Berücksichtigung ihrer spezifischen kommunikativen Bedingungen, Funktionen, Formulierungen und typischen Strukturen umfassend zu beschreiben.

Der zugrunde gelegte Text- bzw. Textsortenbegriff ist ein pragmatisch-kommunikativ fundierter, der die Textsorten als konventionalisierte Mittel zur Lösung kommunikativer Aufgaben begreift. Außerdem wird davon ausgegangen, dass Textsorten prototypischen Charakter haben, d. h., sie werden als offene, dynamische Phänomene verstanden, zwischen denen fließende Übergänge bestehen. Eine Mehrfachzuordnung ist denkbar, und spezifische Merkmale einer Textsorte müssen nicht in allen Vertretern zwingend nachzuweisen sein. Da mehrere, nahe verwandte Textsorten charakterisiert werden sollen, gilt das Interesse auch den Gemeinsamkeiten und Unterschieden, die zwischen den einzelnen Angehörigen der Textsortenklasse bestehen.

Der pragmatischen Ausrichtung der Arbeit ist es geschuldet, dass den sprachexternen Faktoren insgesamt viel Raum gegeben wird. Der ersten Annäherung an den Gegenstand dient ein kulturgeschichtlicher Abriss, der die Medizin des Untersuchungszeitraumes, die ärztliche Ausbildung sowie das Gesundheitswesen der Zeit in den Blick nimmt. Aber auch in den folgenden Kapiteln werden

https://doi.org/10.1515/9783110555080-003

immer wieder außersprachliche Aspekte herangezogen, wenn sie dazu geeignet sind, sprachliche Gegebenheiten und deren Veränderung einzuordnen und zu erklären.

Das darauf folgende Kapitel beleuchtet den Überlieferungskontext der Gutachten, nämlich die medizinischen Fallsammlungen. Dabei stehen die folgenden Fragen im Vordergrund: Wie werden die Gutachten präsentiert? Welche verständnisfördernden Maßnahmen ergreifen die Sammlungsherausgeber? Und welche textlichen Verfahren nutzen sie, um ihren Lesern die Inhalte zu erschließen?

Im Vergleich zu den gängigen Modellen breiter angelegt ist auch die Darstellung der Kommunikationssituation. Sie berücksichtigt neben den üblichen Aspekten wie Medium, Textproduzent und -rezipient sowie deren Verhältnis zueinander weitere wichtige Faktoren, die grosso modo den metakommunikativen Wissensbeständen zugeordnet werden können: Sprach- und Stilkonzeptionen in den Wissenschaften, Stil und Stilistik der Rechts- und Verwaltungssprache und die alles überwölbende Rhetorik. Einen Glücksfall stellen in diesem Zusammenhang die Anleitungen dar, die sich an die Verfasser medizinischer Gutachten richten und ihnen Formulierungshilfen an die Hand geben wollen. Aus ihnen lassen sich die zeitgenössischen Maßstäbe für gelingende oder misslingende Textproduktion, die ansonsten kaum zu ermitteln wären, mehr oder minder detailliert ableiten.

Mit der gleichen Absicht, nämlich der, das Textsortenwissen der Sprachteilnehmer zu erschließen, erfolgt der nächste Analyseschritt, d. i. die Erfassung, Beschreibung und Systematisierung der im Untersuchungszeitraum gängigen Textsortenbenennungen. Heranzuziehen sind Bezeichnungen und Definitionen aus Anleitungen, zeitgenössischen Lexika, Titeln und Vorworten der Fallsammlungen sowie den Texten des Korpus.

Das Herzstück der Arbeit, auch in quantitativer Hinsicht, bildet die Beschreibung und Analyse der einzelnen Textsorten. Ausgehend von den unter den Zeitgenossen gängigen rhetorischen Dispositionsschemata werden Berichte, Gerichtsgutachten und *Consilia* anhand ihrer makro- und mikrostrukturellen Besonderheiten charakterisiert. Unter Beachtung der Beschreibungsdimensionen *Kommunikationssituation* und *Textfunktion* sollen hier konzeptionelle wie sprachliche Routinen, die die Gestalt des Textes auf unterschiedlichen Ebenen und in unterschiedlicher Intensität beeinflussen, sichtbar gemacht werden. Die Beschreibung weiterer typischer Merkmale der sprachlichen Ausgestaltung wie syntaktische Muster, lexikalische Besonderheiten und Varianten im Tempusgebrauch schließt die Analyse ab.

Wie die einzelnen Faktoren in konkreten Textexemplaren zusammenwirken, ist Gegenstand des Kapitels zu den Feinanalysen, in dem jeweils ein Vertreter der Textsorten detaillierter beschrieben und untersucht wird.

Fasst man alle Faktoren des hier skizzierten Analysemodells in graphischer Form zusammen, so ergibt sich das folgende Schaubild:

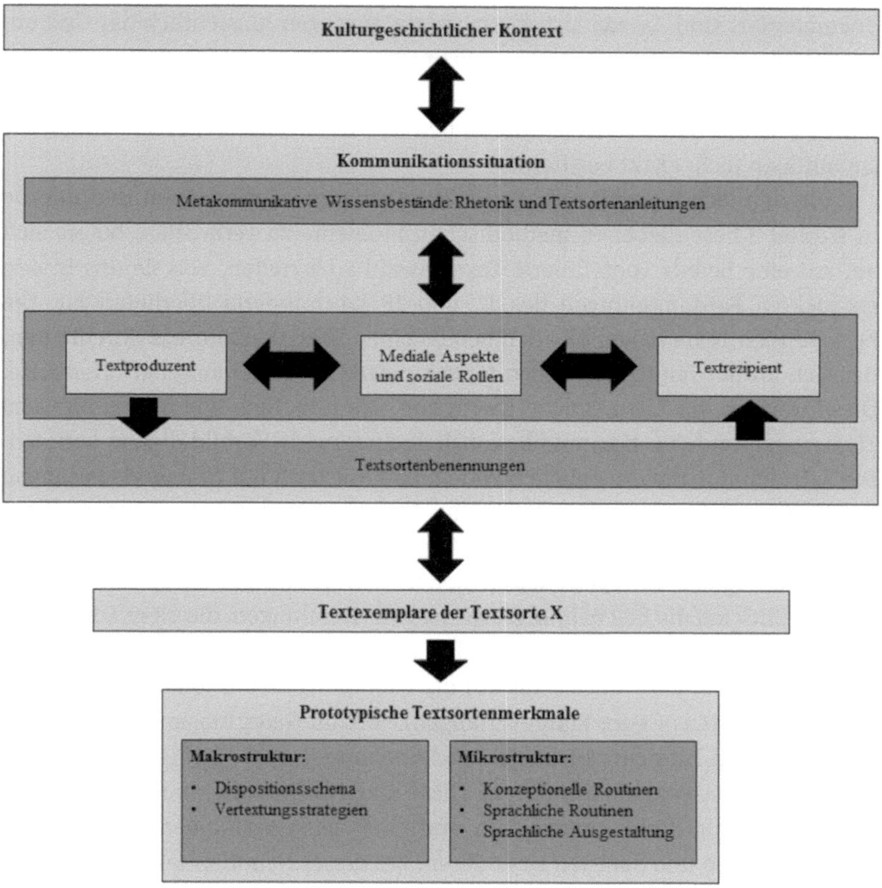

Abb. 1: Modell zur Beschreibung historischer Textsorten

3.2 Korpus

Am Anfang jeder empirischen Studie in der Sprachwissenschaft steht die Frage, auf welcher textlichen Basis sie beruhen soll. Neben hinreichender Repräsentativität wird von Seiten der Forschung vor allem Ausgewogenheit (‚balance') angemahnt, unter Berücksichtigung der arealen und zeitlichen Verteilung sowie im Hinblick auf Textsorten, immer in Relation zur Gesamtproduktion. Die Erfüllung dieser Anforderungen birgt für sprachgeschichtliche Korpora aber einige Schwierigkeiten: Wie in allen historisch arbeitenden Disziplinen kann natürlich auch hier nur ausgewertet werden, was tatsächlich als Quelle erhalten ist. Selbst für Sprachstufen wie das ältere Neuhochdeutsche, die durch zahlreiche Textzeugen dokumentiert sind, lassen sich kaum valide Aussagen hinsichtlich der Gesamtproduktion treffen. Auch bei den medizinischen Gutachten des 17. und 18. Jahrhundert lassen sich angesichts der schieren Fülle des Materials und der noch immer unzureichenden bibliographischen und archivalischen Erschließung die Quantitäten nicht exakt beziffern.

Um dennoch hinreichende Repräsentativität zu gewährleisten und um die in Kapitel 2 beschriebenen methodischen Probleme zu vermeiden, bot es sich an, auf eine bereits vordefinierte Textauswahl zuzugreifen, wie sie uns in den gedruckten Fallsammlungen des 17. und 18. Jahrhunderts überliefert ist. Die betreffenden Texte haben nämlich bereits einen Selektionsprozess durchlaufen, der sich an der impliziten Textsortenkompetenz ihrer Herausgeber orientierte. Diese wählten vor allem solche Exemplare, die inhaltlich wie formal typische Züge trugen und den Kommunikationsteilnehmern als Vorbild dienen konnten. Die Fallsammlungen ermöglichen zudem den Rückgriff auf rahmende Paratexte wie Vorworte und Kommentare, die uns dank ihres metakommunikativen Charakters weitere Anhaltspunkte für die Beschreibung und Einschätzung des dort vertretenen Textsortenrepertoires zu bieten vermögen.

Der Blick auf die Erscheinungsorte der Fallsammlungen, die oft mit den Wirkstätten der Herausgeber identisch sind, verrät, dass die Texte aus dem ostmitteldeutschen Raum überwiegen. Bis auf die Sammlungen von Johann Jacob Baier (Altdorf), Matthias Georg Pfann (Erlangen), Johann Georg Hasenest (Ansbach), Philipp Conrad Fabricius (Helmstedt) oder Johann Caspar Ruef (Nürnberg) sind alle Texte dieser Region zuzuordnen. Diese Konzentration ist wohl vor allem mit der Entwicklung der Rechtsmedizin und eines leistungsfähigen Medizinalwesens in Preußen und Sachsen zu erklären. Bei dieser Neuorientierung taten sich Leipzig, Wittenberg, Erfurt und Berlin besonders hervor, und erst recht Halle, wo mit Georg Ernst Stahl und Friedrich Hoffmann zwei der erfolgreichsten Mediziner des 18. Jahrhunderts lehrten.

Neben der räumlichen lässt sich aber auch eine zeitliche Konzentration beobachten. Die meisten Sammlungen mit deutschsprachigen Gutachten erschienen im 18. Jahrhundert, während das 17. Jahrhundert nur einige wenige Werke dieser Art hervorbrachte. Zwar war die medizinische Praxis zu dieser Zeit schon überwiegend volkssprachlich, doch gehörte der Abdruck originaler Dokumente noch lange nicht zu den gängigen Verfahren. Man bevorzugte retrospektive, zusammenfassende Fallbeschreibungen, die in der hier vorliegenden Arbeit keine Berücksichtigung finden. Dass die Zahl der Fallsammlungen bis Mitte des 18. Jahrhunderts anstieg, reflektiert auch die zunehmende Medikalisierung. Immer mehr

Ärzte übernahmen amtliche Funktionen, neue Praxen wurden gegründet, die Zahl der Konsultationen nahm insgesamt deutlich zu.

Die Fallsammlungen bilden demnach, so lässt sich zusammenfassend sagen, das relevante Textsortenrepertoire im Hinblick auf die Gesamtentwicklung und unter Berücksichtigung der arealen und zeitlichen Streuung hinreichend repräsentativ ab.

Für die Auswahl der konkreten Textexemplare waren folgende Kriterien maßgeblich: Um eine möglichst breite Streuung zu gewährleisten, wurden 150 Gutachten aus insgesamt 20 Sammlungen aufgenommen, und zwar sowohl wirkmächtige, die in mehreren Auflagen erschienen, als auch solche, die weniger Beachtung fanden. Das breite Spektrum der verhandelten Fälle stellt sicher, dass die vorgefundenen Strukturen und Formulierungsmuster nicht von der thematischen Ausrichtung bestimmt werden. Im Übrigen galt es, das gesamte in den Sammlungen vertretene gutachterliche Textsortenspektrum den hier vorgegebenen Proportionen gemäß abzubilden, auch wenn eingeräumt werden muss, dass manche Textsorten-Zuordnungen auf methodisch nicht unproblematischen Vorannahmen beruhen, deren Triftigkeit erst noch zu erweisen ist.

Die Texterfassung basiert auf den digitalisierten Versionen der Fallsammlungen, die dank fortschreitender Erschließung immer zahlreicher online zur Verfügung stehen. Außerdem konnten durch ergänzende Recherchen in Archiven und Bibliotheken weitere Materialien nachgewiesen und ausgewertet werden. Als besonders ergiebig erwies sich die Sammlung Trew der Universitätsbibliothek Erlangen-Nürnberg, in deren Bestand sich sehr viele Fallsammlungen aus der Zeit vor 1750 befinden. Da OCR-Verfahren aufgrund wechselnder Typen und zum Teil schwer lesbarer Originale und Scans nicht angewendet werden konnten, galt es, die ausgewählten Texte auf manuelle Weise elektronisch zu erfassen und mit Metadaten anzureichern.[1]

Die Verarbeitung orientiert sich an den Empfehlungen, die die sprachwissenschaftlichen Fachgremien der DFG zur Erstellung von Korpora ausgearbeitet und in einem Leitfaden veröffentlicht haben.[2] So wurde bei der Erfassung der Gutachten auf ein gängiges Format gesetzt, nämlich auf xml, das als Auszeichnungssprache die Erfassung von Metadaten vorsieht und die Formatierung in andere Formate ermöglicht. Um auch materielle/graphische Aspekte in der elektronischen Version optisch zu erhalten, wurden Überschriften, Absätze, Leerzeichen, Zeilenumbrüche etc. möglichst originalgetreu übernommen bzw. ausgezeichnet.

---

1 Mittelfristig ist die Veröffentlichung des Korpus online geplant.

2 http://www.dfg.de/download/pdf/foerderung/grundlagen_dfg_foerderung/informationen_fachwissenschaften/geisteswissenschaften/standards_sprachkorpora.pdf (20.09.17).

Gleiches gilt für graphische Sonderzeichen wie Diakritika, das Schaft-s <ſ>, das geschweifte Z <ʒ> oder Nasalstriche.

Die folgende Tabelle listet alle im Korpus berücksichtigten Fallsammlungen in der chronologischen Folge ihres Erscheinens auf, unter Angabe ihrer Siglierung und der Anzahl der jeweils übernommenen Textexemplare. Die rechte Spalte bietet Datierungen der aufgenommenen Texte; es wird jeweils das Jahr des ältesten und das des jüngsten Gutachtens genannt. Der Übersichtlichkeit halber sind nur Kurztitel aufgeführt. Die vollständigen bibliographischen Angaben sind im Literaturverzeichnis zu finden. Detaillierte Informationen zu den in das Korpus aufgenommenen Textexemplaren können der Übersicht im Anhang entnommen werden.

Alle Belege sind mit Quellenkennzeichnungen nach dem folgenden Muster versehen: Sigel der Sammlung mit Angabe des Bandes, Centurie/Decurie so vorhanden, Casus, Datumsangabe des Gutachtens und Seite innerhalb der Sammlung, also z. B. (GMP, Sectio I, Casus IX, 1697, 36).

Tabelle 1: Im Korpus berücksichtigte Fallsammlungen in chronologischer Reihenfolge

Jahr	Herausgeber/Autor: Titel	Sigel	Anzahl	Datum der im Korpus berücksichtigten Gutachten
1670	Paul Ammann: Medicina critica sive decisoria	AMC	8	Zwischen 1615 und 1635
1706	Johann Andreas Fischer: Consilia medica continuata	FCM II	3	1691
1706	Johann Friedrich Zittmann: Medicina forensis	ZMF	13	Zwischen 1650 und 1684
1708/1709	Andreas Petermann: Casuum medico-legalium II	PCM II	8	Zwischen 1687 und 1692
1719	Johann Andreas Fischer: Responsa Practica et forensia selecta	FRP	3	Zwischen 1708 und 1715
1721/1723	Friedrich Hoffmann: Medicina consultatoria I, II, III, V, VII	HMC I-VII	12	Zwischen 1705 und 1728
1725	Michael Alberti: Systema iurisprudentiae medicae I	ASI	9	Zwischen 1718 und 1723
1733	Christian Gottlieb Troppanneger: Decisiones Medico-forenses	TDM	9	Zwischen 1722 und 1727
1735/1737	Gottlieb Budaeus: Miscellanea medico-chirurgica, Bd. V/Bd.VI	BMM V/VI	11	Zwischen 1675 und 1697
1735	Johann Daniel Gohl: Medicina practica, clinica et forensis	GMP	9	Zwischen 1697 und 1721
1748	Johann Jacob Baier: Introdvctio in Medicinam Forensem et Responsa	BIM	4	Zwischen 1705 und 1735

Jahr	Herausgeber/Autor: Titel	Sigel	Anzahl	Datum der im Korpus berücksichtigten Gutachten
1750	Georg Mathias Pfann: Sammlung verschiedener merkwürdiger Fälle, welche theils in die Gerichtliche, theils in die Practische Medizin einschlagen	PSF	8	Vor 1750
1754	Philipp Conrad Fabricius: Samlung einiger medicinischer Responsorum und Sections Berichte.	FSR I	4	Zwischen 1751 und 1753
1755	Johann Georg Hasenest: Der medicinische Richter, Oder Acta Physico-medico Forensia, 4 Bde.	HMR I-IV	10	Zwischen 1736 und 1753
1760	Philipp Conrad Fabricius: Zweyte Samlung einiger medicinischer Responsorum und Sections Berichte	FSR II	3	1760
1776	Christian Friedrich Daniel: Sammlung medicinischer Gutachten und Zeugnisse	DSG	12	Zwischen 1756 und 1770
1777	Johann Caspar Ruef: Unterricht von Criminalfällen, und wie sich ein Arzt in Abgebung seines Gutachten hierüber zu verhalten habe.	RUC	4	Zwischen 1740 und 1775
1781	Johann Daniel Metzger: Gerichtlich=medicinische Beobachtungen	MGB	5	1777/1778
1791	Johann Gottlieb Kühn: Sammlung medicinischer Gutachten	KSG	10	Zwischen 1786 und 1789
1815	Johann Theodor Pyl: Aufsätze und Beobachtungen aus der gerichtlichen Arzneywissenschaft	PAB	5	Zwischen 1785 und 1788
			150	

4 Fallsammlungen und Gutachten in (medizin) historischer, literatur- und sprachwissenschaftlicher Sicht

4.1 Allgemeine Tendenzen

Seit den 60er Jahren des letzten Jahrhunderts beschäftigt sich die Forschung mit den in Archiven und Fallsammlungen auf uns gekommenen medizinisch-gutachterlichen Texten. Allen voran Historiographie und Literaturwissenschaft widmeten sich bisher der Analyse und Auswertung dieses ‚Genres'. In den meisten Studien werden die Texte allerdings nicht um ihrer selbst willen betrachtet, sondern nur als Quellen für andere Fragestellungen, die sich auf die Geschichte einzelner Institutionen[1] beziehen, auf Krankheitsbilder (vgl. Gahr 1981) oder die Biographien maßgeblicher medizinischer Autoritäten[2]. Als sich in den 70er Jahren neben den traditionellen Bereichen der Herrschafts- und Politikgeschichte die Sozial-, Kriminalitäts- oder Geschlechtergeschichte etablieren konnte, rückten auch die medizinischen Gutachten in ein neues Licht. Die Medizinhistorikerin Esther Fischer-Homberger (1983; 1988) nutzte sie, um mit ihrer Hilfe eine Geschichte der Rechtsmedizin zu schreiben. Und die von Michel Foucault inspirierte Maren Lorenz (1999) unternahm den auf der Auswertung zahlreicher Fallberichte basierenden Versuch, von der Normierung des Individuums, und insbesondere der Frau, in Gerichtsmedizin und Psychiatrie der Aufklärung zu handeln.

Als erster umfassender, allein den Texten gewidmeter Beitrag ist Michael Stolbergs Aufsatz *Formen und Funktionen medizinischer Fallberichte in der Frühen Neuzeit (1500–1800)* zu nennen. Der Verfasser ist sich dabei seiner Vorreiterrolle voll bewusst. In seinem nur zwölf Seiten umfassenden Aufsatz wird konstatiert, dass „die historische Entwicklung des Genres und seiner verschiedenen Formen und Funktionen als solche [...] bislang nur unzureichend untersucht" worden sei (Stolberg 2007: 82). Stolberg lenkt aber nicht nur den Blick auf formale Aspekte dieser Texte, sondern betont auch den hohen Stellenwert, der dem Fall und den Fallsammlungen im Wissensgefüge der akademischen Medizin der Frühen Neuzeit

1 Vgl. beispielsweise die Arbeit von Geipel (1965) zur Tübinger Universität und ihrer Konsiliarpraxis.

2 Vgl. die Auswertung und Inventarisierung der Konsiliarpraxis Albrecht von Hallers durch Hildegard Tanner (1994) oder die Arbeit zur Konsiliarkorrespondenz Lorenz Heisters von Marion Ruisinger (2008).

https://doi.org/10.1515/9783110555080-004

insgesamt zukommt. Sein Beitrag steht am Anfang einer ganzen Reihe neuerer Arbeiten, die sich mit der medizinischen Kasuistik beschäftigen.[3] Man kann sogar von einem regelrechten Forschungsboom sprechen, der sich in zahlreichen Sammelbänden neueren Datums manifestiert (vgl. Pomata & Siraisi 2005; Süßmann, Scholz & Engel 2007; Behrens 2012; Wübben & Zelle 2013; Düwell & Pethes 2014). Die hierbei verfolgten Erkenntnisinteressen sind recht unterschiedlicher Art: Während die Wissenschaftsgeschichte die Fallsammlungen vor allem als ein europäisches, wenn nicht sogar globales Phänomen begreift und dementsprechend die Gemeinsamkeiten zwischen den räumlich und zeitlich weit auseinander liegenden Texten betont (vgl. Pomata & Siraisi 2005; Pomata 2010; Daston & Lunbeck 2011), richtet sich das Augenmerk der Medizingeschichte primär auf die durch die Fallgeschichten dokumentierten Arbeitsweisen und Methoden der Disziplin sowie auf deren Bedeutung für die Weiterentwicklung des medizinischen Wissens (vgl. Hess & Mendelsohn 2010 und 2013; Müller & Fangerau 2010). Eine wieder andere Perspektive repräsentiert die Literaturwissenschaft. Sie geht davon aus, dass die Fallsammlungen unter dem Paradigma einer ‚Poetologie des Wissens' zu erschließen sind. Nicht Wissen und Fakten seien ihr Gegenstand, sondern die diskursiven Praktiken, mit denen diese dargestellt und im eigentlichen Sinn überhaupt erst hervorgebracht würden (vgl. Behrens 2012; Wübben & Zelle 2013).

Es fällt auf, dass die verschiedenen Forschungsansätze mit je eigenen Begriffen operieren und so auch abweichende Vorstellungen über die Konstitution des Untersuchungsgegenstandes entwickeln. Die Ergebnisse der einzelnen Studien sind daher nur bedingt aufeinander beziehbar. Die Vergleichbarkeit wird aber auch durch verzerrte Proportionen eingeschränkt. Manche Analysen basieren auf nur wenigen, vereinzelten Textexemplaren, während andere wiederum eine recht große Zahl bemühen und/oder auf Sammlungen höchst heterogenen Charakters zurückgreifen. Im ersten Fall sind die Befunde zu speziell, im zweiten zu allgemein, als dass sich valide Aussagen über Quantitäten und Qualitäten treffen ließen.

Viele Forscher äußern auch die Meinung, dass die in den Sammlungen gedruckten Texte konventionalisierten Mustern folgten und vor allem rhetorisch geprägt seien (vgl. u. a. Pomata 2010: 197). Detaillierte Analysen, die solche Aussagen verifizieren könnten, findet man freilich nicht. Dieser Umstand ist irritie-

3 So widmete zum Beispiel die Deutsche Gesellschaft für die Erforschung des achtzehnten Jahrhunderts dem Thema auf ihrer Jahrestagung 2010 eine ganze Sektion, nämlich „Fall und Fallgeschichte – Der Mensch als Sache anthropologischer Diskurse", in der ganz unterschiedliche Aspekte zum Thema berücksichtigt wurden und deren Ergebnisse ebenfalls in einem Tagungsband veröffentlicht wurden (vgl. Berndt & Fulda 2012).

rend, aber auch nicht unerklärlich. Wer die These vertritt, dass es sich bei den *Casus* um eine völlig neue (epistemische) Gattung[4] mit einer spezifischen Poetologie handele, würde durch den Nachweis längst etablierter rhetorischer Muster die eigene Argumentation erheblich schwächen.

4.2 Die Ergebnisse im Detail

4.2.1 (Medizin-)historische und literaturwissenschaftliche Ergebnisse

Die Lektüre der bislang zu den Fallsammlungen veröffentlichten Literatur zeigt vor allem eines: dass die medizinische Kasuistik ganz verschiedene Traditionen und Entwicklungslinien in sich vereint. Die Reichweite der Genealogien hängt demnach entscheidend davon ab, welcher Teilaspekt jeweils in den Vordergrund gerückt wird. Geht es um die Krankenversorgung als das ureigenste Geschäft der Medizin reichen die Wurzeln bis in die Antike zurück; soll die universitäre Prägung betont werden, wird man im späten Mittelalter einsetzen etc. Um all dem zu entsprechen, empfiehlt es sich, chronologisch vorzugehen und die disparaten Ergebnisse der Forschung auf der Zeitachse zu verorten.

In der medizinhistorischen Forschung wird immer wieder betont, dass schon die Hippokratischen *Epidemien*, ein Korpus von Krankheitsbeschreibungen, vermutlich aus dem 5. Jahrhundert v. Chr., als erste medizinische Fallsammlung gelten können (vgl. Hess 2014: 34; Stolberg 2007: 81; Müller & Fangerau 2010: 266) – mit erheblicher Wirkung auf die weitere Entwicklung der Medizin:

> Die im *Corpus Hippocraticum* ausgebildete Darstellungsweise der beobachteten Phaenomene hat jahrhundertelang die Krankheitsdokumentation geprägt, strukturiert und nicht zuletzt die empirische Basis geschaffen, die die Theorienbildung in der Medizin beeinflusste und neue Sichtweisen ermöglichte.
> (Müller & Fangerau 2010: 266)

Während die Beschreibung von Krankheitsbildern schon sehr früh fassbar ist, fehlen entsprechende Belege für den gerichtsmedizinischen Bereich – wenngleich Abschnitte im Codex Hammurapi (gegen 1750 v. Chr.) oder im römischen Zwölftafelgesetz (450 v. Chr.) auf die Heranziehung ärztlicher Expertise vor Gericht hinzudeuten scheinen (Fischer-Homberger 1988: 12–17).

4 So bewertet die amerikanische Historikerin Gianna Pomata die *observationes* als eigenes Genre und schlägt vor, nicht von literarischen, sondern von epistemischen Genres zu sprechen (vgl. Pomata 2010: 196).

Im Hinblick auf eine wie auch immer geartete gerichtsmedizinische Praxis bleibt die Quellenlage bis ins 13. Jahrhundert hinein dürftig. Als früheste Dokumente erwähnt Fischer-Homberger Texte des 13. und frühen 14. Jahrhunderts, die Anzahl, Lokalisation und Letalität der Wunden von Verstorbenen beschreiben (vgl. Fischer-Homberger 1988: 26–31). Die oberitalienischen Städte und Universitäten, und vor allem Bologna, spielten dabei eine zentrale Rolle. Denn hier kam es schon um 1300 zu einer engen Kooperation zwischen städtischer Verwaltung und ortsansässiger Medizin, wie das Gutachten eines gewissen Bartholomeo da Varignana zeigt, der 1302 im Auftrag der Kommune eine Leiche auf Anzeichen eines Giftmordes hin untersucht (vgl. Fischer-Homberger 1988: 27). Charles Singer nennt diesen Text „the first formal account of definite post-mortem examination" (Singer 1957: 73), betont aber auch, dass es keine Belege für die Ungewöhnlichkeit des hier beschriebenen Vorgehens gebe. Vielmehr sei davon auszugehen, dass die Sektion von Leichen und deren Dokumentation zu diesem Zeitpunkt bereits eine gängige Praxis darstellte, eine Bewertung, der Fischer-Homberger ausdrücklich zustimmt (vgl. Fischer-Homberger 1988: 28). Beide Forscher gehen auch davon aus, dass die Vorreiterrolle Bolognas vor allem auf das Wirken des Anatomen Taddeo de' Alderotti (zw. 1215 und 1223–1295 oder 1303) zurückgeführt werden kann, da er derjenige gewesen sei, der die aus dem Rechtswesen stammende Consilienliteratur auf die Medizin übertragen habe (vgl. Fischer-Homberger 1988: 30; Agrimi & Crisciani 1994: 62–85).

Solche *Consilia*, also gutachterliche Stellungnahmen, gewannen seit dem 13. Jahrhundert in allen universitären Bereichen, und bald schon nördlich der Alpen, an Bedeutung, was nach Weber (2002) auch seine epistemischen Gründe hat. Durch die Wiederentdeckung und Übersetzung antiker griechischer und arabischer Schriften seit dem 12. Jahrhundert geriet die alte, vornehmlich kirchlich geprägte Wissensordnung in eine Krise, und in der Flut von Einlassungen und Kommentaren, die die Quellenfunde erforderlich machten, begann sich eine neue, säkulare Ordnung des Wissens zu konturieren (vgl. Weber 2002: 39–41). In anwendungsorientierten Fächern wie Jura oder Medizin, aber auch in der Theologie gewann die Empirie an Einfluss, und den Gelehrten kam es mehr und mehr zu, über konkrete Fälle aus dem Bereich der Kirche, des Rechts- und Medizinalwesens gutachterlich zu urteilen:

> Besondere Bedeutung dürfte [...] den Gutachten (*consilia*) zugekommen sein, die nicht nur den Medizinern und Juristen, sondern auch den Theologen in wachsendem Maße abverlangt wurden. Schließlich verstärkte der wachsende Text- und Wissensbestand bereits den Bedarf nach enzyklopädischen Übersichten, die insbesondere die Wissenszusammenhänge, also die Positionierung der diversen Disziplinen und von deren Abteilungen sowie deren Verbindungen, nachwiesen.
> (Weber 2002: 41–42)

Aus dieser sich in mehreren Fakultäten etablierenden Textsorte habe sich auch in der Medizin eine eigenständige kasuistische Gattung entwickelt. So wurden die *Consilia* berühmter Ärzte wie die des schon erwähnten Taddeo de' Alderotti oder des Gentile da Foligno (1280/90–1348) in größeren Sammlungen kompiliert und durch zahlreiche Abschriften in Umlauf gebracht (vgl. Stolberg 2007: 82).

Während also die Wurzeln der *Consilia* bereits in das ausgehende Mittelalter zurückreichen, sind die unter Titeln wie *observationes*, *curationes medicinales*, *historiae* oder *casus* veröffentlichten Sammlungen retrospektiver Fallberichte oder Gerichtsgutachten „a distinctly late-Renaissance genre, a specific product of humanistic medicine" (Pomata 2010: 199). Und die Entwicklung war so rasant und nachhaltig, dass das ‚Genre' schon bald zu einem der beliebtesten und meist zitierten Formate medizinischer Fachliteratur avancierte (vgl. Lorenz 1999: 32; Stolberg 2007: 83; Hess 2014: 38 f.). Als Verfasser und Rezipienten fungierten vor allem Ärzte aus den großen Reichs- und Handelsstädten, was alles andere als ein Zufall war:

> Im Gegensatz zu höfischen Ärzten oder auch zu Medizinprofessoren an kleineren Universitätsstädten wie Wittenberg oder Helmstedt versorgten sie [die Stadtärzte] oft große Patientenzahlen, darunter auch viele weniger bemittelte und arme Kranke. Teilweise waren sie zudem auch für die medizinische Versorgung von Spitälern und ähnlichen Einrichtungen verantwortlich. Sie konnten daher aus persönlichen Erfahrungen in der Behandlung von Hunderten oder Tausenden Patienten schöpfen.
> (Stolberg 2007: 84)

Dass diese „medizinische Versorgung" die gutachterliche Tätigkeit einschloss und schon im 15. Jahrhundert sehr weit verbreitet war, konnte Dross (2010) anhand der jährlich stattfindenden Siechenschauen verdeutlichen:

> Auf spezieller Expertise über Körperzustände beruhende Diskriminierungsverfahren im obrigkeitlichen Auftrag gehörten im 16. Jahrhundert zu den fest erwarteten, vertraglich fixierten und besoldeten Aufgaben verschiedenen Heilpersonals in Nürnberg und anderen Städten.
> (Dross 2010: 20)

Die Nürnberger Siechenschau wurde, so Dross (2010: 18), spätestens seit Mitte des 15. Jahrhunderts von universitär ausgebildeten (Stadt-)Ärzten durchgeführt, die darüber Schauzeugnisse ausstellten und offenbar zunehmend formalisiert[5]

5 Der Formalisierungsgrad der Schauzettel scheint bemerkenswert hoch gewesen zu sein. Die Stadt hatte für die Sondersiechenschau des Jahres 1572 Schauzettel vordrucken lassen, in denen

vorgingen. Schauen waren bei Leprösen, Pestverdächtigen, aber auch bei Anwärtern für die Aufnahme in die städtischen Spitäler üblich[6], außerdem wurde regelmäßig in der Karwoche eine Sondersiechenschau veranstaltet, an der möglichst viele der Nürnberger Ärzte teilnehmen sollten (vgl. Dross 2010: 18 f.).

Im Zuge solcher Veränderungen festigten sich auch die rechtlichen Rahmenbedingungen, unter denen die Ärzte öffentliche Aufgaben übernahmen. Als Meilenstein in der Geschichte der Gerichtsmedizin gilt nach übereinstimmender Meinung die *Constitutio Criminalis Carolina* von 1532, in der die Hinzuziehung medizinischer Experten bei Kindsmord oder ungeklärten Todesfällen fest verankert wurde (vgl. Fischer-Homberger 1988: 17–22). Die Carolina stärkte die Stellung studierter Mediziner und legitimierte dauerhaft ihre Einflussnahme auf diverse Entscheidungen der Justiz.

Der sowohl in der Krankenversorgung als auch in der Gerichtsmedizin erworbene Erfahrungsschatz bildete die Basis der nun immer zahlreicher werdenden Fallsammlungen. Bevorzugt wurden dabei natürlich solche Fälle, die als besonders lehrreich galten und zudem geeignet waren, den Expertenstatus des betreffenden Arztes zur profilieren (vgl. u. a. Stolberg 2007: 84; Hess 2014: 43). Unbestritten ist zudem die Tatsache, dass die Texte ihren Verfassern auch in sozialer Hinsicht die Möglichkeit boten, sich von anderen Gruppen abzusetzen und zu distinguieren:

> As shared textual conventions, genres are intrinsically social. Contributing to a genre means consciously joining a community; indeed, some genres are eminently instruments of ‚community building', tools for the establishment of a community of scholarly endeavour as a social and intellectual shared space.
> (Pomata 2010: 197)

Je nach Interesse und Kenntnisstand setzten die Herausgeber der Sammlungen unterschiedliche Schwerpunkte, sei es im Bereich der Diagnostik, sei es in dem der Therapie, oder boten ähnlich wie die frühneuhochdeutschen Kräuterbücher[7]

---

bereits das Datum der Schau, der Kardienstag des Jahres, aufgedruckt war, so dass die Ärzte und Chirurgen nur noch den Namen des Beschauten eintragen mussten. Da diese Veranstaltung für die Reichsstadt sehr aufwändig und kostenintensiv war, wurden die Leistungen – zuvor öffentliche Massenspeisung und Kleiderausteilung – ab 1575 auf einen „Zehrpfennig" beschränkt. Die Schauen wurden aber wohl dennoch weiter durchgeführt (vgl. Dross 2010: 36 f.).

6 1565 schuf man im Nürnberger Heilig-Geist-Spital ein eigenes Schauamt, dessen Amtsträger zu überprüfen hatten, wer aufgenommen werden durfte und wer wieder zu entlassen wäre (vgl. Dross 2010: 18 f.).

7 Vgl. hierzu die Untersuchung von Mechthild Habermann zu frühneuzeitlichen Kräuterbüchern (Habermann 2001).

eine Kollektion besonders bewährter Medikamente (vgl. Stolberg 2007: 83–85). Ab dem 16. und vermehrt im 17. Jahrhundert wurden die Sammlungen durch Sektionsberichte ergänzt, da diese

> einen willkommenen, scheinbar objektiven Maßstab [boten], mit dessen Hilfe sich die Diagnosen und die Behandlung des betreffenden Arztes oder auch seiner Konkurrenten rückblickend eindeutig als korrekt oder falsch beurteilen ließen. [...] Sammlungen von Krankengeschichten mit Sektionsbefunden markieren insofern einen Übergang von primär applikativen, auf praktische Anleitung zielenden Fallberichten zu Formen der medizinischen Kasuistik, die über die systematische Sammlung von Einzelbeobachtungen zu einer Erweiterung des medizinischen Kenntnisstands insgesamt gelangen wollten.
> (Stolberg 2007: 86)

Die Entwicklung und Bedeutung der medizinischen Kasuistik im 18. Jahrhundert und darüber hinaus wird vor allem von jüngeren Arbeiten der Medizingeschichte untersucht. Das Interesse gilt dabei vor allem der Frage, wie die Gutachten die Methoden und Arbeitsweisen der Medizin reflektieren und diese wiederum durch die ihnen eigenen Präsentationsformen prägen und modifizieren. So attestieren Müller & Fangerau (2010: 291) den *Visa reperta*, also Sektionsberichten, gerade aufgrund ihrer Darstellungskonventionen eine herausragende Bedeutung für die Entwicklung der anatomischen Pathologie. In Wechselbeziehung mit den externen Bedingungen der gerichtsmedizinischen Praxis hätten diese Texte maßgeblich dazu beigetragen, dass sich die im 18. Jahrhundert vorherrschende semiologische und klassifizierende Betrachtungsweise zu Gunsten eines zunehmend materielle Aspekte berücksichtigenden individuellen Organbefundes verschoben habe. *Visa reperta* seien also „nicht nur ein Produkt und Instrument der gerichtsmedizinischen Praxis“, sondern „selbst Promotor der medizinischen Wissenschaft“ (Müller & Fangerau 2010: 291) gewesen.

Dass ältere wie jüngere Fallgeschichten durch spezifische, aber nicht auf die Medizin beschränkte *paper technologies* entstanden seien, ist die These, die Volker Hess und Andrew Mendelsohn in verschiedenen Aufsätzen vertreten (vgl. Hess & Mendelsohn 2010 und 2013; Hess 2014).

> Was der Fall ist und wie sich (um den performativen Aspekt deutlich zu machen) dieser Zuschnitt von Wirklichkeit jeweils darstellt, verdankt sich [...] dem Einsatz der verwendeten Papiertechniken.
> (Hess 2014: 59)

Dieser Forschungszweig lenkt damit den Blick auf Aufschreibetechniken, d. h. auf „die Entfaltung und Weiterentwicklung des Gebrauchs von Papier, Feder und Tinte beim Lesen, Exzerpieren, Ordnen und Vervielfältigen“ (Hess & Mendelsohn 2010, unpaginiert, da online erschienen). Zum Teil berücksichtigen sie auch narratologische Aspekte (z. B. Hess 2014: 40), sehen sich also inspiriert von der Literaturwissenschaft, die sich in den letzten Jahren ebenfalls verstärkt den Fallgeschichten zugewendet und dabei Anstrengungen unternommen hat, „den Gattungs- bzw. Genre- oder Textsortenbegriff gegenüber dekonstruktiver und kulturwissenschaftlicher Vergleichgültigung wissenspoetologisch zu rehabilitieren" (Zelle 2013: 277). Die literaturwissenschaftlichen Fragestellungen richten ihr Augenmerk meist darauf, narrative Strukturen in den Fallgeschichten nachzuweisen, oder sie untersuchen die Wechselbeziehung zwischen dieser Darstellungsform und der Literatur, etwa am Beispiel der Werke Georg Büchners:

> Zum Zeitpunkt der Entstehung von Büchners wissenschaftlichem und literarischem Werk gehören fallbasierte Darstellungsformen bereits zum festen Inventar der Wissenschaften vom Menschen. Spätestens seit C. P. Moritz' Magazin zur Erfahrungs-Seelenkunde (1783–1793) sind Fallgeschichten aber auch ein Kernbestand der Literaturgeschichte: Zum einen, insofern Autoren sich die Form exemplarischer Lebensberichte zum Muster von Romanen (z. B. Jean Paul) wählen, zum anderen insofern literarische Darstellungsformen Eingang in die psychiatrische Kasuistik (z. B. C. H. Spieß) finden.
> (Borgards & Neumeyer 2009: 200)

4.2.2 Sprachwissenschaftliche Ergebnisse

Die von sprachwissenschaftlicher Seite angestellten Überlegungen zu medizinisch-gutachterlichen Texten sind insgesamt überschaubar. Verstreut finden sich einige wenige das Thema tangierende Aspekte in Handbüchern zur Textlinguistik oder Fachsprachenforschung.

Der bisher ausführlichste Beitrag, der sich mit der Textsorte *Gutachten* im weiteren Sinne beschäftigt, ist der Artikel *Fachtextsorten in den Wissenschaften IV: das fachinterne Gutachten zu wissenschaftlichen Arbeiten* von Lothar Hoffmann (1998), der im ersten Fachsprachenband des *Handbuchs zur Sprach- und Kommunikationswissenschaft* veröffentlicht wurde. Ausgehend von den in Wörterbüchern gegebenen Erläuterungen zum Stichwort *Gutachten* und leider unabhängig von den in der Textsortenlinguistik etablierten Beschreibungsmodellen, nennt Hoffmann (1998: 500) sechs alltagssprachlich-vorwissenschaftlich anmutende Textsortenmerkmale: *schriftlich*, *fachmännisch*, *detailliert*, *ausführlich*, *eingefordert* und *begründet*. Zur Klassifizierung schlägt er die unterschiedlichen Kommunikationsbereiche vor, die wohl gemeinhin mit diesen Texten in Verbindung gebracht werden, nämlich die Unterscheidung in *juristische*, *psychiatrische*, *medizinische* und *technische* Gutachten. Als Hauptfunktion der Textsorte bestimmt Hoffmann die Vorbereitung einer wohlbegründeten Entscheidung, weshalb er die Texte ausdrücklich nicht zu den abgeleiteten Textsorten zählen möchte (vgl. Hoffmann 1998: 500).

Als eine von mehreren typischen Textsorten werden Gutachten auch in den Arbeiten von Ingrid Wiese erwähnt, die die medizinische Fachsprache von der Mitte des 19. Jahrhunderts bis zur Gegenwart untersucht hat. Ihr Augenmerk gilt aber, wie bei den meisten Untersuchungen der älteren Fachsprachenforschung, hauptsächlich der Analyse des Fachwortschatzes (vgl. Wiese 1984; 1998; 2000).

Mit dem fachlichen Textsortenspektrum in der deutschen Aufklärung befasst sich der Handbuchartikel von Haßler (1998), der dabei am Rande auch Gutachten berührt. Im Rahmen ihrer Klassifikation rechnet sie zu den *schriftlichen* und überwiegend *monologischen* Textsorten neben *Aufsatz, Abhandlung, wissenschaftlichem Zeitschriftenbeitrag, wissenschaftlicher Rezension, Preisbewerbungsschrift, Protokoll* eben auch *Gutachten* (Haßler 1998: 2443). Diese Zuordnung wird, in recht unbefriedigender Weise, mit den nicht näher spezifizierten textuellen Merkmalen dieser Textsorten begründet sowie der geringeren situativen Spontaneität und einer „allgemein größere[n] Rücksichtnahme aus gesellschaftlichen Zwängen heraus“ (Haßler 1998: 2443).

5 Kulturgeschichtlicher Kontext

Das vorliegende Kapitel will den kulturhistorischen Kontext medizinischer Gutachten beleuchten. Themen sind die Entwicklung der akademischen Medizin, die ärztliche Ausbildung sowie die administrativen Rahmenbedingungen des Medizinalwesens der Zeit.

5.1 Die Medizin des 17. und 18. Jahrhunderts

Eine ganze Reihe von Veränderungen und Neuerungen prägte die Medizin des 17. und 18. Jahrhunderts.[1] Man entfernte sich allmählich von der antiken Humorallehre mit ihren stark spekulativen Elementen und entwickelte stattdessen neue Konzepte ärztlichen Denkens und Handelns. Dazu zählt etwa die nach-paracelsische Iatrochemie (vgl. Eis 1965), bei der die Idee, alle Lebensvorgänge seien essenziell chemisch determiniert, leitend war. Man analysierte eine ganze Reihe chemisch-physiologischer Phänomene und führte eine Fülle neuer Medikamente ein. Wichtigste Vertreter dieser Richtung waren unter anderen Franciscus de le Boë Sylvius (1614–1672), Thomas Willis (1621–1675) oder auch der Wittenberger Arzt Daniel Sennert (1572–1637) (vgl. Eckart 2011: 20 f.). Die neuartige Chymiatrie mit den alten humoralpathologischen Konzepten zusammenzuführen, gelang Sennert in besonderer Weise. Durch seine vermittelnde Position kam seinen Arbeiten geradezu kanonische Bedeutung zu.

Mit René Descartes und dessen mechanischem Verständnis der organischen Welt entstand fast zeitgleich die Iatrophysik, die vor allem in Italien und den Niederlanden, aber auch in Deutschland zahlreiche Anhänger fand (vgl. Eckart 2011: 21). Darunter ist ein Konzept zu verstehen, in dem alle Lebensvorgänge durch Gesetze der Physik vorherbestimmt sind, sich damit auch mathematisch berechnen lassen und mechanisch erklärbar werden. Die Organe werden als technische Geräte aufgefasst, zum Beispiel die Lunge als Blasebalg oder die Eingeweide als Sieb. Wichtigster deutscher Vertreter im frühen 18. Jahrhundert war Friedrich Hoffmann[2] (1660–1742) in Halle. Mit diesem iatrophysikalischen Modell konnte

---

1 Vgl. zur Medizin des 17. und 18. Jahrhundert die Überblicksdarstellungen von Pfeifer (2000), Eckart (2011), Artelt (1984), Wittern (1993); den Paradigmenwechsel in der Medizin behandeln Tsouyopoulos & Wiedemann (2008); das Nachwirken antiker Medizinkonzeptionen wird von Schilling (2012) thematisiert; zur medizinischen Aufklärung vgl. Cunningham & French (1990), zum Wissenschaftsverständnis der Aufklärung Grau (1990); zu Medizin und Krankenversorgung in Halle Geyer-Kordesch (2000) und Helm (2006).

2 Zu Hoffmanns Vorlieben bei der Arzneimittelvergabe vgl. Lanz (1995; 2008).

https://doi.org/10.1515/9783110555080-005

allerdings nicht die Frage nach Selbstbewegung, Empfindungs- und Reaktionsfähigkeit des Menschen erklärt werden. Einen Gegenentwurf[3] zur Iatrophysik entwickelte Georg Ernst Stahl[4] (1659–1734), der mit dem sogenannten Animismus die Auffassung vertrat, dass die Seele die alles verursachende, lebensstiftende Kraft sei (vgl. hierzu auch Geyer-Kordesch 2000). In diesem Konzept wird der Körper zum Organismus durch die ihn belebende und seinen Tätigkeiten Ziel und Zweck verleihende Seele, die als immateriell und unteilbar gedacht wird. Aber auch hier konnte die Frage nach dem Wesen des Lebendigen nicht befriedigend beantwortet werden (vgl. Wittern 1993: 247).

Allmählich wurden die alten Autoritäten der Universitätsmedizin überwunden und die Medizin stützte sich zunehmend auch auf neue, empirisch-experimentelle Methoden. Die Entwicklung der in ihren Grundzügen heute noch gültigen Theorie des Experiments durch Francis Bacon kann als Gründungsakt der modernen Naturwissenschaft angesehen werden. Von großer Bedeutung war auch die erstmalige Beschreibung des großen Blutkreislaufs durch William Harvey 1628. Sie bildete die Grundlage zahlreicher weiterer Neuerungen, wie der erstmaligen parenteralen Gabe von Arzneimitteln oder der ersten Versuche, Bluttübertragungen durchzuführen (vgl. Eckart 2011: 20).

Diese auf Empirie basierenden Erfolge hatten schließlich auch Auswirkungen auf die Argumentationsstrategien der Mediziner. Zwar stützten sich die Autoren in ihrer Argumentation weiterhin auf die Trias *ratio*, *experientia* und *auctoritas*, deren Verhältnis zueinander veränderte sich aber im Laufe der Zeit (Stolberg 2003: 206). Im 17. Jahrhundert ging man wesentlich kritischer mit den Widersprüchen in den Werken antiker Autoren um als noch zuvor. Antike Autoritäten blieben zwar weiterhin wichtig, ihre Geltungskraft schwächte sich aber ab. Das schuf größere Spielräume für alternative Begründungsstrategien. „Die *experientia* wurde in der Medizin des 16. und 17. Jahrhunderts gegenüber den *auctoritates* immer gewichtiger, auch unter dem Einfluß der Entwicklungen in der zeitgenössischen Naturphilosophie“ (Stolberg 2003: 207). Dass sich die Fallsammlungen als eigenständiges medizinisch-kasuistisches Format etablieren konnten, hängt nach Meinung von Stolberg eng mit der Aufwertung der Erfahrung zusammen (vgl. Stolberg 2007). Einen anderen Erklärungsansatz vertritt Pomata (2011). Sie

3 Zur Auseinandersetzung zwischen Hoffmann und Stahl vgl. Ceglia (2007) und Konert (2004).
4 In den letzten Jahren sind zahlreiche Arbeiten zu Stahl erschienen, die ganz unterschiedliche Facetten des Universalgelehrten beleuchten, so beispielweise die Monographie von Geyer-Kordesch (2000) und der Sammelband von Engelhardt & Gierer (2000). Stahl hat sich nicht nur mit Medizin (vgl. von Engelhardt 2000) beschäftigt, sondern auch mit Chemie, vgl. Ströker (2000), Chang (2011) und Springer (2012).

führt den Erfolg der *observationes* in der Medizin vor allem auf die gesellschaftlichen Umstände zurück: Herausgeber seien vorwiegend Gerichts- und Stadtärzte gewesen, die sich – anders als die eher theoretisch geprägten Mediziner an den Universitäten – in erster Linie über das erfolgreiche Praktizieren definierten. Das praktische Erfahrungswissen habe dann durch die Veröffentlichung in den Sammlungen eine Aufwertung erfahren, weil es so gleichberechtigt neben die Werke der Universitätsprofessoren treten konnte (Pomata 2011: 59). Eine so deutliche Betonung eines Gegensatzes zwischen medizinischer Praxis und universitärer Lehre scheint meines Erachtens nicht sinnvoll zu sein, handelte es sich doch bei vielen Stadt- und Gerichtsärzten um akademisch ausgebildete Mediziner, die oft Doppelfunktionen an Gericht und Universität inne hatten.

Bedenkt man die Situation an den Universitäten dieser Zeit, erscheinen die Neuerungen in der Medizin noch erstaunlicher. Durch den 30-jährigen Krieg waren die Studentenzahlen stark geschwunden, was einen geregelten universitären Lehrbetrieb sehr erschwerte. Trotz fehlenden Nachwuchses entwickelten sich die kleinen protestantischen Universitäten der Vereinigten Niederlande und Nord- und Mitteldeutschlands zu Zentren der neuen medizinischen Konzeptionen (vgl. Eckart 2011: 21).

Das 18. Jahrhundert führte zu einer rasanten Beschleunigung des medizinischen Fortschritts. Die aufgeklärten Naturwissenschaftler strebten nach der Autonomie des Denkens und der Unabhängigkeit der menschlichen Vernunft. Man wollte sich von den Zwängen der Kirche, der dogmatischen Wissenschaftslehre und der machiavellistischen Autokratie in der Staatsführung befreien (vgl. hierzu auch King 1978). Allein die Vernunft sollte als letzte Instanz über die Methoden der Erkenntnisbildung und den Wahrheitsgehalt des Erkannten entscheiden. So sind Empirismus und Rationalismus die wissenschaftlichen Leitmethoden der Aufklärung.

In der Heilkunde war es der in Leiden lehrende Professor Hermann Boerhaave[5] (1668–1738), der, im Rückgriff auf Hippokrates, die Medizin zur Erfahrungswissenschaft erklärte und damit aller spekulativen Philosophie und Metaphysik eine klare Absage erteilte. Seine Lehrmethoden wurden zum Vorbild an anderen Universitäten, so zum Beispiel in Edinburgh (vgl. Cunningham 1990) oder Wien (vgl. Skopec 1990: 138).

In Leiden hatte auch ein weiterer Wegbereiter der Medizin studiert: Albrecht von Haller (1708–1777). In zahlreichen Experimenten erzielte Haller bedeutende Ergebnisse unter anderem zur Respirationsmechanik, zur Knochenbildung, zur

5 Zu Person und Werk Boerhaaves vgl. Knoeff (2002) und Lindeboom (2007) mit einer ausführlichen Bibliographie.

Embryonalentwicklung, zum Verdauungschemismus, zur Herzautomatie oder zur Luftleere des Pleuraspaltes. Sein Hauptaugenmerk aber galt der Erforschung der Lebensvorgänge, die er durch muskelphysiologische Experimente zur Irritabilität und Sensibilität ergründen wollte. Die Präsentation dieser Ergebnisse 1752 in Göttingen markiert aus medizinhistorischer Sicht einen dramatischen Umschwung in der Betrachtung des Lebens durch die akademische Medizin. Haller hatte die Irritabilität der Muskelfaser und die Sensibilität des Nervs entdeckt (Wittern 1993: 246). Seine Arbeiten regten eine Reihe von Folgeuntersuchungen an; der schottische Arzt John Brown (1735–1788) entwickelte Hallers Entdeckungen weiter zu einem allgemeinen Lebens- und Krankheitskonzept. Der sogenannte Brownianismus erfreute sich an der Wende zum 19. Jahrhundert großer Beliebtheit. Aus der Bereitschaft und Fähigkeit des Körpers, auf Reize zu reagieren, schloss Brown, dass Krankheiten das Ergebnis eines Ungleichgewichts der Erregbarkeit sein müssten.

Obwohl die Aufklärung die Medizin inhaltlich wie methodisch von Grund auf verändert hatte, waren die Auswirkungen auf die medizinische Praxis sehr begrenzt. Trotz aller Neuerungen und Erkenntnisse in der Anatomie, Physiologie und Pathologie hielt man an den alten therapeutischen Konzepten fest. „Als Patienten von Ärzten und Chirurgen waren die Kranken während jener zwei Jahrhunderte unverändert den traditionellen galenischen bzw. humoralpathologischen „Evakuations“-Therapien des Purgierens, Aderlassens, Schwitzens und Erbrechens ausgesetzt“ (Döhner 1986: 12).[6]

5.2 Studium und Ausbildung in der Medizin

Im 17. und 18. Jahrhundert war die akademische Ausbildung anders organisiert als heute. Man absolvierte ein Studium generale, das heißt nacheinander verschiedene Disziplinen: Dem Grundstudium an einer philosophischen Fakultät folgte eine weiterführende Ausbildung, erst an einer juristischen, dann an einer medizinischen Fakultät, und häufig schloss sich auch noch ein theologisches Studium an. Es war daher für Wissenschaftler der Zeit nicht unüblich, in mehreren Fachbereichen zu forschen, zu lehren und zu publizieren (vgl. Grau 1990: 18).

Bevor man sich als angehender Arzt mit medizinischen Inhalten beschäftigte, standen erst einmal andere Themen wie Grammatik, Rhetorik oder Staatslehre im

---

6 Zu den Therapien im Allgemeinen vgl. Habrich (1991); zum Zusammenhang von Theorie und Praxis der Therapie Helm (2008); zum Nachwirken antiker Medizinkonzeptionen in den Therapien des 18. Jahrhunderts Schilling (2012).

Vordergrund. Die Ausbildung war insgesamt und in allen Fakultäten vorwiegend theoretischer Natur – die wenigsten jungen Ärzte konnten am Ende ihres Studiums irgendeine Form von praktischer Erfahrung vorweisen[7]. Während ihres Medizinstudiums führten sie weder selbst Leichensektionen durch, noch gehörte der Unterricht am Krankenbett zur Standardausbildung.

Änderungen der medizinischen Ausbildung[8] ergaben sich erst mit der zunehmenden Ausrichtung auf das Nützliche im Sinne der Aufklärung (vgl. Harig 1990a: 47). Mit der Entdeckung der Bevölkerungszahl als wesentlichem Faktor eines Staatswesens rückte auch die Gesundheit der Bevölkerung in den Fokus der Obrigkeit. Das Ende des 17. Jahrhunderts war dabei noch stark geprägt von den Zerstörungen und Dezimierungen des Dreißigjährigen Krieges. Ein vorrangiges politisches Ziel war es, die Bevölkerungsverluste des Krieges auszugleichen, aber auch langfristig die augenfällige Sterblichkeit zu reduzieren und die medizinische Versorgung zu stabilisieren, um zu einer positiveren demographischen Bilanz zu gelangen. Konsequenterweise führte das zu der Auffassung, dass die akademisch-medizinische Ausbildung darin bestehen müsse, die Studierenden auf die Erfordernisse ihres späteren Berufslebens vorzubereiten – im Falle der Medizin also auf den Dienst am Krankenbett. Wie eben geschildert, entsprachen die Strukturen an den Universitäten nicht diesen neuen Vorgaben. In der Medizin hatten die Dozenten beispielsweise mehrere Fächer abzudecken, so lehrten Professoren der Anatomie häufig auch Chirurgie (vgl. Stukenbrock 2001: 137). Trotz aller Bemühungen blieb der akademisch-chirurgische Unterricht aber weiterhin auf die Vermittlung theoretischen Wissens beschränkt.

Um dennoch ausreichend medizinisches Personal für die Versorgung der Bevölkerung und – aus obrigkeitlicher Sicht ebenso wichtig – des Militärwesens zur Verfügung zu haben, wurden in vielen deutschen Staaten Institutionen gegründet, die der Unterrichtung und Ausbildung von nichtakademischen Heilkundigen dienten. In Preußen, diesbezüglich Vorreiter, wurde etwa 1723 das *Collegium medico-chirurgicum* eingerichtet, in dem, wie schon zuvor im *Theatrum anatomicum*[9], vor allem Feldscherer bzw. Militärchirurgen ausgebildet wurden (vgl. Harig 1990a: 39).

---

7 So berichtet Artelt (1948: 61), dass an der Universität Frankfurt/Oder in der zweiten Hälfte des 17. Jahrhunderts insgesamt nur fünf Sektionen durchgeführt wurden. Vgl. zur Anatomie als universitäres Lehrfach Koch (2003); allgemein zur Anatomie im 18. Jahrhundert Brugger & Kühn (1979), Ammerer (2003), Stukenbrock (2001), Helm & Stukenbrock (2003).

8 Zur chirurgischen Ausbildung vgl. den von Harig (1990b) herausgegebenen Sammelband.

9 Vgl. zu den anatomischen Theatern Schramm (2011); zu den Funktionen des Berliner anatomischen Theaters im 18. Jahrhundert als Bühne, Sammlung und Museum Schnalke (2011).

Um eine ausreichende praktische Erfahrung der angehenden Wundärzte zu gewährleisten, wurden in Preußen schon früh entsprechende Gesetze erlassen. So hatte der preußische König per Dekret verfügt, dass die Leichname verstorbener Armenhausbewohner grundsätzlich an das anatomische Theater zu liefern seien (vgl. Harig 1990a: 41) genauso wie die Körper von bei der Geburt verstorbenen Müttern unehelicher Kinder. Die medizinhistorische Forschung hat gezeigt, wie wichtig die Gesetzeslage für die Qualität der medizinischen Ausbildung war. Unterschiede in der Formulierung, Auslegung und Umsetzung der Verordnungen erklären, weshalb die Zahl der durchgeführten Lehrsektionen an den verschiedenen Ausbildungsstätten erheblichen Schwankungen unterliegt. Während beispielsweise in Helmstedt zwischen 1750 und 1800 nur 69 Leichen seziert werden konnten, waren es im gleichen Zeitraum in Göttingen 857 (vgl. Stukenbrock 2007: 435–439). Da nicht nur Studenten der medizinischen Fakultät an solchen Lehrsektionen teilnahmen, sondern auch Juristen, Theologen und Philosophen, kam den Veranstaltungen eine besondere Bedeutung zu. Bot eine Universität keine entsprechenden Möglichkeiten, blieben die Studenten aus oder wechselten zu anderen Ausbildungsstätten. Die Professoren argumentierten entsprechend, indem sie den Nutzen der öffentlichen Sektionen für die ganze Universität betonten (vgl. Stukenbrock 2007: 439).

In Preußen boten sich den Medizinstudenten und jungen Chirurgen besonders gute Lernverhältnisse. Der Erfolg der Ausbildungsstätten in Berlin wurde noch zusätzlich beflügelt durch die außerordentlich weitreichenden Kompetenzen, die dem 1685 gegründeten preußischen *Collegium Medicum* eingeräumt wurden. So hatte diese Behörde das Recht zur Erteilung der ärztlichen Approbation, zur Inspektion der Apotheken, Erhebung von Gebühren für den Erhalt des *Collegiums* und außerdem die Befugnis zur Bestrafung der Heilkundigen bei Verstoß gegen die Medizinalordnung. Von den Strafgeldern sollte je die Hälfte dem Staat und dem *Collegium* zufallen, es war damit langfristig finanziell unabhängiger als andere Behörden. 1701 erhielt das *Collegium Medicum* sogar die Gerichtsbarkeit in einschlägigen Angelegenheiten (vgl. Münch 1995: 27–35).

In der Folge konnte das Lehrangebot der zugehörigen Ausbildungsstätten erheblich erweitert werden: Anatomiekurse für Ärzte wurden nun dort abgehalten. Wenige Jahre zuvor waren die Lehrpläne um die Anleitung zur Herstellung von Medikamenten erweitert worden, auch hier mit praktischen Anwendungsmöglichkeiten in der Hofapotheke. Ergänzt wurde diese pharmazeutische Bildung durch die Nutzung des Botanischen Gartens. Wie die neu erworbenen Kenntnisse umzusetzen waren, konnten die jungen Feldscherer im Garnison- und Bürgerlazarett, der Charité, unter Anleitung erlernen (vgl. Harig 1990a: 43 f.). Feste Bestandteile des Stundenplans eines angehenden Wundarztes waren in Berlin Anatomie und Chirurgie, Botanikvorlesungen, Veranstaltungen über die

Materia medica, Vorlesungen zu Therapie und Physiologie, außerdem Chemie, Pharmazie und Mathematik. Neben der Teilnahme an öffentlichen Vorlesungen war der Besuch privater (d. h. auch zusätzlich zu bezahlender) Lesungen üblich (vgl. Harig 1990a: 47f).

Zeitlich verzögert, im Prinzip aber ähnlich, verlief die Entwicklung in den katholischen Gebieten. Während man in Preußen und den anderen protestantischen Fürstentümern schon bis zur Mitte des 18. Jahrhunderts die wundärztliche Ausbildung umgestellt hatte, gelang dies in den Habsburger Landen erst gegen Ende des Untersuchungszeitraumes. Zwar hatte es an der Wiener medizinischen Fakultät bereits im 16. Jahrhundert deutschsprachige Vorlesungen zur Chirurgie gegeben, sie konnten sich aber nicht dauerhaft etablieren. Erst mit der 1745 erfolgten Berufung des Boerhaave-Schülers Gerard van Swieten (1700–1772), der eine ganze Reihe von Reformen einleitete, begannen sich die Verhältnisse in Wien und den Habsburgischen Gebieten zu ändern. Gut ausgebildete Mediziner verdrängten Quacksalber und Bader (vgl. Skopec 1990: 138).

Dank zahlreicher Arbeiten in Rechts- und Medizingeschichte[10] wissen wir über die Ausbildung der Geburtshelferinnen und Geburtshelfer relativ viel. Bis in das 18. Jahrhundert hinein war Geburtshilfe in erster Linie Aufgabe der Hebammen, deren Ausbildung in einer mehrjährigen Lehrzeit bei einer älteren Kollegin und einer abschließenden Prüfung vor einem Stadtphysikus bestand. Lehrbücher wie der von Eucharius Rößlin herausgegebene *Der Swangeren frawen und hebammen rofengarten* von 1513 gaben entsprechende Ratschläge sowohl an Hebammen als auch an Schwangere. Hebammen wurden von Patientinnen auch zu anderen medizinischen Fragen konsultiert, was für die akademischen Ärzte Stein des Anstoßes war. Sie versuchten die sogenannten Wehemütter auf die Geburtshilfe zu beschränken und aus allen anderen Fragen medizinischer Natur herauszuhalten. Hinsichtlich der Frauenheilkunde fehlte es vielen Medizinern aber schlicht an der nötigen Praxis, da zu dieser Zeit Hausgeburten üblich waren, zu denen studierte Ärzte selten Zugang hatten.

Erst im Zuge des durch die Aufklärung initiierten Medikalisierungsprozesses erweiterten die studierten Ärzte ihr berufliches Spektrum um die Frauenheilkunde, die, ähnlich wie die Chirurgie, verwissenschaftlicht und in den universitären Fächerkanon der Medizin aufgenommen wurde. Das führte auch zu

---

10 Zur Geschichte der medizinischen Geburtshilfe im 18./19. Jahrhundert vgl. beispielsweise Metz-Becker (1997; 1999; 2013); zu den Gebärhäusern Hilber (2012); zur Akademisierung der Frauenheilkunde in Kurmainz Hilpert (2000); zur Situation lediger Mütter in Wien Pawlowsky (2001), zu Recht und Rechtswirklichkeit von Hebammen und heilkundigen Frauen Flügge (1998) und Schlumbohm & Wiesemann (2004).

Veränderungen in der Ausbildung der Wehemütter (vgl. Keyhan-Falsafi, Klinke & Schütz 1999: 23 f.). Schon seit dem Anfang des 18. Jahrhunderts hatten Ärzte begonnen, die Fähigkeiten der Geburtshelferinnen öffentlich anzuzweifeln. Man beschuldigte sie der Ungeschicklichkeit, der Nachlässigkeit und des Hangs zum Aberglauben. Diese Kritik schlägt sich auch in den Gutachten nieder, die immer wieder aktuelle Fälle nutzten, um Hebammen Fehlverhalten nachzuweisen.[11]

Erst mit der Einrichtung öffentlicher Geburtshäuser, sogenannter Accouchiranstalten, konnten die Mediziner, was ihre praktische Erfahrung bei der Geburtshilfe anging, mit den Hebammen gleichziehen. Diese Anstalten, in denen sowohl Hebammen als auch männliche Geburtshelfer ausgebildet wurden, nahmen arme, unverheiratete Schwangere auf, denen man die Möglichkeit bot, kostenlos zu entbinden (vgl. Keyhan-Falsafi, Klinke & Schütz 1999: 26 f.). Den Hebammenschülerinnen waren dabei aber nur die unkomplizierten Geburten vorbehalten, wie sie überhaupt aus allen komplexeren Untersuchungen herausgehalten werden sollten. Dieser Wandel im Aufgabenspektrum einer Hebamme schlug sich schließlich auch in Lehrbüchern und im Anforderungsprofil nieder: Handbücher für Hebammen beschränkten sich auf die nötigsten Informationen und behandelten beispielsweise keine neueren wissenschaftlichen Erkenntnisse in der Gynäkologie. Ehrerbietung und Dankbarkeit gegenüber dem Arzt galten als unverzichtbare Tugenden einer Wehemutter (vgl. Keyhan-Falsafi, Klinke & Schütz 1999: 26).

5.3 Die Medizinalverwaltung und das öffentliche Gesundheitswesen

Die Medizinalverwaltung und das öffentliche Gesundheitswesen gehören zu den relativ spät etablierten Bereichen öffentlicher Verwaltung[12]. Wie alle übrigen Zweige der Administration resultierten sie aus dem, was seit dem Beginn der Neuzeit mit dem Begriff der *Policey* umschrieben wurde (vgl. Münch 1995: 15). Im Heiligen Römischen Reich Deutscher Nation setzten sowohl der Kaiser als auch die legislativen Reichsorgane auf diese bereits im 16. Jahrhundert weitgehend

11 Zum Konflikt zwischen Ärzten und Hebammen um 1800 vgl. Keyhan-Falsafi, Klinke & Schütz (1999); die Hebammenausbildung in Lübeck bearbeitet Loytved (2002).

12 Zur Entstehung und Entwicklung der Medizinalverwaltung und des öffentlichen Gesundheitswesens vgl. allgemein Fischer (1933), Dinges (2000), Sohn & Wahrig (2003), Möller (2005), Mühlsteff (2007); zu Preußen siehe Münch (1995); zu Bayern von Hofmeister (1975) und Probst (1984); zur Kurmainzer Medicinalpolicey Grumbach (2006); zur medizinischen Volksaufklärung Böhning (1990).

ausgereifte neue Form zur Vermittlung allgemeiner Normen und Wertmaßstäbe. Renaissance und Reformation hatten nicht nur einen Wandel des Weltbildes bewirkt, sondern veränderten auch den Blick der Obrigkeit auf die gesellschaftlichen Verhältnisse. Das Zusammenleben der Menschen erforderte aus obrigkeitlicher Sicht Maßnahmen zur Regulierung. Die Einbeziehung der Bevölkerung in administratives Planen ließ obrigkeitliches Handeln zum Erhalt von öffentlicher Sicherheit und innerer Ordnung als Akt allgemeiner Wohlfahrt erscheinen. Soziale Maßnahmen und öffentliche Fürsorge waren damit von Anfang an einbezogen und begünstigten später die Etablierung von Gesundheitsbehörden. Insgesamt nahm die Verwaltung so eine zentrale Rolle bei der frühmodernen Staatsbildung ein (vgl. Münch 1995: 15 f.).

Im Zuge der Reichs- und Kirchenreformation konnten sich neue obrigkeitliche Herrschaftsformen herausbilden. Die Obrigkeiten beanspruchten für sich, Sachwalter Gottes auf Erden zu sein und dem „Hausvater" gleich für das Wohlbefinden und das Wohlverhalten der Untertanen zu sorgen. Dieser Auftrag legitimierte das Recht und die Pflicht der Obrigkeiten, Gesetze zu erlassen und deren Einhaltung durchzusetzen. Dazu musste zum einen laufend festgestellt werden, wie eine „gute Ordnung" überhaupt auszusehen habe, zum anderen mussten Kontrollorgane geschaffen werden, die Verstöße gegen die Ordnungsvorschriften ahndeten. Die Hochschulen stellten dafür das notwendige Personal zur Verfügung.

Ab dem Beginn des 16. Jahrhunderts war die Zahl der studierten Ärzte stetig angestiegen. Viele dieser Mediziner erlangten ein öffentliches Amt und konnten so das Medizinalrecht in ihrem Sinne beeinflussen und modifizieren. So wurden studierte Ärzte zu Rate gezogen und um Gutachten gebeten, wenn es um die Verbesserung der medizinischen Versorgung der Bevölkerung ging. Um Reformen zu initiieren, unterbreiteten die Ärzte auch unaufgefordert Vorschläge an die Obrigkeit, und das nicht ohne Erfolg: Viele der erlassenen Medizinalordnungen gehen auf solche Eingaben und Entwürfe zurück. In ihnen spiegelt sich das Bedürfnis der studierten Ärzte wider, sich vom handwerklichen medizinischen Personal abzugrenzen und die eigenen Chancen im Wettbewerb zu verbessern. Es war nämlich keineswegs selbstverständlich, dass Patienten den akademischen Ärzten mehr zutrauten als dem übrigen Heilpersonal (vgl. Flügge 2003: 25). Je nach Krankheitsbild und Ruf konsultierten die Ratsuchenden auch andere Heilkundige. Die studierten Ärzte wiederum gingen davon aus, dass sie die anderen Heilkundigen an Wissen und Können übertreffen würden. Daraus leiteten sie den Anspruch ab, Hebammen, Bader und Wundärzte wenn schon nicht zu ersetzen, so doch wenigstens zu kontrollieren. Diese Haltung manifestiert sich seit dem 17. Jahrhundert in den obrigkeitlichen Medizinalordnungen, die Aufgabenbereiche, Rechte und Pflichten klar definierten. Die Kluft zwischen akademischen und nicht akademischen Heilkundigen konnte erst sehr viel später überwunden werden (vgl. Flügge 2003: 24 f.).

Deutlich gemacht werden muss aber auch, dass das Projekt einer medicinischen Policey keine Erfindung der Neuzeit ist, sondern ältere Wurzeln hat: in den Institutionen der Stadtärzte, in der städtischen Medizinalpolitik und der obrigkeitlichen Seuchenbekämpfung sowie in den – nicht nur – preußischen Peuplierungsprojekten nach dem Dreißigjährigen Krieg. Mit der Entdeckung der Bevölkerungszahl als wesentlicher Machtbasis eines Staatswesens wurde bereits damals die Demographie zu einer grundlegenden Kategorie der Staatswissenschaft, die sich dann in Kameralwissenschaft und Bevölkerungswissenschaft ausdifferenzierte. Wissenschaftler wie Leibniz riefen zur Einrichtung von Medizinal-Behörden auf, da sie den Staat in der Pflicht sahen, für die Gesundheit der Bürger zu sorgen. Es ist daher nicht verwunderlich, dass die umfassendsten Darstellungen der medicinischen Policey bis zum Ende der 1770er Jahre bei den staatswissenschaftlichen Theoretikern nachzulesen sind. Erst danach traten auch die Mediziner als systematisierende, policeywissenschaftlich räsonierende Autoren in Erscheinung:

> Die Kameralisten waren also die Wegbereiter dieses Politikfeldes, das die Ärzte dann allerdings dankbar aufgriffen, um ihre eigene Expertise in den politischen Prozeß einzubringen. (Dinges 2000: 269)

6 Zwischen Dokumentation und Didaxe – medizinische Fallsammlungen in ihrem Entstehungs- und Wirkungszusammenhang

Einem ieden Medico soll vermöge freier pflicht aufgelegt werden alles notabels so er höhret und siehet umbständiglich aufzuzeichnen, und sonderlich die ihm selbst begegnenden casus. Es ist ja die opinion, daß Hippocrates das fundament seiner Wißenschaft auch im Tempel Aesculapii gelegt, [...] *Die von ihren Kranckheiten geneßen waren, wurden daselbst einregestrirt, und die Mittel dadurch sie geneßen aufgeschrieben. Diese hat Hippocrates etwas abgekürzet und den nachkommen hinterlaßen* [...] *Weil nur solche wenige particular observationes uns ein solches liecht gegeben, ja die medicinam rationalem erhalten, warumb sind wir denn so blind gewesen, daß wir ein solches nicht universaliter mit mehreren fleiß und ordnung angestellt, würden gewiß in 100 jahren mehr lernen, als von Hippocrates an bis auf den anfang dieses seculi geschehen. Ja nicht allein in 100 sondern in 10.*
(G. W. Leibniz 1671, zitiert nach Hartmann 1976: 63)

Dieses Zitat stammt aus einem ca. 1671/72 von Gottfried Wilhelm Leibniz (1646–1716) verfassten Manuskript *Directiones ad rem Medicam pertinentes*[1], in dem er über die wissenschaftlichen und öffentlichen Aufgaben der Medizin nachdachte. Er erhebt den antiken Arzt Hippokrates im Allgemeinen und dessen Fallbeschreibungen, die so genannten *Epidemien*, im Speziellen zum Vorbild für die zeitgenössische Medizin. Seine Kritik zeugt ganz von aufklärerischen Ideen der Erkenntniserweiterung durch Vernunft und Erfahrung. Zwar waren bereits seit dem 16. Jahrhundert vermehrt solche Sammlungen medizinischer Fälle erschienen, denen, soweit das aus heutiger Sicht zu beurteilen ist, auch Erfolg beschieden war. Aber erst 50 Jahre später erfreute sich das Format ganz besonders großer Beliebtheit, was sicher nicht zuletzt auf den Einfluss führender Geistesgrößen wie Leibniz oder Thomasius zurückzuführen ist.[2]

Da alle in das Korpus aufgenommenen Textexemplare aus eben solchen gedruckten Sammlungen stammen, liegt es nahe, diesem nicht nur in der Medizin[3] so erfolgreichen und beliebten Format ein ganzes Kapitel zu widmen.

---

1 Entstanden ist das Manuskript wohl in der Zeit, in der sich Leibniz in Mainz, London und Paris aufhielt. Leibniz ist Anhänger der Iatrophysik, also des auf mechanischen Prinzipien basierenden Lebens- und Körpermodells (vgl. Hartmann 1993: 8 f.). Die Orientierung an diesem Modell führte zu einem heftigen Disput mit dem Animisten Georg Ernst Stahl; vgl. Hartmann (2000).

2 Vgl. zur Genese der Fallsammlungen Pomata (2011).

3 Auch in der Rechtswissenschaft erschienen solche Sammlungen, z. B. die 1731 von Johann Hieronymus Hermann herausgegebene *Sammlung allerhand auserlesener Responsorum*; besonders beliebt waren außerdem Übersetzungen wie die mit einem Vorwort von Friedrich Schiller her-

https://doi.org/10.1515/9783110555080-006

Es werden sehr unterschiedliche Arten von Sammlungen zur Kasuistik gezählt, darunter *observationes*, *curationes*, *historiae* und retrospektive Fallberichte etc. (vgl. dazu Stolberg 2003). Letztere sollen hier nicht berücksichtigt werden, der Fokus liegt auf jenen Sammlungen, die den Anspruch erheben, originale Textexemplare wie Sektionsberichte, Gutachten, Schreiben des Gerichts zu präsentieren. Zum Teil versammeln sich in einem Band also recht unterschiedliche Textsorten, die oft in einem engen Bezug zueinander stehen. Begleittexte[4] wie Titelblatt, Vorwort, Inhaltsverzeichnis, Register und Glossare erleichtern den Textzugriff. Bis eine solche Fallsammlung fertiggestellt und ausgeliefert werden konnte, mussten zahlreiche Schritte durchgeführt werden, die nachzuvollziehen, Hauptanliegen des ersten Kapitelabschnitts sein soll. Daran anschließend werden die einzelnen Begleittexte nacheinander näher charakterisiert. Erkenntnisleitend sind dabei die Fragen nach dem Zielpublikum der Sammlungen, nach Themenschwerpunkten, Anordnungsprinzipien, Illustrationen, Funktionen und ob und in welchem Ausmaß sie Begleittexte zur Texterschließung verwendeten. Um ein möglichst breites Spektrum von Sammlungen abzubilden, wurden weitere Werke, die nicht mit eigenen Textexemplaren im Korpus vertreten sind, in die Untersuchung einbezogen.

6.1 Der Entstehungsprozess

Viele Mediziner notierten Abschriften von Gutachten, Krankengeschichten und Sektionsberichten sowie Experimente und Beobachtungen in ein eigens dafür angelegtes medizinisches Journal.[5] Erfahrene Ärzte wie die Herausgeber der Fall-

ausgegebene Sammlung François Gayot de Pitavals *Merkwürdige Rechtsfälle als ein Beitrag zur Geschichte der Menschheit*, deren erster Teil 1791 erschien. Aufgrund ihres großen Erfolges wurden diese *Pitavale* im 19. Jahrhundert auch namensgebend für die gesamte juristische Kasuistik.

4 Für diese Art der Texte, durch die „ein Text zum Buch wird" (Genette 2001: 10) hat der Literaturwissenschaftler Gérard Genette den Begriff der ‚Paratexte' etabliert; allerdings legt er ein sehr weites Begriffsverständnis zu Grunde, das auch Texte außerhalb des Buches umfasst, wie z. B. Rezensionen und Werbung.

5 Das zeigt etwa die Untersuchung des Notizbuches des französischen Arztes François Boissier de Sauvages de la Croix (1706–1767) von Hess & Mendelsohn (2013). Das Notizbuch des Franzosen, der als Gründer der medizinischen Nosologie gilt, vereint Krankengeschichten aus der Praxis, Fallbeschreibungen aus dem Hospital, Feldbeobachtungen, Sektionsberichte, Anmerkungen über seine Kinder und Katzen sowie Notizen zu Selbstversuchen in einem Band. Sauvages sortiert die Fallgeschichten nicht chronologisch, sondern – innerhalb der Aufzeichnungen springend – thematisch. Sie folgen jeweils auf die aus der Literatur kolportierten Expertenmeinungen zum entsprechenden Krankheitsbild. „Nicht die chronologische Folge der Fallgeschich-

sammlungen, die ihren Beruf zum Teil mehr als 40 Jahre ausübten, dürften im Laufe ihrer Tätigkeit einer großen Zahl bemerkenswerter Fälle begegnet sein. Des leichteren Zugriffs wegen sind diese Journale sehr oft thematisch sortiert, wobei unter den Krankenbeschreibungen auch noch Platz für Anmerkungen und Literaturhinweise blieb, eine Arbeitsweise, die an den seit der Renaissance gepflegten Umgang mit den sog. *loci communes*[6] erinnert. Solche schriftlichen Erfahrungssammlungen waren im medizinischen Alltag von unschätzbarem Wert und wurden deswegen häufig vom Vater auf den Sohn vererbt. Nachlässe von kinderlosen Medizinern kauften jüngere Kollegen auf. Ein Blick auf die Titelseiten und Vorreden der gedruckten Sammlungen zeigt, dass solche medizinischen Journale mit großer Wahrscheinlichkeit auch die maßgeblichen Quellen waren. Viele Mediziner konnten bei der Zusammenstellung eines Lehrwerkes auf eine reiche Sammlung eigener, zum Teil kommentierter Texte, Einlassungen von Kollegen, medizinischer Fakultäten oder *Collegia Medica* zurückgreifen.

Über die Kriterien, welche für die Auswahl der Gutachten und Berichte maßgeblich waren, wissen wir wenig. Doch finden sich zumindest einige Anhaltspunkte in den Paratexten der Sammlungen. Ein Kriterium dürfte der therapeutische Erfolg gewesen sein, denn es fällt bei Durchsicht der Sammlungen immer wieder auf, dass vor allem positiv verlaufende Krankheitsgeschichten dokumentiert werden. Die Gründe liegen auf der Hand: Offenbar sollte die Kompetenz der Medizin in autoritativen Exempeln unter Beweis gestellt werden.

Bevor Gutachten und Berichte gedruckt werden konnten, bedurfte es einer eingehenden Bearbeitung. Eine recht nahe liegende Frage ist die nach dem Umgang mit den persönlichen Daten des Patienten und der beteiligten Heilkundigen. Die handschriftlichen Gutachten weisen im Allgemeinen ausführliche Titulaturen auf, dazu Namen und Herkunftsort der beteiligten Personen sowie Namen anwesender Zeugen. Namentlich genannt zu werden, dürfte nicht immer im Interesse der Beteiligten gewesen sein, da heikle Angaben zur Befindlichkeit des Patienten, dessen Ansehen schmälern konnten. Das war auch den Zeitgenossen bewusst, wie eine Äußerung Friedrich Hoffmanns zeigt, der im Vorwort des

---

ten, sondern die Ergänzung der vorgeschriebenen *Loci communes* bildete die Leitmaxime dieser Aufzeichnungspraxis“ (Hess & Mendelsohn 2013: online, ohne Paginierung).

6 Diese schon in der Rhetorik verankerte Schreibtechnik, die ihre Blütezeit in der Renaissance hatte, verwendeten Mediziner, um das Wissen, das sie über einen bestimmten Gegenstand aus der Literatur oder durch persönliche Erfahrung erworben hatten, unter einem entsprechenden Schlagwort übersichtlich zu präsentieren, wie Stolberg (2013) anhand ausgewählter medizinischer Exzerpte und Notizen aus dem 16. und 17. Jahrhundert zeigen konnte; zu Aufschreibetechnik des Arztes François Boissier de Sauvages vgl. Hess & Mendelsohn (2010).

zweiten Bandes seiner wirkungsmächtigen Fallsammlung *Medicina consultatoria* erklärt, weshalb er für die Anonymität aller Akteure gesorgt habe:

> *Es ſind bey denen caſibus vornehmlich die Nahmen ſo wohl der Patienten, als Medicorum und dabey intereſſirten Personen verſchwiegen, weil es vielleicht nicht einen jeglichen anſtehen wůrde, daß ſein Nahme dabey ausgedrucket wåre;* [...]
> (Hoffmann 1721b, Vorrede, unpaginiert)

Aber nicht alle Sammlungsherausgeber verfahren auf diese Weise. In der relativ jungen Sammlung des Johann Gottlieb Kühn wird eine im Kindbett Verstorbene mit ihrem Namen und dem sozialen Status genannt:

> *Auf Requiſition Eines hieſigen Wohll=blichen Magi=ſtrats wurde die vorgeſtern Abend in Kindesnőthen verſtorbene Tuchmachersfrau Lindner beſichtiget und er= őfnet.*
> (KSG, Abt. 1, Casus 1, 1786, 1)

Außerdem galt es, eine Reihenfolge der Fälle festzusetzen, Überschriften, eventuelle Kommentare oder Anmerkungen einzufügen, um eine bessere Lesbarkeit zu gewährleisten und für einen forciert wissenschaftlichen Charakter zu sorgen. In einigen Fällen mussten sich die Editoren außerdem entscheiden, ob eine Illustration eingefügt und in welcher Form Text und Bild aufeinander bezogen werden sollten. Tabelle 2 stellt den Entstehungsprozess noch einmal übersichtlich dar.

Tabelle 2: Entstehungsprozess einer Fallsammlung

Entstehungsprozess					
Ursprünglicher Entstehungskontext: Anschreiben und darauf bezogene Consilia/ Gerichtsmedizinische Gutachten/ Sektionsberichte	**Sammlung im eigenen medizinischen Journal** Medizinische systematische Verortung Kommentierung Illustrationen	**Selektionsprozess** durch Herausgeber	**Reinschrift** Anordnung innerhalb der Sammlung (Medizinische systematische Verortung) (Kommentierung) (Anonymisierung) (Illustrationen)	**Setzer/ Drucker** Erstellung Register/ Glossar/ Index	**Gedruckte Fallsammlung**

6.2 Titelblätter

Zu den wichtigsten Begleittexten gehören die Titelblätter.[7] Ihre Gestaltung liegt im Allgemeinen nicht in der Verantwortung des Autors, sondern wurde hauptsächlich von Verlegern bzw. Druckern bestimmt. Nach Genette hat der sich seit dem letzten Drittel des 15. Jahrhunderts etablierende Paratext drei Hauptfunktionen zu erfüllen, nämlich die Identifikation des Werkes, die Bezeichnung des Inhalts und/oder der Form und drittens dessen Bewerbung nach außen. Dabei müssen nicht alle Funktionen immer gleichzeitig gegeben sein, nur die erste ist obligatorisch[8], die beiden anderen ergänzend, d. h. fakultativ (vgl. Genette 2001: 77).

Generell überwiegen bei den medizinischen Fallsammlungen die bilingualen lateinisch-deutschen Titelblätter, wobei das Lateinische vor allem bei den Buchtiteln im engeren Sinn[9], bei den Autorennamen und bei der Angabe des Druckortes und -jahres beliebt war. Erläuternde Ergänzungen zum Titel oder die Funktionen des Herausgebers sind hingegen oft auf Deutsch verfasst. Um die Jahrhundertmitte scheint es aber zu einer Veränderung gekommen zu sein: alle Sammlungen, die vor 1750 erschienen, wählten entweder ausschließlich lateinische Titel oder Mischformen, die meisten Sammlungen aus der zweiten Hälfte des 18. Jahrhunderts bevorzugten rein deutsche Titelangaben. Vielleicht entsteht dieser Eindruck aber auch nur durch die geminderte Frequenz der Fallsammlungen, denn zwischen 1750 und 1775 erschienen erstaunlich wenige Werke.

Die Fallsammlung Zittmanns stellt in gewisser Weise eine Ausnahme dar. 1706 erschienen zwei in Inhalt und Struktur identische Ausgaben, die sich aber in Titelblatt und Vorwort unterscheiden. Beide stellen zwar lateinische Gutach-

---

7 Das Titelblatt ist eine verhältnismäßig junge Erscheinung. Mittelalterliche Handschriften haben in der Regel kein Titelblatt. Ab 1500 wird es zum festen Bestandteil des gedruckten Buches. Zur Entstehung und Entwicklung des Titelblatts in Deutschland, den Niederlanden und Venedig vgl. Rautenberg (2004), zu den Nürnberger Titelblättern Randall (2008); zur Einordnung des Titelblattes aus kommunikationswissenschaftlicher Perspektive Giesecke (2006). Auch von sprachwissenschaftlicher Seite wurde das Titelblatt behandelt, aus textlinguistischer Sicht u. a. von Habermann (2001: 109–131) und Hertel (1996); zur Syntax von Titelblättern vgl. Götz (2011).

8 Dass dies gerade bei historischen Werken nicht immer der Fall ist, hat die Untersuchung der Titelblätter frühneuhochdeutscher Fachtexte durch Habermann (2001: 117) gezeigt – Genettes Einschätzung muss hier also in historischer Hinsicht modifiziert werden.

9 Zur funktionalen Unterscheidung der einzelnen Titelbestandteile spricht die buchwissenschaftliche Forschung im Allgemeinen von einer Hauptgruppe, die den geistigen Urheber und das Werk bezeichnet und stets oben auf der Titelseite steht, und einer Nebengruppe, deren Aufgabe es sei, „die konkret vorliegende Ausgabe zu identifizieren“ (Rautenberg 2004: 17, FN 91). Für die sprachwissenschaftliche Untersuchung erscheint eine solche Unterscheidung nur bedingt sinnvoll, vgl. zu dieser Problematik Götz (2011: 72 f.).

ten neben deutschsprachige, Titelblatt und Vorwort sind aber einmal auf Deutsch und einmal auf Latein verfasst. Dass studierte Ärzte nicht immer die lateinische Variante vorzogen, zeigt der Bibliotheksbestand Christoph Jacob Trews[10], der Zittmann in der deutschen Version enthält[11]. Der deutsche Titel ist im Übrigen keine Übersetzung des lateinischen, er unterscheidet sich in einigen Punkten. Während der lateinische Titel durchgehend in Antiqua gesetzt ist und insgesamt recht schlicht anmutet, wechseln sich Fraktur und Antiqua bei der deutschen Ausgabe ab. Letztere ist in Schwarz-Rot gehalten, neben ganz in Versalien gesetzten Teilen, wie dem Haupttitel, sind einzelne Wörter auch mit Schmuckinitialen versehen.[12] Der volkssprachliche Titel ist durch zusätzliche Angaben zu Inhalt und Struktur deutlich länger als der lateinische (vgl. die folgende Tabelle). Während letzterer nur die enthaltenen Texte, deren Herkunft und Entstehungsjahr, den Verfasser, dessen Ämter und Funktionen, Ankündigung eines Vorwortes und Registers, Druckort und Jahr sowie die Angabe, dass das Werk von der Societät bezahlt worden sei, auflistet, wurde der lateinisch-deutsche Titel ergänzt. Zusätzlich finden sich hier werbewirksam wertende Bemerkungen zur Qualität der Antwortschreiben, die *hoch vernuͤnfftig* seien und sich auf *ſchwere/ ʒweiffelhaffte und ſeltene* Fälle bezögen. Verkaufsfördernd wirken sollte vermutlich auch die Betonung der Neuheit dieser Art von Büchern sowie der Hinweis auf die enthaltenen Kupfer und das Register. Als marktorientierte Angabe im lateinischen Titel können vor allem das Vorwort und das Register gelten, die anderen Angaben dürften weniger geeignet sein, den Absatz des Werkes zu begünstigen. Im lateinisch-deutsch gemischten Titel wird außerdem der intendierte Leserkreis genannt, der im Vergleich zu den anderen Sammlungen relativ weit gefasst ist und nicht nur Mediziner und Wundärzte, sondern auch Rechtsgelehrte und Geisteswissenschaftler anspricht. Unterschiedlich scheint auch die Finanzierung der Werke zu sein: die lateinische Version wurde offenbar von der gesamten Societät finanziert, während die Kosten für die deutsche Ausgabe nur von einigen Mitgliedern getragen wurden.

---

10 Zur Person und Sammlung Christoph Jacob Trews vgl. Schnalke (1995), zu seiner umfangreichen Korrespondenz Schnalke (1997), Steinke (1999), Ruisinger (2008), Heinzelmann (2011), Mitzel-Kaoukhov (2011) und Grosser (2015).

11 Vgl. die Sammlung Trew in der UB Erlangen-Nürnberg, Signatur H61/4 TREW.Q 462.

12 Dass sich unterschiedliche Schriftgrößen, Schrifttypen und Farben abwechseln, ist durchaus üblich, wie die Auswertung des Corpus von Titelblättern in der Untersuchung von Götz (2011: 74) zeigt.

Tabelle 3: Gegenüberstellung lateinischer und lateinisch-deutscher Titel

Lateinischer Titel	Lateinisch-deutscher Titel
MEDICINA FORENSIS //h(ic).e(st).// RESPONSA // FACULTATIS MEDICÆ // Lipsiensis //Ad QUÆSTIONES // CASUS MEDICINALES // AB ANNO MDCL. usque MDXX In ufum communem evulgata //A // D. JOH. FRIDER.ZITTMANNO. // Sereniff. Potentiff. Regis Polon. Ge// Medica Caftrenfi. Cum ejus Præfatione & Indic// Francofurti ad Mœnum // Sumptibus SOCIETATIS// ANNO M DCC VI.	*MEDICINA FORENSIS // Das ift: // Erőffnete Pforte // ʒur* Medicin *und* Chirurgie;*// E. Hochlőbl.* Medicinifchen *Facultåt ʒu Leipʒig // hoch vernůnfftig ertheilte Ausfprűche und Refponfa, //Uber allerhand fchwere/ ʒweiffelhaffte und feltene/ von Anno 1650.// biß 1700. vorgekommene und in die* Medicin, *auch* Chirurgie*// lauffende //Fragen und Fålle/ // Ein recht curieufes Werck/ desgleichen bißher wenig // in Druck gekommen //Anjetzo dem* Bono publico *zum beften/ allen Liebhabern aber der //* Medicin, *fonderlich denen Apotheckern und der Wund-Artʒney// Befliffenen/ mithin fåmtlich fo Geift-als Rechtsgelehrten und Advocaten.// Zu Nutʒ und Dienft an das Licht geftellet // Von // D. Joh. Fridrich Zittmann/ Sr. Kőnigl. Maj. // in Polen ʒu Dero General=Stab beftaltem Feld=*Medico. *Mit Kupffern und nőthigen Regiftern.// Franckfurt am Mayn/// Auf Koften einiger Mitglieder der Societåt.//MDCC VI.*

Die ausführlichen Titel können sich recht lange behaupten, und noch Mitte des 18. Jahrhunderts erschien eine Sammlung wie die des Johann Georg Hasenest unter ausufernder Titulatur:

> *Der Medicinifche Richter Oder ACTA PHYSICO-MEDICO FORENSIA COLLEGII MEDICI ONOLDINI Von Anno 1735. biß auf dermalige Zeiten zufammen getragen/ hier und dar mit Anmerckungen/ Dann Mit einer deutlichen Erläuterung der medizinifchen Kunftwörter und vollftändigen Regifter verfehen von D. Johann Georg Hafenest Hochfürftl. Brandenb. Anfpach. wie auch Culmbach. Hofrath und Leib-Medico, der HochFürftl. Refidenz Anfpach Phyfico Ord. Und Acad. Cæfar. Nat. Curiof. Collega*

Auch hier finden sich Angaben zu Zeitspanne und Herkunft der Fälle – sowie werbende Zusatzinformationen, die auf das Register und das Glossar verweisen.

Analog zur allgemeinen Entwicklung werden die Sammlungstitel zum Ende des Untersuchungszeitraumes deutlich kürzer.[13] So steht das ausführliche deut-

---

13 Die Sammlungen bestätigen den Befund, den die meisten Titelblattforscher betonen: Der Umfang von Titeln hat sich gegenüber dem 16. und 17. Jh. später deutlich verkürzt; vgl. Götz (2011: 71, FN 19).

sche Titelblatt der Sammlung Zittmanns von 1706 noch ganz in der Tradition der barocken Titelblattgestaltung. Die 1791 erschienene *Sammlung medicinischer Gutachten* hält sich mit Inhaltsangaben hingegen sehr zurück. Und neben dem Namen des Autors, dessen Funktionen, Titel, Druckort und Druckjahr findet sich nur noch ein Hinweis auf den Ort des Vertriebs: *im Buchladen neben dem kön. Ober=Accis= und Zoll=Amt auf dem großen Ringe* (KSG, Titelblatt).

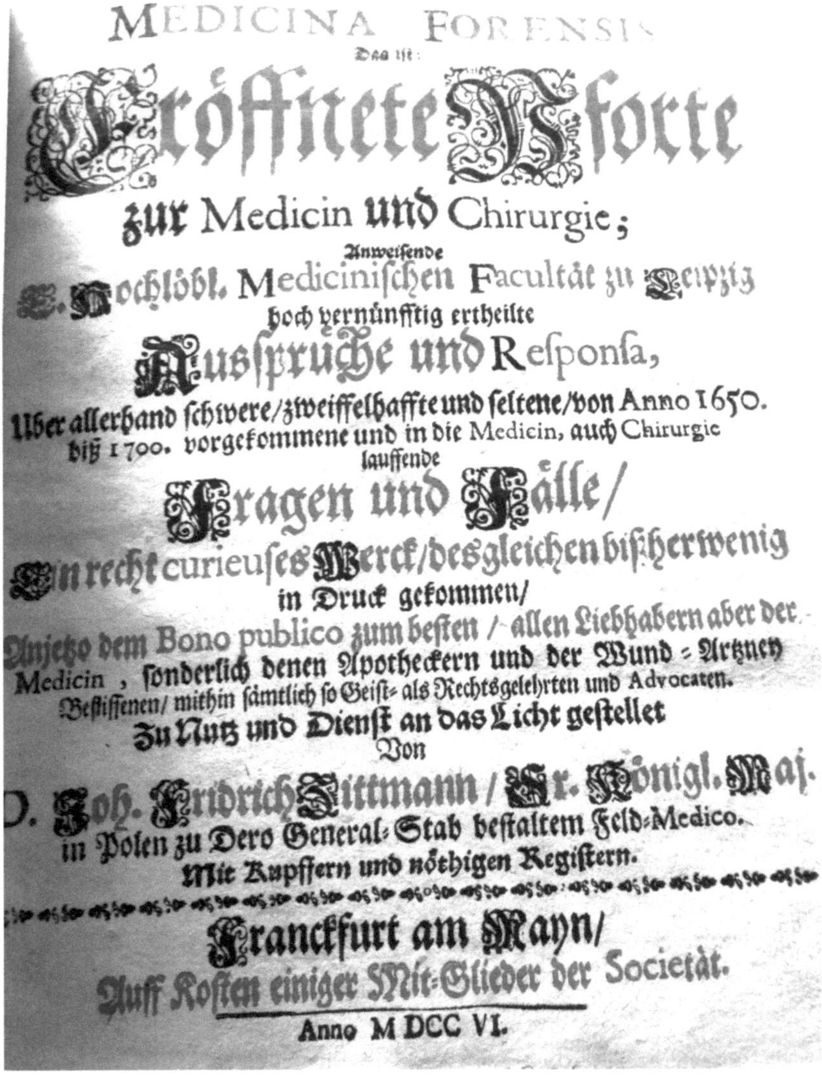
MEDICINA FORENSIS
Das ist:
Eröffnete Pforte
zur Medicin und Chirurgie;
Anweisende
E. Hochlöbl. Medicinischen Facultät zu Leipzig
hoch vernünfftig ertheilte
Aussprüche und Responsa,
Uber allerhand schwere/zweiffelhaffte und seltene/von Anno 1650.
biß 1700. vorgekommene und in die Medicin, auch Chirurgie
lauffende
Fragen und Fälle/
Ein recht curieuses Werck/desgleichen bißher wenig
in Druck gekommen/
Anjetzo dem Bono publico zum besten / allen Liebhabern aber der
Medicin, sonderlich denen Apotheckern und der Wund-Artzney
Beflissenen/ mithin sämtlich so Geist- als Rechtsgelehrten und Advocaten.
Zu Nutz und Dienst an das Licht gestellet
Von
D. Joh. Fridrich Zittmann / Sr. Königl. Maj.
in Polen zu Dero General-Stab bestaltem Feld-Medico.
Mit Kupffern und nöthigen Registern.
Franckfurt am Mayn/
Auff Kosten einiger Mit-Glieder der Societät.
Anno MDCC VI.

Abb. 2: Titelblatt der Sammlung Zittmann

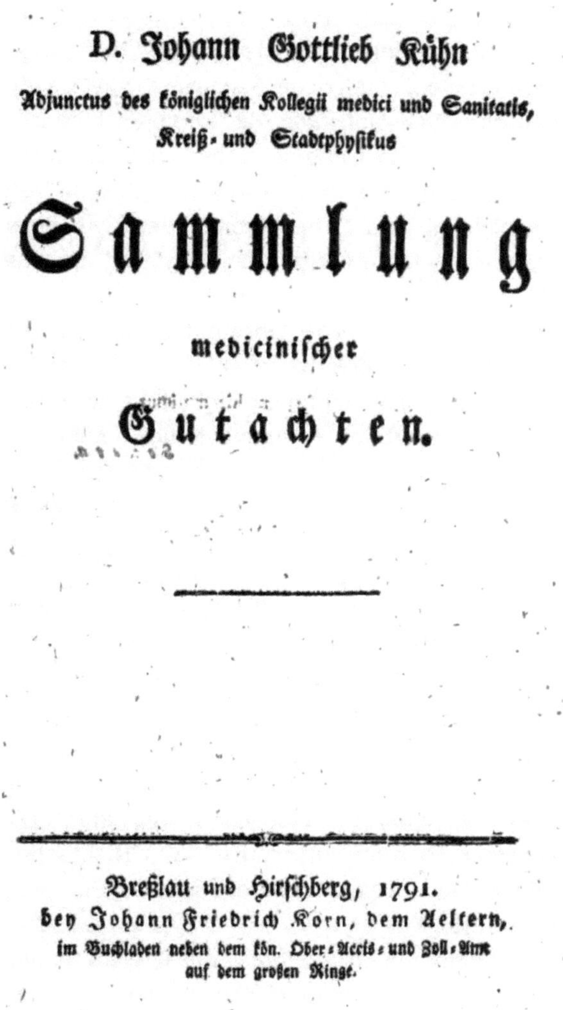

D. Johann Gottlieb Kühn
Adjunctus des königlichen Kollegii medici und Sanitatis,
Kreiß- und Stadtphysikus

Sammlung
medicinischer
Gutachten.

Breßlau und Hirschberg, 1791.
bey Johann Friedrich Korn, dem Aeltern,
im Buchladen neben dem kön. Ober-Accis- und Zoll-Amt
auf dem großen Ringe.

Abb. 3: Titelblatt der Sammlung Kühn

6.3 Vorworte – Herausgeberintention und Leserkreis

Bei den hier im Fokus stehenden Vorworten handelt es sich seltener um Widmungsvorreden (vgl. hierzu Schottenloher 1953 und Weinmayer 1982), sondern eher um Ansprachen an den Leser in expliziter oder impliziter Form. Kamen Widmungen an Gönner und höher gestellte Persönlichkeiten vor, dann fanden diese in separaten Texten ihren Platz. So richtet beispielsweise Johann Daniel

Metzger seine Sammlung an *Seine*[...] *Excellenʒ Freyherr*[n] *von Korff* und lässt dieser Widmung eine unadressierte Vorrede folgen (vgl. Metzger 1781: Widmungsvorrede, unpaginiert). Genette macht auf zahlreiche Synonyme zum Begriff des *Vorwortes* aufmerksam, darunter auch *Einleitung*, diese seien semantisch aber durchaus zu unterscheiden, „vor allem wenn sie nebeneinander auftreten wie bei Werken didaktischen Typs, in denen das Vorwort in stärkerem Maß eine protokollarische, umstandsbedingte Funktion übernimmt und vor einer enger mit dem Thema des Textes verknüpften Einführung steht" (vgl. Genette 2001: 157).

Zu den Topoi der Vorworte gehören auch im 18. Jahrhundert die Nennung des prospektiven Leserkreises, Ziel, Zweck und Nutzen des Werkes, allgemeine Hinweise zum Abfassen medizinischer Gutachten und die Einbettung der Arbeit in den von Vorläufern konstituierten Traditionszusammenhang. Gerade der letzte Punkt ist besonders interessant, weil er Aussagen darüber zulässt, wie die Herausgeber sich selbst verstanden. Eher selten stellen sie Bezüge zu anderen Fachrichtungen her und fast immer beziehen sie sich auf Veröffentlichungen, für die ihre Kollegen, und d. h. oft auch Lehrer, verantwortlich zeichnen. Hasenest erwähnt in seiner Vorrede *die gelehrten Schriften von weltberůhmten groſſen Månnern, als Bohnio, Welschio, Hoffmanno, Alberti, Zittmanno, Valentini, Teichmeiero, Hebenstreit &c. &c.* [...] (Hasenest 1755: Vorrede, unpaginiert) und nennt damit fast schon alle, die Rang und Namen in der forensischen Medizin der Zeit besaßen. Dass diese nicht nur gelobt, sondern auch kritisiert werden, wie es beispielsweise Johann Daniel Metzger in sehr ausführlicher Art und Weise unternimmt (Metzger 1781, Vorrede, unpaginiert), bleibt aber die Ausnahme. Die meisten Bezugnahmen zu Vorgängerarbeiten sind affirmativer Natur. Nicht selten wird auch das Fehlen vergleichbarer Werke beklagt, und das sogar noch bis zur Mitte des 19. Jahrhunderts (vgl. Bernt 1821).

Obwohl das Lateinische noch immer die *Lingua franca* der Wissenschaften war, und die Frage, ob ein Werk in der Volks- oder Gelehrtensprache erscheinen sollte, durchaus noch nicht als geklärt gelten konnte, spielt die Erörterung der Sprachenwahl in den Vorworten so gut wie keine Rolle, anders als beispielsweise noch in Kräuterbüchern des 16. Jahrhunderts (vgl. Habermann 2001: 170–176). Das mag am Zielpublikum gelegen haben, zu dem sicherlich nicht nur studierte Ärzte, sondern auch Chirurgen und Wundärzte gehörten, die des Lateinischen meist nicht mächtig waren. Eine der frühesten Sammlungen, nämlich die Zittmanns, scheint das Problem, wie schon oben beschrieben, mit zwei unterschiedlichen Ausgaben gelöst zu haben. Einige Herausgeber, nicht nur von älteren Sammlungen, entschieden sich, obwohl die im Werk versammelten Gutachten bereits auf Deutsch verfasst waren, für lateinische Vorworte. Beispiele dieser Art sind die *Introductio in Medicinam Forensem et Responsa* von Johann Jacob Baier oder das für Michael Alberti von Christian Thomasius verfasste Vorwort in der *Systema Iurisprudentia.*

Wie aber ist dieses Nebeneinander von lateinischen Paratexten und weitgehend in der Volkssprache verfassten Gutachten zu erklären? Dass man, im Unterschied zu den älteren Sammlungen des 16. Jahrhunderts, originale Dokumente abdruckt, ist der schon erwähnten generellen Aufwertung der Empirie in der akademischen Medizin des 17. und 18. Jahrhunderts geschuldet. Und wie ließe sich die konkrete Erfahrung besser darstellen als durch die Wiedergabe von Gutachten, die auf authentischen Fällen basieren? Wie in der medizinischen Praxis generell, bediente man sich hier üblicherweise der Volkssprache, nicht zuletzt auch deshalb, weil man die Texte zusammen mit einem des Lateinischen nicht mächtigen Chirurgen verfasste. Gleichzeitig hielt die akademische Medizin aber noch immer am Statussymbol Latein fest. Es spricht viel dafür, dass sich im Nebeneinander der Sprachen das Bemühen manifestiert, beide Welten sprachlich wie optisch sichtbar werden zu lassen: die eben doch noch nicht als gleichwertig erachtete Empirie durch das Deutsche und die ‚höherwertige' akademische Reflexion durch die prestigeträchtige Gelehrtensprache.

Es kann kaum überraschen, dass bei der Nennung des intendierten Leserkreises weitgehend Übereinstimmung herrscht. Allerdings geben nicht alle Herausgeber auch ein Zielpublikum an. Die meisten Sammlungen richten sich an Ärzte und Chirurgen und lediglich das Maß, um das der Kreis der Berufsmediziner überschritten wird, kann variieren. Das Spektrum reicht von all denjenigen, *welche die Arzeneywiſſenſchafft zu erlernen, ſolche künftig zu treiben und einem öffentlichen Amte, als Creyßphyſici, vorzuſtehen willens ſind* (Büttner 1767: Vorrede, VI) bis zu *allen Liebhabern der Medicin, und Chirurgie* (Budaeus 1731: Vorwort, unpaginiert) oder *allen Liebhabern aber der Medicin, ſonderlich denen Apotheckern und der Wund=Artzney Befliſſenen/ mithin ſåmtlich ſo Geiſt= als Rechtsgelehrten und Advokaten* (Zittmann 1706: Titelblatt deutsch). In gewisser Weise eine Ausnahme stellt die Sammlung Johann Georg Hasenests dar. Er nennt als sein Lesepublikum vor allem Juristen, mit der Begründung, dass es für Mediziner schon ausreichend Literatur gebe: Die Absicht gehe

> *lediglich dahin, denen Herren Fraiſchbeamten, als welchen obiger Herren Medicorum Werke, um groſſer Weitlåufigkeit halben, und da einige nur generaliter davon handeln, nicht brauchbar, und ůberhaupt die mehriſte nur vor die Medicos geſchrieben ſeyn, einige Erleichterung zu geben, wie Sie Ihre Inquiſitionen hinlånglicher anſtellen, mithin denen hôheren Gerichten Berichte abſtatten kônnen.*
> (Hasenest 1755: Vorrede, unpaginiert)

Das Vorwort ist meist auch der Ort, an dem die Herausgeber darlegen, woher die im Band zusammengestellten Fälle stammen. Sie selbst sind meist nicht die einzigen Autoren. Neben ihre eigenen Gutachten treten die medizinischer Fakultäten, *Collegia Medica* oder anderer Mediziner. So gibt beispielsweise Pfann im Vorwort an, *daß alle in diesem Tractat befindliche Decisiones forenses & responsa medica von mir unter meinem eigenen oder Facultåts Nahmen ausgefertiget worden, biß auch zwey Medicinische Gutachten, welche p. 230. und pag. 260 angetroffen werden* (Pfann 1750: Vorrede, unpaginiert). Bisweilen ist der Herausgeber auch nur Herausgeber, insofern er gar nicht als Verfasser fungiert, sondern die Fälle eines anderen, bereits verstorbenen Kollegen veröffentlicht, dessen Nachlass er erwerben konnte. Häufig werden auch die hinterlassenen Krankengeschichten des Vaters publiziert. Diese Praxis scheint bei den älteren Sammlungen üblicher gewesen zu sein als bei den jüngeren. So beispielsweise bei der Sammlung Andreas Petermanns. Beide Bände des *Casuum Medico-Legalium* sind, wie auf dem Titelblatt vermerkt, von seinem Sohn Benjamin Benedict Petermann herausgegeben, der in Leipzig als Arzt praktizierte. Ebenfalls nicht vom Herausgeber stammen die Gutachten, Berichte und Beobachtungen der *Miscellanea medico-chirurgica*, was dieser zwar nicht auf dem Titel vermerkt, aber im Vorwort ausführlich begründet:

> *Der Autor und Collector dieser Miscellaneorum ist gewesen weyland Herr Samuel Sturm, Medicinæ Licentiatus & Physicus Provincialis ordinarius des Marggraffthums Nieder=Lausitz, wieauch unterschiedlicher Hoch Fůrstlicher, Hoch=Gråflicher, Hoch=Freyherrlicher, Hoch=Adelichen und anderer vornehmen Familien* Medicus *von Hauß aus.*
> (Budaeus 1731: Vorwort, unpaginiert).

Und auch Friedrich Zittmann veröffentlicht nicht die eigenen Fälle, sondern gesteht

> *gern/ daß diese Casus und was in diesem Tractat begriffen/ aus des Hochberůhmten Herrn Christiani Johannis Langii Phil. & Medicinæ Doct. Und vor diesem Hoch=meritirten Assessoris der Medicinischen Facultåt zu Leipzig curiosen manuscriptis genommen worden/ welche ich von seinen Erben erhandelt/* [...]
> (Zittmann 1706: Vorrede, unpaginiert)

Dass es sich zum Teil auch um fiktive Fälle handele, die ein erfahrener Arzt natürlich sofort als solche entlarven könne, behauptet der Hallenser Professor Friedrich Hoffmann in der Vorrede des zweiten Bandes seiner *Medicina Consultatoria* (vgl. Hoffmann 1721b: Vorrede, unpaginiert). Aus heutiger Sicht ist das freilich kaum zu falsifizieren oder zu belegen. Vereinzelt wurde das Vorwort auch benutzt, um die öffentliche Meinung zu beeinflussen. So spricht Christian Friedrich Daniel in der Vorrede das Problem an, dass den Ausbildungsstätten zu wenige Leichen für ihre Lehrsektionen zur Verfügung stünden.

> *Wie ſehr wird einſt ein klůgeres Publikum unſre Vorurtheile gegen die Leichenőfnungen tadeln, und ůber uns lachen, daß uns in unſern ſo erleuchteten Tagen noch immer der Wahn davon zurůckhielt, als wenn den todten Anverwandten dadurch ein großes Leid widerfůhre!*
> (Daniel 1776: III)

Daniels Vorrede hat einen viel stärker appellativen Charakter als die Vorworte seiner Kollegen. Sein primäres Ziel ist es offensichtlich nicht, das Wohlwollen seiner Leser zu erwecken (*captatio benevolentiae*), sondern auf die in Rede stehende Notlage aufmerksam zu machen. Dabei ist der Einfluss der Aufklärung unverkennbar. Daniel bedient sich der Lichtmetaphorik (*in unſern ſo erleuchteten Tagen*) und polemisiert gegen religiösen Aberglauben.[14]

Nicht alle Herausgeber meldeten sich in den Vorworten ausschließlich selbst zu Wort, einige griffen auf berühmte Kollegen und/oder Lehrer zurück. Dieses Vorgehen ist sicherlich zu den Strategien der Selbstinszenierung und des ‚Netzwerkens' zu zählen, die die Gelehrten des 17. und 18. Jahrhunderts nutzten, um sich in der Wissenschaftsgemeinschaft zu etablieren oder eine schon erreichte Position zu festigen. Mit Hilfe eines solchen Vorwortes konnte man neue Beziehungen knüpfen und ältere ausbauen und verpflichtete zugleich den derart Geehrten zu Gegenleistungen. Sicherlich erhofften sich die weniger bekannten Mediziner, dass die Autorität eines berühmten Kollegen ihnen selbst zugute käme. Vorworte von anderen hatten natürlich auch den Vorteil, dass diese den Verfasser ungeniert loben und empfehlen konnten, ohne dass es unbescheiden wirkte. So bat beispielsweise Johann Gottlieb Troppanneger seinen ungleich berühmteren Lehrer Friedrich Hoffmann um ein Vorwort zu seinen *Decisiones medico-forenses*, was dieser gleich dazu nutzte, allgemeinere Ausführungen zum korrekten Verfassen von Gutachten zu lancieren (vgl. Kap. 7.2). Das Vorwort wurde dann auch entsprechend positiv wahrgenommen (vgl. beispielsweise Pfann 1750, Vorrede, unpaginiert). Offenbar musste der Vorredner nicht zwingend ein Mediziner sein, er konnte auch aus dem Lager der Juristen oder Philosophen kommen, wie ein besonders prominentes Beispiel zeigt:

Michael Alberti ließ seine *Systema Iurisprudentia* von keinem geringeren als seinem Lehrer Christian Thomasius einleiten, dem bekannten Wegbereiter der deutschen Frühaufklärung, der 1725, als die Sammlung erschien, bereits 70 Jahre alt war und hohe Reputation genoss. Die Argumentation des in Latein verfassten Vorworts folgt dabei durchaus dem akademischen common sense. Thomasius äußert sich zum Verhältnis der Fakultäten, kommentiert verschiedene gerichts-

14 Die Rolle der Ärzte in der deutschen Aufklärung hat Pott (1992: 337–412) untersucht. Insbesondere im Kampf gegen den Aberglauben kam den Medizinern eine tragende Rolle zu.

medizinische Werke, die vor Albertis Sammlung publiziert wurden, und spricht schließlich eine Empfehlung für das kasuistische Lehrbuch seines Schülers aus. Weitere Anmerkungen richten sich gegen die Hexenverfolgungen (vgl. Alberti 1725, Praefatio, unpaginiert, Abschnitt IV), ein Lebensthema des Thomasius, und auch die *Querelle des Anciens et des Modernes*, einer der großen Diskurse des 17. und 18. Jahrhunderts, wird reflektiert. In dieser von Frankreich ausgehenden Debatte ging es, das sei kurz erinnert, um die Frage, welchem Zeitalter der Vorzug gegeben werden sollte, der Antike oder der Moderne. Anlass war das 1687 in einer Sitzung der Académie française von dem Schriftsteller Charles Perrault vorgetragene Gedicht *Le siècle de Louis le Grand*, in dem gegen die bislang vorherrschende Meinung die Moderne der Antike vorgezogen wird. Man empfand das als Provokation, es kam zur Lagerbildung, und die Partei der ‚Alten' und die der ‚Modernen' befehdeten einander heftig. Auch im deutschen Sprachraum wurde der Streit ausgetragen, und das vor allem in Dissertationen, lateinischen Reden für Schule und Hochschule sowie in Vorreden zu Poetiken und Lexika, wie Pago (2003: 10 f.) gezeigt hat. Wenn Thomasius die *Querelle* im Vorwort einer medizinischen Fallsammlung aufgreift, ist das im deutschen Debattenzusammenhang also keineswegs ungewöhnlich, sondern ein fast schon typischer Ort.

Gleich im zweiten Abschnitt, unter dem Buchstaben b), prangert Thomasius die universitären Verhältnisse an. Die Kirche, genauer gesagt das Papsttum (*autoritate Paparum*), hätte an den Universitäten dafür gesorgt, dass der gesunde Menschenverstand (*sana ratio*) unterdrückt worden sei. Mediziner und Juristen würden es daher nicht wagen, von Autoritäten wie Hippokrates oder Galen bzw. von justinianischem oder kanonischem Recht abzuweichen.[15] Die Ermahnung, die alten Autoritäten zu hinterfragen und die Aufforderung, sich des eigenen Verstandes zu bedienen, zeugen davon, dass Thomasius mit der Position der Modernen sympathisiert. Wenn es um ältere medizinische Literatur geht, werden deren Anschauungen allerdings auch mit einem gewissen Respekt behandelt. Bei aller Kritik sollte die Verbindung zur Tradition offenbar gewahrt werden. So stellt Thomasius, obwohl es durchaus zeitgenössische Herausgeber von Fallsammlungen gab, an die man hätte anknüpfen können, Albertis Werk in eine Traditionslinie mit dem ‚Urvater' der medizinischen Kasuistik, dem päpstlichen Leibarzt Paolo Zacchia (1584–1659), sowie dem heute weniger bekannten italienischen Arzt For-

15 Lateinisches Zitat im Original: *(b) Ita Medici & Jcti plerique ex autoritate Paparum (in inſtitutione quatuor Facultatum id intendentium, ut ſana ratio ſupprimeretur & præjudicium autoritatis humanæ ubique regnaret) bona fide ſeducti, non auſi fuerunt recedere ab autoritate Hippocratis vel Galeni, aut ab autoritate Juris Juſtiniani & Canonici.* Canonici (Alberti 1725: Praefatio, unpaginiert, Abschnitt II (b)).

tunatus Fidelis (1551–1630) (vgl. Alberti 1725: Praefatio, unpaginiert, Abschnitt IV). Letzterer gilt als der erste Verfasser eines gerichtsmedizinischen Werkes (*De relationibus medicorum*), weshalb beispielsweise Watson (2011: 1) ihre Geschichte der westlichen Gerichtsmedizin mit ihm beginnen lässt. Nach einer relativ ausführlichen Inhaltsangabe der *Relationes* des Fidelis beschreibt Thomasius auch deren Editionsgeschichte: Der Leipziger Professor Paul Ammann (1634–1691) habe das Werk 1674 noch einmal herausgeben, Fidelis' Arbeit im Vorwort als die erste ihrer Art bezeichnet und außerdem betont, dass Fidelis häufig zitiert worden sei. Diese Neuauflage scheint überhaupt erst zur größeren Bekanntheit des Fidelis beigetragen zu haben. 1675 erschien das Werk noch einmal, allerdings unter anderem Titel, was Metzger in seiner *Literärgeschichte* als *Buchhändler Betrug* (Metzger 1792: § 204) vermerkt. Thomasius ist jedenfalls der einzige, der Fidelis in die Reihe der nachahmenswerten Kasuisten stellt. Er referiert zustimmend Ammanns Kritik, dass Fidelis in allen Hypothesen den Alten (*veterum*) gefolgt sei, entschuldigt ihn aber auch. Man müsse die Eigenart jener Zeiten bedenken und könne die irrigen Annahmen leicht durch den Vergleich mit den Hypothesen der Neueren (*Neotericorum*) korrigieren. Fidelis habe, da er der katholischen Religion angehöre (*pontificiae religioni addictus*), zwangsläufig die falschen kirchenrechtlichen Vorgaben wiederholen müssen. Besonders gelte das auch für sein Kapitel über den Beischlaf mit Dämonen[16] (*dæmonum concubito*), ein Thema, das Thomasius bereits in einer früheren Disputationsschrift behandelt hatte und deshalb auch als Lektüre empfiehlt.[17] Dieser Kritik schließen sich ähnliche Einschätzungen anderer Werke an, die ebenfalls von Vertretern der alten Medizin stammen. Thomasius koppelt dabei inhaltliche und formale Aspekte und wirft früheren Autoren vor, einen dunklen Stil zu pflegen (vgl. Alberti 1725: Praefatio, Abschnitte VI-IIX). Das Ergebnis des argumentativ wohldurchdachten Vorwortes kann kaum überraschen: Als wirklich empfehlenswert gelten nur zwei Vertreter der neuen Medizin: Paul Ammann und Michael Alberti.

16 Thomasius gehört zu den entschiedenen Gegnern der Hexenverfolgung, vgl. Lehmann & Ulbricht (1992).

17 Lateinisches Zitat im Original: *Equidem negari non poſſe, quod Fidelis paſſim ſecutus fuerit hypotheſes veterum, ſed hunc defectum adſcribendum eſſe magis indoli iſtorum temporum, eumque facile poſſe emendari, conciliari ac limitari a Medicinæ Practicis per collationem cum hypotheſibus Neotericorum. [...] de ſcripto ipſius Fidelis hæc ſaltem addo, ideo etiam excuſandum eſſe hunc Autorem, quod fuerit Pontificiae religioni addictus, unde non potuit non erronea & falſa Juris Pontificum afferta repetere, inter quæ illud principuum eſt, quod propoſuit in libro 3 Sect. 8. cap. 6. de partu ex dæmonum concubitu, ut facile patebit ei, qui diſſertationem meam de Origine proceſſu inquiſitori contra ſagas evolvere voluerit* (Alberti 1725, Praefatio, unpaginiert, Abschnitt IV).

6.4 Zugriffsstrukturen – Register, Indices und Glossare

Fast alle in das Korpus aufgenommenen Sammlungen erleichtern dem Leser den Textzugriff durch Begleittexte wie Inhaltsverzeichnis, Register und – allerdings weitaus seltener – Glossare. Da die Titelblätter bis in das frühe 18. Jahrhundert hinein oft sehr ausführliche Angaben zum Inhalt machten, erschienen Inhaltsverzeichnisse zunächst überflüssig. Dafür sind früh schon Register üblich. So weisen beispielsweise frühneuzeitliche Kräuterbücher im Allgemeinen keine Inhaltsverzeichnisse, aber Register unterschiedlicher Strukturierung auf (vgl. Habermann 2001: 134). Im Laufe des 17. und 18. Jahrhunderts veränderten sich die Vorlieben der Autoren und Herausgeber. Zwar sind weder Inhaltsverzeichnis noch Register obligatorische texterschließende Elemente, es lassen sich aber durchaus Tendenzen ausmachen: Während die meisten Sammlungen ein Inhaltsverzeichnis bieten[18], bleibt das Register bis zum Ende des Untersuchungszeitraumes fakultativ, wie die folgende Tabelle zeigt.

Tabelle 4: Übersicht Zugriffsstrukturen in den Fallsammlungen

Jahr	Herausgeber/Autor: Titel[19]	Index	Register	Glossar
1670	Paul Ammann: Medicina critica sive decisoria	Ja, am Ende (lateinisch)	Nein	Nein
1706	Johann Andreas Fischer: Consilia medica continuata	Ja, am Ende (lateinisch)	Nein	Nein
1706	Johann Friedrich Zittmann: Medicina forensis	Ja, am Anfang (lateinisch)	Ja, am Ende (Titel: Index rerum praecipuarum)	Nein
1708/ 1709	Andreas Petermann: Casuum medicolegalium II	Nein	Nein	Nein
1719	Johann Andreas Fischer: Responsa Practica et forensia selecta	Nein	Nein	Nein
1721/ 1723	Friedrich Hoffmann: Medicina consultatoria I-III	Ja, in I und II jeweils am Ende, in III am Anfang (lateinisch)	Nein	Nein

18 Bisweilen verzichteten die Herausgeber explizit darauf, zum Beispiel, weil ihnen die Anordnung ihrer Fälle schlüssig genug erschien (vgl. Kühn 1791: Vorrede, unpaginiert).
19 Der Übersichtlichkeit halber sind in der Tabelle nur Kurztitel angegeben. Die vollständigen Titel sind im Literaturverzeichnis zu finden.

Jahr	Herausgeber/Autor: Titel	Index	Register	Glossar
1725	Michael Alberti: Systema iurisprudentiae medicae I	Ja, am Ende (lateinisch)	Ja, Sachregister, am Ende (lateinisch)	Nein
1733	Christian Gottlieb Troppanneger: Decisiones Medico-forenses	Ja, am Anfang (lateinisch)	Nein	Nein
1735/ 1737	Gottlieb Budaeus: Miscellanea medico-chirurgica, Bd. V/Bd.VI	Ja, am Anfang (lateinisch)	Nein	Nein
1735	Johann Daniel Gohl: Medicina practica, clinica et forensis	Ja, am Ende (lateinisch)	Nein	Nein
1748	Johann Jacob Baier: Introdvctio in Medicinam Forensem et Responsa	Nein	Ja, Sachregister am Anfang (lateinisch)	Nein
1750	Georg Mathias Pfann: Sammlung verschiedener merkwürdiger Fälle, welche theils in die Gerichtliche, theils in die Practische Medizin einschlagen	Ja, am Anfang (deutsch/ lateinisch)	Nein	Nein
1751	Georg Heinrich Behr: Medicina consultatoria oder Sammlung Einiger schwehren und seltenen Zufälle, samt denen von ihme darüber verfertigten Berathungen und eingeschickten Beantwortungen, 2 Bde	Ja, jeweils am Ende, lateinisch und deutsch	Ja, Register über Autorennamen, Sachregister und Medikamentenregister	Nein
1754/ 1760	Philipp Konrad Fabricius: Samlung einiger medicinischer Responsorum und Sections Berichte I / II.	Nein	Nein	Nein
1755	Johann Georg Hasenest: Der medicinische Richter, Oder Acta Physico-medico Forensia, 4 Bde.	Ja, über alle vier Bände, am Ende des vierten Bandes (deutsch/latein)	Ja, Sachregister, jeweils am Anfang (deutsch/latein)	Ja, am Ende
1776	Christian Friedrich Daniel: Sammlung medicinischer Gutachten und Zeugnisse	Ja, am Anfang (deutsch)	Ja, Sachregister, am Ende (deutsch)	Nein
1781	Johann Daniel Metzger: Gerichtlich=medicinische Beobachtungen	Nein	Nein	Nein
1791	Johann Gottlieb Kühn: Sammlung medicinischer Gutachten	Ja, am Anfang (deutsch)	Nein	Nein
1815	Johann Theodor Pyl: Aufsätze und Beobachtungen aus der gerichtlichen Arzneywissenschaft	Ja, am Anfang (deutsch)	Nein	Nein

Die Position der Inhaltsverzeichnisse variiert: Zwar bevorzugen die meisten Herausgeber vor allem gegen Ende des Untersuchungszeitraumes die Stellung vor dem eigentlichen Text, es gibt aber durchaus auch Werke, in denen der Index an das Ende des Bandes gesetzt ist, wie zum Beispiel in der *Medicina practica* (1735) Johann Daniel Gohls. Hier fehlen Seitenangaben, der Appendix ist nicht verzeichnet und bisweilen sind auch Abweichungen zwischen den Überschriften im Text und den Angaben im Verzeichnis zu beobachten (vgl. Gohl 1735: Index Casuum, unpaginiert).

Bei mehrbändigen Werken ist die Positionierung der Begleittexte manchmal uneinheitlich. Man kann dies wohl damit erklären, dass die Sammlungsherausgeber nicht immer schon beim ersten Band einer Reihe wussten, wie viele Bände nachfolgen würden. So ist das Register in Johann Georg Hasenests *Der Medicinische Richter* (1755 ff.) bei den ersten drei Bänden vor die eigentlichen Casus gesetzt, wohingegen es im letzten Band sogar erst nach dem Generalindex folgt.

Besonders ausgeprägte Zugriffsstrukturen bietet Georg Heinrich Behr in den beiden Bänden seiner *Medicina Consultatoria* (1751 und 1756). Sein sowohl auf Latein (*ELENCHUS CASUUM AC CONSILIORUM HOC IN OPERE CONTENTORUM*) als auch auf Deutsch wiedergegebenes *Regiſter der hierinnen enthaltenen Zufålle und Berichte* fungiert als Inhaltsverzeichnis (vgl. Behr 1751: 119/120). Dem *Verʒeichniß* der von ihm im Werk empfohlenen Arzneien mit dazugehörigen Rezepten (Behr 1751: 121) folgt die alphabetisch sortierte Liste der im Band erwähnten Schriftsteller (Behr 1751: unpaginiert), allerdings ohne Angabe der Seitenzahl oder zitierter Werke. Den Abschluss bildet dann ein weiteres *Regiſter / Von denen merckwůrdigſten Sachen*. Alphabetisch sortiert finden sich hier auf elf Seiten Einträge zu Symptomen (*Engbrůſtigkeit, Låhmung, Magen=Krampf*), Krankheiten (*Ascites oder auch Waſſerſucht, Staar*), therapeutischen Anwendungen (*Aderlåſſe, Schrőpfen*), Arzneien (*Augen=Salbe, pulvis ſtypticus Gohlii*), Heilkräutern (*Alaun, Wacholder=Beeren*), anatomischen Termini (*Magen, Nerven*) oder Krankheitsursachen (*Ohrfeige kan eine Blindheit verurſachen; Luft, ſo ſtreng und kalt, wie auch ſchnell einfallendes Regen=Wetter, ſchadet bisweilen den Augen*). Das Formen- und Funktionsspektrum zeugt von einer gewissen Experimentierfreudigkeit des Herausgebers.

Wie bereits erwähnt verzichten die meisten Sammlungsherausgeber auf ein Glossar. Das ist sicherlich mit dem prospektiven Leserkreis zu erklären. Da die meisten Autoren für ein medizinisch vorgebildetes Publikum schrieben, für das es ja durchaus bereits medizinische Lexika gab (vgl. z. B. Woyts *Gazophylacium*), schien eine externe Erläuterung der Fachtermini überflüssig zu sein. Sah man dennoch die Notwendigkeit, Begriffe zu erklären, so bediente man sich meist gleich im Fließtext des Gutachtens um ein verständnissicherndes Verfahren (vgl. Kap. 9). Eine der wenigen Ausnahmen stellt *Der Medicinische Richter* dar, eine Fallsammlung, die für ein juristisches Publikum, also medizinische Laien, gedacht war. Im ersten und im vierten Band finden sich in alphabetischer Reihenfolge jeweils *Erlåuterungen der Medicinifchen Kunftwörter.*

6.5 Themenschwerpunkte, Anordnungsprinzipien und Kapitelüberschriften

6.5.1 Themenschwerpunkte

In der medizinhistorischen Forschung ist schon mehrfach darauf hingewiesen worden, dass es kein leichtes Unterfangen darstellt, Themenschwerpunkte innerhalb der Sammlungen zu benennen (vgl. Lorenz 1999: 39 f.). Das liegt zum einen daran, dass nicht klar ist, welche Fächereinteilung einer Klassifikation zu Grunde gelegt werden soll.[20] Zum anderen berühren die meisten Gutachten ohnehin mehrere Themen. Insgesamt entsteht der Eindruck, dass die thematische Ausrichtung sehr stark von den Interessen der Herausgeber abhängt, worauf auch Lorenz (1999: 39) schon hingewiesen hat. Dass mehrheitlich vom weiblichen Körper gehandelt würde, also von Geburtskomplikationen bis hin zum Kindsmord, und dass dieser Körper grundsätzlich verdächtig gewesen sei (vgl. Lorenz 1999: 39), kann zumindest für das hier untersuchte Korpus nur sehr eingeschränkt bestätigt werden. Es sind durchaus Vorlieben für ‚sex and crime' sowie Spektakuläres feststellbar, was angesichts der auch heute noch bevorzugten Themen in bestimmten Medien nicht verwundert.

Betrachtet man die Sammlungen unter chronologischer Perspektive, so lassen sich gleichwohl konzeptionelle Veränderungen beobachten. Zu Beginn des Untersuchungszeitraumes tendieren die Herausgeber dazu, alle Arten medizinischer Gutachten zu berücksichtigen, während sie sich später vor allem auf Sektionsberichte und gerichtsmedizinische Stellungnahmen konzentrieren. Man kann also von einer Verengung des Textsortenspektrums sprechen, ein Prozess, der sich im Laufe des 18. Jahrhunderts vollzieht – genauer gesagt in der Zeit um 1750. Wie aber ist eine solche Neuausrichtung zu erklären? Wenn wir, im Sinne der Pragmatik, Textsorten als konventionalisierte Mittel zur Lösung immer wieder auftretender kommunikativer Aufgaben begreifen, dann lassen die eben

20 So ordnen etwa Lindner (2013) und Thurner (2009) die Gutachten der Sammlung Johann Georg Hasenests unterschiedlichen medizinischen Fachbereichen (Psychiatrie, Frauenheilkunde, Gerichtsmedizin etc.) zu, sodass die quantitativen Auswertungen nicht übereinstimmen.

beschriebenen Veränderungen in der Konzeption der Sammlungen auch Rückschlüsse auf einen Wandel der kommunikativen Aufgaben der Mediziner zu.

Und tatsächlich ist die Antwort in der außersprachlichen Wirklichkeit zu finden, im Wandel des Anforderungsprofils, das angehende Ärzte zu erfüllen hatten. Wollten die als Lehrwerke konzipierten Sammlungen auf dem Markt bestehen, mussten sie diesem Wandel Rechnung tragen. Die früheren Sammlungen repräsentieren denn auch das Bild eines akademischen Arztes, der in einem scharfen Konkurrenzverhältnis zu anderen nicht-akademischen Heilkundigen steht und sich folglich in allen Bereichen seines Berufes beweisen muss. Damit ist zum einen der eigentliche Kernbereich der Medizin gemeint, nämlich die Patientenversorgung. Hier beanspruchte der Arzt das therapeutische Wissen über innere Krankheiten genauso wie die Kenntnis der Frauenheilkunde. Mit dem Aufsteigen in höhere Verwaltungsämter waren andererseits die Aufgaben der Mediziner aber auch zunehmend administrativer Natur. Im einen wie im anderen Bereich galt es, situationsadäquat zu kommunizieren und sich durch die Wahl der rechten Kommunikationsmittel und Formulierungen als zugehörig und kompetent zu erweisen. Diesem Bild versuchten die frühen Herausgeber zu entsprechen, indem sie das gesamte nötige Textsortenwissen aufbereiteten und dem angehenden Mediziner zur Verfügung stellten.

Dass die jüngeren Sammlungen stärker auf den gerichtsmedizinischen Bereich fokussiert sind, geht einher mit einer Ausdifferenzierung der akademischen Medizin.[21] Die Chirurgie und die Frauenheilkunde wurden in den Fächerkanon integriert, einzelne Fachbereiche, wie die Gerichtsmedizin oder die Psychiatrie, etablierten sich allmählich. Der omnikompetente Generalist wird durch einen stärker spezialisierten Arzt abgelöst. Dem tragen auch die Lehrbücher Rechnung, indem sie spezifische Profile entwickeln. Die Ausdifferenzierung der Fächer zieht also eine Ausdifferenzierung der textsortenwissensvermittelnden Werke nach sich. Da gleichzeitig die Bedeutung der Konsiliarpraxis schwindet, sind es thematisch stark eingegrenzte Sammlungen wie die von Johann Daniel Metzger, die in der zweiten Hälfte des 18. Jahrhunderts Standards setzen.

21 Vgl. zur Ausdifferenzierung der Fächer und den Entwicklungen in der Medizin und im Medizinalwesen Kap. 5; weiterführend zu den konfliktreichen Auseinandersetzungen zwischen akademischer Medizin und Laienheilkunde die Arbeit von Stenzel (2005); zur weiteren Differenzierung der Medizin im 19. Jahrhundert vgl. Hofer (2007); zur Ausdifferenzierung in den Naturwissenschaften Tschan (2007); zur Entstehung der Gerichtsmedizin Fischer-Homberger (1983), Clark & Crawford (1994); zur Entwicklung der Frauenheilkunde als medizinisches Fach Honegger (1992).

6.5.2 Anordnungsprinzipien

Auch die Anordnungsprinzipien innerhalb der Sammlungen veränderten sich im Untersuchungszeitraum. Am Anfang scheint weniger die Art der Systematisierung als vielmehr die Anzahl der Fälle von besonderer Wichtigkeit gewesen zu sein. Sowohl die Sammlung von Andreas Petermann als auch die von Friedrich Zittmann setzen auf so genannte *Centuria,* jeweils 100 Fälle umfassende Kapitel.[22] Während Zittmann tatsächlich mehrere hundert Fälle veröffentlicht, bleibt es bei Petermann bei der Absichtserklärung. Er gibt im Vorbericht seiner Sammlung an, auf ein ausführliches, erläuterndes Vorwort zu verzichten, *biß eine gantze Centuria complet* [sei] (Petermann 1709: Vorbericht, unpaginiert). Dazu kam es nicht, es blieb bei zweimal zehn Fällen (*Decadis*). Weder bei Zittmann noch bei Petermann sind thematische Schwerpunktsetzungen innerhalb der *Centuria* auszumachen.

In der Mitte des 18. Jahrhunderts wählt Pfann für seine Sammlung die Einteilung nach Kommunikationsbereichen, wodurch gerichtsmedizinische Fälle neben Consilia rücken:

> *Ich werde in denen künfftigen Ausgaben jedesmahl einerley Ordnung beobachten und wie hier geſchehen, jede Sammlung in drey Abſchnitte abtheilen, wovon der erſtere Abſchnitt aus Gerichtlichen Fållen und Deciſionen beſtehen ſoll: Der zweyte wird praktiſche Caſus nebſt denen darůber erſtatteten Bedencken und Urtheilen, in ſich enthalten: Im dritten aber will ich, um angenehmer Abwechslung willen, kurze und aus allerhand Mediciniſch= und Phyſicaliſchen Materien beſtehende Abhandlungen, als Zugaben mittheilen.*
> (Pfann 1750: Vorrede, unpaginiert)

Die eben beschriebene Spezialisierung der Fallsammlungen gegen Ende des Untersuchungszeitraumes hatte auch Auswirkungen auf die Anordnung der Fälle. Die Einteilung ist stärker an thematischen Aspekten orientiert. So gliedert beispielsweise Johann Caspar Ruef seine 1777 erschienene Sammlung von gerichtsmedizinischen Gutachten nach den *Hauptfragen, worůber der Richter von dem Arzt verlanget belehret zu werden*, nämlich in Giftmord, Kindermord, Abtreibungsfragen, Tödlichkeit bestimmter Wunden, Todesarten, Selbstmord und schließlich siebtens die Krankheitssimulation (vgl. Ruef 1777: Vorbericht, unpaginiert).

Daneben existieren auch noch andere Darstellungsmöglichkeiten: Christian Friedrich Daniel entscheidet sich in seiner Sammlung für eine Aufstellung *in*

---

22 Hier wirkt das bevorzugte Anordnungsprinzip der *curationes*-Sammlungen fort, die ab der zweiten Hälfte des 16. Jahrhunderts zu erscheinen begannen und auf Gruppen von 100 Fällen setzten (vgl. Pomata 2010).

natürlicher Ordnung (Daniel 1776: X). Er versteht darunter eine Anordnung, *ſo daß zuerſt die nothwendig und an ſich tödtlichen Verletzungen des Kopfes (I-VIII), 2) des Halſes (IX-X), 3. der Bruſt (XI-XIV),* [...] (Daniel 1776: X) dargestellt werden. Es sind also die Tödlichkeit der Wunden und deren anatomische Verortung, welche die Abfolge der Fälle bestimmen. Hier zeigt sich das Fortwirken der schon im Mittelalter weit verbreiteten *a-capite-ad-calcem*-Ordnung.

Aber auch damit sind die Möglichkeiten noch nicht erschöpft. Zum Beispiel bevorzugt Johann Daniel Metzger eine chronologische Abfolge der Fälle. Dass das nicht allzu üblich war, beweist seine relativ ausführliche Rechtfertigung dieses Vorgehens:

> *Ich habe mir den Plan in dieſer Arbeit ſo gemacht, daß er für mich leicht auszuführen, dennoch aber dem Leſer hoffentlich nicht unangenehm ſeyn wird. Ich trage nemlich meine Beobachtungen in der chronologiſchen Ordnung vor wie ſie mir vorgekommen, ohne ſie nach Verſchiedenheit der Materien zu ordnen und die Anmerkungen, zu welchen mir ein jeder Fall Gelegenheit gegeben folgen unmittelbar darauf.*
> (Metzger 1781: Vorrede, unpaginiert)

Ein weiteres seiner Sammlung zu Grunde liegendes Anordnungsprinzip macht Metzger nicht explizit: Die Orientierung an Textsorten. Dieses Prinzip scheint der Chronologie sogar noch übergeordnet zu sein, denn der Herausgeber der *Gerichtlich-mediciniſchen Beobachtungen* trennt akkurat zwischen *Berichten* und *Gutachten*, wobei erstere, worunter er ausschließlich Sektionsberichte fasst, auch zuerst abgearbeitet werden. Die Gutachten aus der Gerichtsmedizin folgen im direkten Anschluss.

6.5.3 Kapitelüberschriften

Verhältnismäßig wenig Varianz gibt es bei den Kapitel- bzw. Fallüberschriften. Diese weisen fast immer eine bestimmte syntaktische Struktur auf, durch die stets die gleiche kommunikative Funktion erfüllt wird. Die prototypische Überschrift besteht aus dem oft in Kapitälchen gesetzten *Casus*, dem sich die der Position innerhalb der Sammlung entsprechende römische Ordinalzahl direkt anschließt. Fakultativ folgt dieser Überschrift eine recht knappe Zusammenfassung des Falls, die bis zur Mitte des 18. Jahrhunderts im Allgemeinen auf Latein verfasst ist. Funktional besteht hier große Ähnlichkeit mit heutigen Abstracts. Im Allgemeinen hat die Überschrift die Form einer Präpositionalphrase, eingeleitet durch die Präposition *de*. Erst gegen Ende des Untersuchungszeitraumes finden sich deutschsprachige Beispiele, die dann analog zur lateinischen Variante mit der Präposition *von* gebildet werden.

6.6 Didaktische Aufbereitung

6.6.1 Kommentierungen und Anmerkungen

„Auffällig ist der in die Erzählungen integrierte Fachdiskurs. Viele Fallgeschichten, nicht nur das Gutachten selbst, sind gespickt mit kommentierenden Fußnoten oder Literaturhinweisen und Querverweisen auf parallele Fälle" (Lorenz 1999: 38). Lorenz beschreibt hier ein typisches Kennzeichen des wissenschaftlichen Druckes, nämlich die Gestaltung des Textes auf mehreren Ebenen. Seit der Renaissance hatte sich das Verhältnis zwischen Text und Kommentar allmählich verändert. Anfangs setzten die Drucker die Bemerkungen noch wie in den Handschriften um den Text herum. Dem stetig wachsenden Umfang an Kommentaren ist es geschuldet, dass sie es später vorzogen, Anmerkungen und Fußnoten im Anschluss an den eigentlichen Text zu platzieren. In vielen Ausgaben finden sich darüber hinaus Mischformen, die sowohl Marginalien als auch Fußnoten aufweisen (vgl. Hieronymus 1991: 18). Der fortlaufende Fließtext hatte außerdem den Vorteil, dass er sich besser für die kleineren Oktavformate eignete, die im 18. Jahrhundert üblich wurden (vgl. Bexte 1991: 10–12). Probleme bereiteten außerdem die mehrsprachigen Ausgaben. Die unterschiedlichen Typen für verschiedene Sprachen, z. B. Antiqua oder das griechische Alphabet, in den Fließtext zu integrieren, gehörte zu den größten Herausforderungen für Drucker und Setzer (vgl. Hieronymus 1991: 19).

In den Fallsammlungen finden sich sehr unterschiedliche Formen der Kommentierung. Neben Marginalien, also Randkommentaren, die dem Leser stichpunktartig Überblick über die Themen der nebenstehenden Absätze verschaffen, finden sich ausführliche *Nota*, *Notamina* oder *Anmerckungen*. Gegen Ende des Untersuchungszeitraumes helfen Fußnoten, einzelne Begriffe, Fragestellungen oder thematische Nebenschauplätze exkursartig zu erläutern.

Johann Daniel Gohl kommentiert etwa den in seiner Sammlung *Medicina practica* abgedruckten Sektionsbericht Karls XI. von Schweden wie folgt:

> *Anmerckung.*
> *Dieſer caſus iſt ein exemplar von einem verdorbenen ſyſtemate viſcerum ad lymphæ depurationem deſtinatorum, vornehmlich hepatis & glandularum meſaraicarum, da zu verwundern, daß das pancreas ausgeſchloſſen worden a participatione læſionum: vielmehr ſolte man daraus ſchlieſſen, daß der uſus pancreatis magis privatus ſey. Und da die renes und pulmones auch frey geblieben a communione læſionum, ſiehet man auch daraus derſelben Theile beſondern œconomiſchen Gebrauch. In ůbrigen kan man hier den caſum tertium her referiren.*
> (GMP, Section I, Casus IX, 1697, 38 f.)

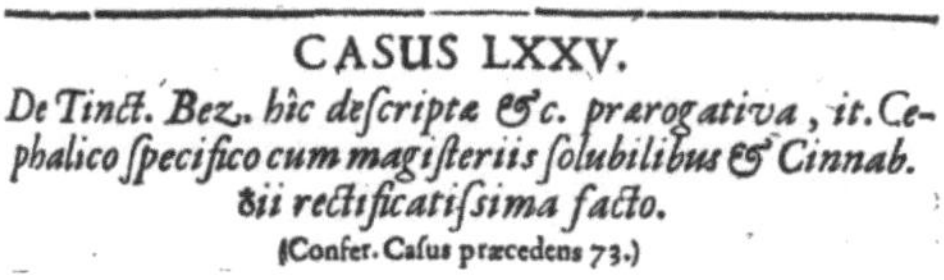
CASUS LXXV.
De Tinct. Bez. hic deſcripta &c. prærogativa, it. Cephalico ſpecifico cum magiſteriis ſolubilibus & Cinnab. Sii rectificatiſſima facto.
(Confer. Caſus præcedens 73.)

Abb. 4: Querverweise unterhalb von Fallüberschriften aus Zittmann (1706: 545)

Über die Anmerkung wird eine Klassifizierung als Lymphknoten- und Gefäßerkrankung geboten und das Untypische daran erwähnt, nämlich der ausgebliebene Befall bestimmter Organe. Die daraus zu ziehenden Schlüsse und der Verweis auf andere innerhalb der Sammlung existierende Fälle zum gleichen Thema beschließen die Bemerkung. Die Kommentierung dient also sowohl dazu, Beziehungen zum äußeren gesamtmedizinischen Diskurs herzustellen als auch Verknüpfungen innerhalb der Sammlung aufzuzeigen.

Letzteres ist auch die Funktion der Querverweise, die in der Sammlung Zittmanns unterhalb einiger Fallüberschriften zu finden sind.

Durch die Aufforderung, den vorliegenden mit einem vorangegangenen Fall aus der Sammlung zu vergleichen, werden die *casus* in Beziehung zueinander gesetzt. Die Verweisstruktur ist reziprok angelegt, denn der vorangegangene Fall verweist auch auf den späteren. Diese Strategie des thematischen Aufeinanderbeziehens durch Querverweise findet sich in den jüngeren Sammlungen nicht mehr. Durch die Anordnung der Fälle nach inhaltlichen Aspekten wurden Querverweise dieser Form obsolet.

Viele der Kommentare sind aber auch nicht eigens markiert oder vom eigentlichen Gutachtentext abgegrenzt. Ein Beispiel für eine zwar durch Leerzeilen abgesetzte, aber dennoch nicht eigens markierte Kommentierung stellt der folgende Beleg vom Anfang des 18. Jahrhunderts dar. Unterhalb des Gutachtens ergänzte der Herausgeber der Sammlung Folgendes:

> *Weil nun hierauf den 15. May wiederumb 10 Rthl. ʒu abermahliger Abſendung vorgedachter Medicin ůberſchickt wurden: So iſt kein Zweiffel, daß ſolche dieſer vornehmen Perſon wohl angeſchlagen haben werde.*
> (FRP, Casus III, 1715, 8)

Die Funktion dieser Bemerkung ist klar – sie soll den Erfolg der im vorangegangenen privaten *Consilium* beschriebenen Therapie unterstreichen. Die Verwendung einer Passivkonstruktion (*ůberſchickt wurden*) lässt den Kommentar neutraler wirken. Die Attribuierung der behandelten Patientin als *vornehm* erhöht gleichzeitig auch deren Wert als Gewährsperson für die Wirksamkeit des Medikaments. Hier soll die Kompetenz des behandelnden Arztes betont werden.

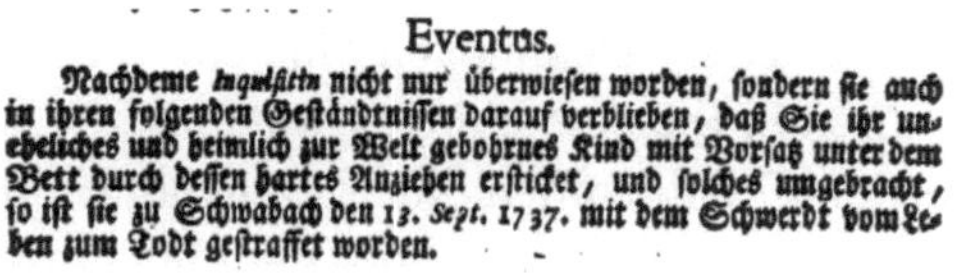

Eventus.

Nachdeme *Inquisitin* nicht nur überwieſen worden, ſondern ſie auch im ihren folgenden Geſtändtnißen darauf verblieben, daß Sie ihr unehelich es und heimlich zur Welt gebohrnes Kind mit Vorſatz unter dem Bett durch deſſen hartes Anziehen erſticket, und ſolches umgebracht, ſo iſt ſie zu Schwabach den 13. *Sept.* 1737. mit dem Schwerdt vom Leben zum Todt geſtraffet worden.

Abb. 5: Information über den Ausgang eines Gerichtsfalls aus Hasenest (1755: 39)

Dem positiven Hervorheben eigener Fähigkeiten dient auch eine Kommentierung in der Sammlung *Gerichtlich=mediciniſche Beobachtungen* von Johann Daniel Metzger. Obwohl Selbstlob auch im 18. Jahrhundert eigentlich als unschicklich galt, lobt der Verfasser die Umsetzung der rhetorischen Stilideale *Deutlichkeit* und *Kürze* (vgl. hierzu Kap. 7) in seinem eigenen Sektionsbericht:

> *Meine Leſer werden aber gleich anfånglich aus dem vorſtehenden Bericht erſehen, daß meine Bemůhung bey derſelben Abfaßung dahin gehe, alle Weitſchweifigkeiten zu vermeiden; Kůrtze und Deutlichkeit da einzufůhren, wo bisher die meiſten geglaubt haben eine gewiße ſchwerfållige und weitſchweifige Schreibart beobachten zu můßen.*
> (MGB, Casus I, 1777, 5)

Selten nutzen die Herausgeber eine sich anschließende Bemerkung auch, um den Leser über den Ausgang eines Falles zu informieren. Abbildung 5 bezieht sich auf die Hinrichtung einer jungen Frau aus dem Markgraftum Brandenburg-Ansbach, die die Erstickung ihres Neugeborenen gestanden hatte. Der Kommentar folgt auf ein Gutachten, das den Erstickungstod des Säuglings bestätigt.

6.6.2 Illustrationen

Angesichts der noch nicht standardisierten Nomenklaturen könnte man aus heutiger Sicht vermuten, dass in den Fallsammlungen – etwa zur präziseren Verortung von Wunden – Illustrationen[23] eingebunden wurden. Tatsächlich aber finden sich verhältnismäßig wenige Darstellungen in den Lehrwerken. Petermann, Budäus, Alberti, Daniel, Baier, Hoffmann, Fischer, Behr, Ruef, Kühn und Metzger verzichten ganz auf Bilder, und auch in den jüngeren Sammlungen begegnet man eher selten Illustrationen. Der Aufwand, die in den handschriftli-

---

23 Zur Geschichte der medizinischen Abbildung vgl. Putscher (1972) und Müller & Watzke (2007).

chen Gutachten vermutlich häufiger vorhandenen Zeichnungen[24] in Kupferstiche umsetzen zu lassen, war wohl meist zu groß. Die Sammlungen waren schließlich für den alltäglichen Gebrauch bestimmt und wurden daher im handlichen Quartformat herausgegeben.[25] Durch dieses Format war die Größe der Abbildung begrenzt, dargestellt wurden meist nur sehr kleine Ausschnitte, selten ein kompletter Mensch. Gegebenenfalls mussten gefaltete Kupfer in die Bände integriert werden. Für den täglichen Gebrauch sind solche Abbildungen allerdings nur bedingt geeignet, da sie unter dem häufigen Auseinander- und Zusammenfalten leiden. Die Sammlungen stellen aber keineswegs eine Ausnahme dar, denn in der medizinischen Gebrauchsliteratur sind Abbildungen generell selten.

> Die Bücher für Ärzte enthalten häufig gar keine Tafeln, manchmal wenige Einzeldarstellungen, gelegentlich erscheint ein Werk zunächst ohne oder fast ohne Abbildungen [...] ehe eine Ausgabe mit Bildern erscheint. [...] Die kleinen Tafelwerke sind für die Ärzte; sie setzen seit dem 17. Jahrhundert mehr und mehr die anatomische Sektion oder wenigstens die Demonstration voraus.
> (Putscher 1972: 75)

Aber auch bei den handschriftlichen Gutachten wurden wohl eher nur die herausragenden Fälle graphisch festgehalten. So lag einem Sektionsbericht siamesischer Zwillinge, die 1707 in der Reichsstadt Ulm geboren wurden, eine auch künstlerisch anspruchsvolle Zeichnung der zusammengewachsenen Kinder bei (vgl. Abbildung 6 aus dem Stadtarchiv Ulm, A Ulmensien 111, N 10:33.).

Solche Zeichnungen dürften oft aber kaum Ausdruck modernen wissenschaftlichen Denkens gewesen sein, sondern eher das Fortwirken eines frühneuzeitlichen Interesses an ungewöhnlichen Naturphänomenen bezeugen, so wie es sich auch in den zahlreichen Naturalien- und Kuriositätenkabinetten des 16. und 17. Jahrhunderts niederschlug. Siamesische Zwillinge waren in dieser Tradition Monstren, die in eine Reihe mit Fabelwesen traten, die man nur vom Hörensagen kannte. Da Nachrichten über solche Naturphänomene aber überregional von Relevanz waren und an Zeitungen etc. weitervermittelt werden konnten, dürfte das Interesse an einer graphischen Dokumentation groß gewesen sein.

---

24 Die Vorworte der Sammlungen geben Hinweise darauf, dass Wunden zeichnerisch festgehalten wurden (vgl. Pfann 1750: Vorrede, unpaginiert): *Vor allem aber muß, ſo viel nur möglich, die wahre Beſchaffenheit der Wunde umſtåndlich beſchrieben, ihre Långe, Breite, Tiefe und Größe auf das genaueſte beſtimmet: auch wie es in vielen Fållen nöthig, die Figur derſelben accurat abgezeichnet, und zugleich gemeldet werden.*

25 Das äußere Erscheinungsbild der Bücher hatte sich im Zuge einer Beschleunigung des Lesens und Schreibens verändert (vgl. Bexte 1991: 10 f.). Zur Steigerung der Auflage habe man die Buchformate verkleinert und mit ihnen zugleich den Status des Wissens.

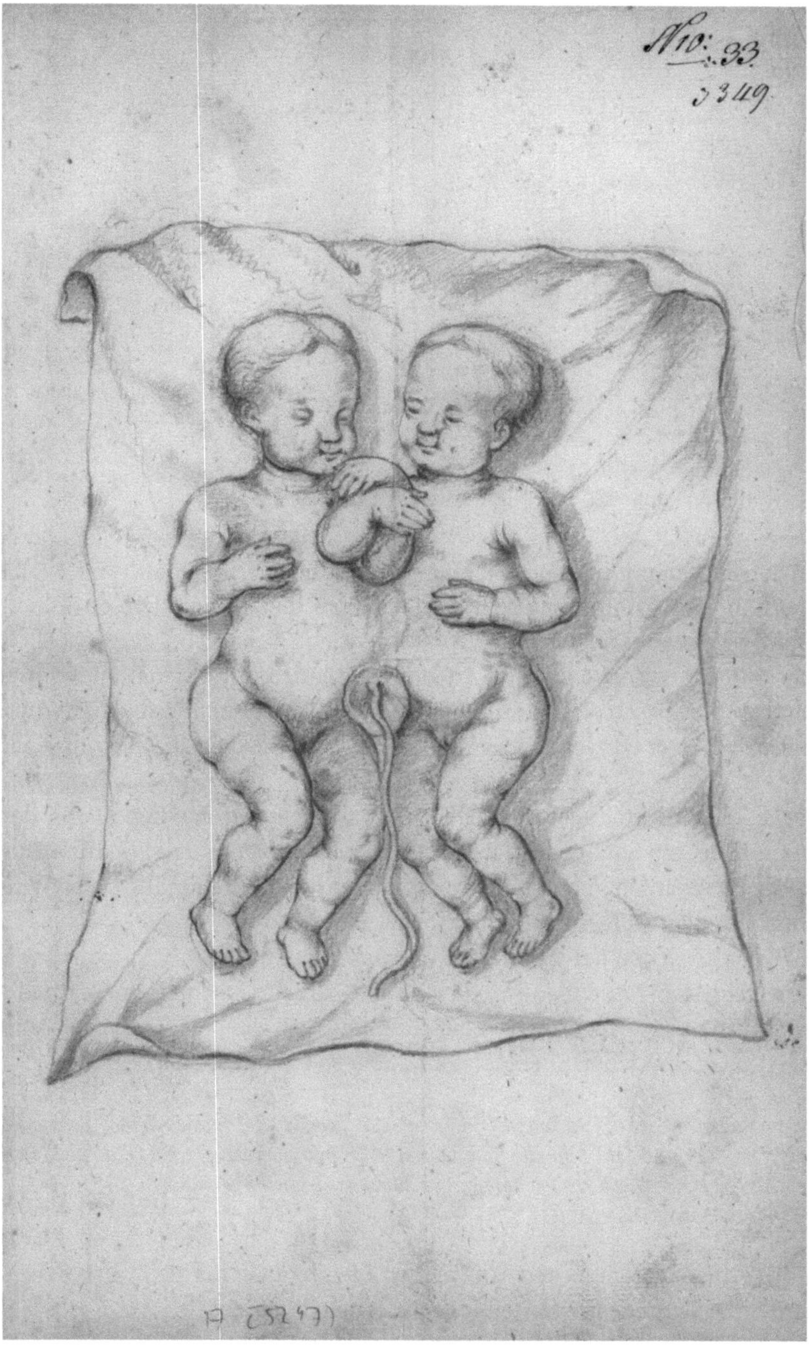

Abb. 6: Foto: Stadtarchiv Ulm

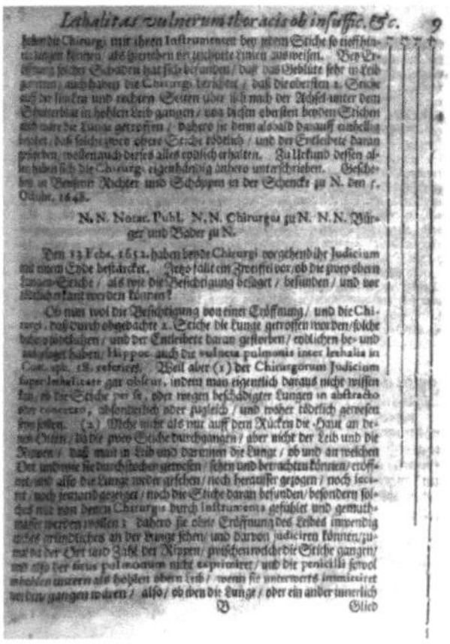
Lethalitas vulnerum thoracis ob insuffic. &c. 9

Abb. 7: Illustration von Messerstichen aus Zittmann (1706: 9)

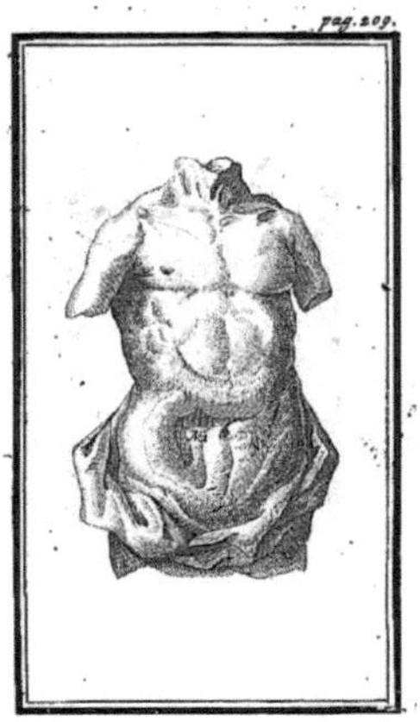

Abb. 8: Kupferstich eines Torsos aus Pfann (1750: 209)

Wenn in den Fallsammlungen doch einmal Illustrationen erscheinen, dann ist die Disproportion von Text und Bild sehr deutlich. So bringt es die schon erwähnte, 1706 herausgegebene *Medicina forensis* des Friedrich Zittmann bei ca. 600 Fällen und über 1600 Druckseiten auf drei Abbildungen. Auch in Johann Daniel Gohls *Medicina practica* finden sich auf über 600 Seiten nur drei Abbildungen, und im *Medicinifchen Richter* von Johann Georg Hasenest wurde von 89 Fällen nur einer illustriert.

Eine recht schlichte, aber deswegen nicht weniger anschauliche Form der Illustration bietet ein Sektionsbericht von 1651 aus der Sammlung Friedrich Zittmanns: Die Einstichtiefe mehrerer Schnittwunden wird durch maßstabsgetreue Striche am Rand des Gutachtens verdeutlicht.

Der Bezug zwischen der Illustration und der Erläuterung im Text wird durch Nummern hergestellt. Alle vier Striche sind mit Zahlen versehen, im Text wird deren Verortung am Körper angegeben. Allerdings ist eine genaue Zuweisung, welcher Strich nun welchen Stich darstellt, nicht so einfach möglich:

> [...] / *und denn wieder ein Stich an der lincken Seite ʒwifchen der Rippe hinein / ʒwey quer Finger vom Růckgrad / da denn die Chirurgi mit ihren Inftrumenten bey jeden Stiche fo tieff hinein langen kőnnen/ wie uns folches fűrgeʒeichnete 4. Linien dargethan.*
> (ZMF, Cent. I, Casus III, 1651, 11).

Mit relativ geringem graphischen Aufwand wurden hier die für die Einschätzung der Letalität der Wunden relevanten Informationen illustriert.

Zur Verdeutlichung der Krankengeschichte eines Sekretärs präsentiert Matthias Georg Pfann in seiner *Sammlung verfchiedener merkwűrdiger Fålle* einen

Kupferstich, der einen Torso darstellt; Großbuchstaben sollen den Text-Bild-Bezug erleichtern. Das Kupferblatt wird aber nicht innerhalb der Krankengeschichte erläutert, sondern unterhalb des eigentlichen Textes.

Die Anmerkungen und die dazugehörige Krankengeschichte sind ungewöhnlicherweise in der ersten Person Singular formuliert, sodass der Eindruck entsteht, der Patient hätte Kupferstich und Anmerkung selbst gestaltet und formuliert:

> *Anmerkung zur gegen überſtehenden Kupferplatte: Auf ſolche Art iſt die Lage der Hårte im Unterleib anzufůhlen. Bey N1 låßt ſich der tumor allezeit, doch manchmalen grőſſer, kleiner, hårter, oder weicher fühlen, ſich auch hin und herůber gegen den Nabel und wieder hinůber ſchieben. Bey N 2. důnkt mich offt recht, als mann die fæces nicht durchpaßiren konnten*
> (PSF, Casus II, 1748, 209).

Da die gesamte Krankengeschichte des Sekretärs in der ersten Person Singular geschrieben, aber mit zahlreichen Fachbegriffen versehen ist, drängt sich der Eindruck auf, dass der Herausgeber recht stark in den Text eingegriffen hat. Auch die Bildvorlage für das Kupfer stammt wahrscheinlich nicht aus den Krankenakten des Patienten, sondern wurde später aus didaktischen Überlegungen in die Sammlung eingefügt.

6.7 Rezeption der Sammlungen

Wie erfolgreich und wirkungsmächtig eine Sammlung war, bleibt relativ schwer einzuschätzen, da kaum etwas über die Auflagenhöhe bekannt ist. Anhaltspunkte bieten zum einen die Sammlungen selbst, in deren Vorworten oder Kommentierungen häufig auf andere Fallsammlungen Bezug genommen wird. Zum anderen lassen sich gerade zu den jüngeren Fallsammlungen aus der zweiten Hälfte des 18. Jahrhunderts Rezensionen[26] nachweisen, die zumindest die Meinung einzelner Zeitgenossen zu den Werken wiedergeben. Die meisten Rezensionen – sowohl die anonymen als auch die namentlich gekennzeichneten – bieten einen knappen Überblick über die in den Lehrbüchern vorgestellten

26 Vgl. zur Sprache von frühen deutschsprachigen Buchanzeigen und Rezensionen Walch (1996). Sie zeigt, dass der Ausdruck *Rezension* in der Bedeutung ‚kritische Würdigung, Besprechung eines Werkes' erstmals Ende des 17. Jahrhunderts belegt ist, also just zu der Zeit, in der auch die ersten Rezensionen erschienen (Walch 1996: 273). Die (literarische) Rezension als Textsorte behandelt der Beitrag von Uhlig (2000), der auf den prägenden Einfluss des 18. Jahrhunderts verweist. Denn hier seien nicht nur die charakteristischen Merkmale der Rezension, nämlich Informationen zum Inhalt des Werkes zu vermitteln sowie dessen Thema und die Dar-

und besprochenen Fälle, sodass deren Leser einschätzen konnten, ob die Lektüre lohnend sei.

Eine zentrale Rolle spielt in diesem Zusammenhang der Königsberger Arzt Johann Daniel Metzger. Seine Werke wurden verhältnismäßig oft besprochen, er selbst hat aber auch zu den Arbeiten seiner Vorgänger und Kollegen mehrfach Stellung bezogen.

Legt man, um den Erfolg eines Werkes zu messen, die Zahl der Referenzen in anderen Fallsammlungen zu Grunde, kommt man zu verhältnismäßig deutlichen Ergebnissen. Die Sammlungen von Zittmann, Ammann, Alberti und Hoffmann sind die wirkungsmächtigsten, sie werden noch lange nach ihrem ersten Erscheinen in anderen Fallsammlungen kommentiert und erwähnt.

Allerdings ändert sich auch die Bewertung einzelner Sammlungen im Laufe der Zeit: So wird Paul Ammann bis etwa zur Mitte des 18. Jahrhunderts von Ärzten gerne angeführt, um die eigene Argumentation zu unterstützen (z. B. Hasenest 1759: 139; Fischer 1719: 1088). In seiner 1792 erschienenen *Medicinifchen Literärgeschichte* relativiert Johann Daniel Metzger dann aber das positive Urteil über den Kollegen: Ammann habe zwar als Sammler wichtiger gerichtlicher Fälle bzw. als über einzelne Materien belehrender Schriftsteller seine Verdienste. Diese Fälle seien auch *merkwürdig*, seine Gutachten aber nicht nachahmenswert (Metzger 1792: 343).

War dem eigenen Werk Erfolg beschieden, wurde man nicht müde, dies besonders hervorzuheben. So verleiht Friedrich Hoffmann, wenig bescheiden, seiner Hoffnung Ausdruck, auch der elfte Band seiner Fallsammlung werde vom Publikum positiv aufgenommen,

> [...] *woran ich um ſo weniger ʒweiffle, weil dieſe meine Schriften nicht nur in Teutſchland, welches ohne allen Selbſt = Ruhm ſchreibe, vollkommen Beyfall erhalten, ſondern auch in denen meiſten auswårtigen Låndern Europå begierig geſucht und nachgedruckt werden, wie denn die erſten ſechs Theile des Syſtematis, auſſer der hier in Halle bereits ʒweymahl wiederholten Auflage, sowohl ehedem in Venedig, Baſel und Franckfurth, als auch in dieſem Jahre nebſt dem 7ten Theile und allen meinen ůbrigen Operibus in Geneve von denen berůhmten Herrn Buchhåndlern de Tournes auf ihr inſtåndiges Anſuchen mit meiner Bewilligung und einer von mir verfertigten Præfation in etlichen voluminibus aufgelegt werden, weil ſowohl in Franckreich als Spanien, sonderlich aber zu Valentia, von berůhmten Medicis, wie einige von daſigen Herren Profeſſoribus an mich abgelaſſene Briefe ausweiſen, dieſelben mit groſſen Verlangen erwartet werden.*
> (Hoffmann 1738: Vorrede, unpaginiert)

---

stellungsweise zu bewerten, bereits ausgeprägt, sondern auch ihre für die Gegenwart geltenden Textpropositionen und -illokutionen, das Beschreiben, Bewerten und Appellieren.

Ob Hoffmanns Werke, wie von ihm behauptet, tatsächlich in ganz Europa verbreitet waren, sei dahingestellt. Sein Erfolg im deutschsprachigen Raum ist jedoch unbestritten[27]: Kaum eine Fallsammlung verzichtet darauf, Hoffmanns gerichtsmedizinische Lehrwerke ausführlich in ihren Vorworten und Kommentaren zu würdigen.

Die Sammlungen eines Johann Daniel Gohl, Christian Gottlieb Troppanneger und Philipp Conrad Fabricius[28] werden ungleich seltener erwähnt. Und Johann Georg Hasenests *Medicinifche*[r] *Richter* kommt in keiner anderen Sammlung vor. Woran liegt das? Zum einen wohl daran, dass er zu den wenigen nicht im ostmitteldeutschen Raum sozialisierten Herausgebern gehörte. Zum anderen erschien seine Sammlung relativ spät, nämlich erst 1755, also zu einem Zeitpunkt, als die Nachfrage für das Format schon nachgelassen hatte. Andere Sammlungen konnten ihn also kaum mehr berücksichtigen, und die Rezensionspraxis war offenbar auch noch nicht so etabliert, dass jede Neuerscheinung gewürdigt werden konnte. Jedenfalls ließ sich keine Besprechung seiner Sammlung in den Zeitschriften des 18. Jahrhunderts nachweisen.

Besondere Aufmerksamkeit verdient die Rezension, die ein Anonymus 1797 in der *Neuen allgemeinen deutschen Bibliothek*[29] (NADB) zur Fallsammlung des Johann Gottlieb Kühn veröffentlicht hat. Der Ton ist scharf und unnachgiebig, und das vor allem im Hinblick auf *Styl und Sprache*, die als inkorrekt bezeichnet werden:

> *Uebrigens finden wir, daß der Hr. Vf. auf diefen zweyten Theil feiner medicinifchen Gutachten einen eben fo oberflåchlichen Fleiß verwandt habe, als auf den erften, und daß er bisher in feiner Kultur der deutfchen Sprache um keinen Schritt vorgerůckt fey. Wenn man z. B. lieft erhengt, ft. erhenkt; Eine fich erhengte Perfon, ftatt, eine Perfon, die fich erhenkt hat, Oefnungen ft. Oeffnungen, u.f.w. fo muß man fich wundern, wie ein Mann, der wie Herr D. Kůhn, bereits*

27 Die Forschung bestätigt Hoffmanns Angaben zu den (deutschen) Auflagen. Zelle (2013: 355) verweist nach Abgleich unterschiedlicher Exemplare der *Medicina Consultatoria* darauf, dass es „mindestens zwei inhaltlich grosso modo offenbar gleiche, aber in Typographie und Umbruch variierende Drucke gegeben haben" muss. Der ältere gebrauche Virgel, der jüngere Kommata (Zelle 2013: 355, FN 19).

28 Immerhin kann Fabricius im Vorwort seiner zweiten *Samlung* (Fabricius 1772: Vorwort, unpaginiert) auf positive Besprechungen der ersten *Samlung* in den *Gőttingifche*[n] *Anzeigen von gelehrten Sachen 1755. Seite 215.* und in den *Commentarii de rebus in scientia naturali & medicina geftis Lipfiae MDCCLV. Vol. IV. p. 618* verweisen.

29 Raabe (1986: 37) beschreibt die zwischen 1765 und 1806 erschienene *Allgemeine Deutsche Bibliothek* als Hauptverlagswerk der Nicolai'schen Buchhandlung. Der Herausgeber hatte sich zum Ziel gesetzt, die wichtigsten deutschen Neuerscheinungen in einer eigenen Zeitschrift anzuzeigen. Über 400 Gelehrte und Kritiker halfen dabei, die Literaturflut zu sichten und zu bewerten. Die Zeitschrift sei in hoher Auflage erschienen, Raabe präzisiert die Angaben aber leider nicht.

> *12 Schriften in Einer Verlagshandlung aufzuweiſen hat, noch immer im Styl und Sprache ſo weit zurůck ſeyn kann. Ein Beweis, daß die mancherley Nachweiſungen ſeiner Recenſenten noch nicht gefruchtet haben.*
> (NADB, 1797, 33. Bd., 308)[30]

Diese Rezension zeigt, dass nicht nur die Relevanz der Fälle beurteilt wurde, sondern auch ihre sprachliche Präsentation auf der Ebene der Graphie und Semantik. Die Form *erhengt* galt gegen Ende des 18. Jahrhunderts als veraltet. Für Selbstmörder bevorzugte man die Form *erhenkt*, ein nach Adelung als *verb. reg. act. welches das Intenſivum von erhången iſt, aufhenken, aber ſo wie jenes nur von Selbſtmördern gebraucht wird. Der Dieb hat ſich in dem Gefångniſſe erhenkt. Tyrannen haben Recht, so oft ſie ſich erhenken,* [...][31]. Es war offensichtlich zu einer semantischen Ausdifferenzierung gekommen, die man auch auf graphischer Ebene kennzeichnete (Homonymendifferenzierung). Hier zeigt sich, dass in den zeitgenössischen Sprach- und Stilkonzeptionen[32] die Verwendung veralteter Wörter ein Kennzeichen der ‚schlechten Schreibart' war, die als ‚dunkel' und ‚undeutlich' stigmatisiert wurde und damit abzulehnen war (vgl. Kap. 7). Deutlich wird an diesem Beispiel der sprachnormierende Einfluss der Rezensionszeitschriften. Insbesondere die von Friedrich Nicolai herausgegebene *Allgemeine Deutsche Bibliothek* (ADB) hatte sich diesbezüglich hervorgetan. Das vierteljährlich erscheinende Periodikum hatte Preußen zum Maß aller Dinge erhoben und galt daher auch als Sprachrohr der Berliner Aufklärung (vgl. Schneider 1995).

Als Beispiel für den Typus der eher neutralen, referierenden Rezension kann die Besprechung von Christian Friedrich Daniels *Sammlung medicinifcher Gutachten und Zeugniſſe* gelten. Der unter dem Kürzel *Gl.* firmierende Kritiker ist mit dem gebotenen Standard durchaus einverstanden, er kann aber auch nichts finden, *was dieſe Sammlung vor ſo vielen andern auszeichnete*. Die hier zusammengetragenen *Gutachten und Zeugniſſe*[n] seien *in gewöhnlicher Form und Art, wie ſie von Phyſicis bey rechtlichen Unterſuchungen angeſtellt zu werden pflegen* (ADB 1776, Bd. 29, 1. St., 146–148, 146)[33]. Ein Aspekt weckt dann aber doch das Interesse des Rezensenten: Daniels Einstellung zur zeitgenössischen Evolutionstheorie, die er mit Positionen des bekannten Schweizer Arztes Albrecht von Haller kontrastiert. Diese Diskussion sei, so der Kritiker weiter, interessant, nach Lage der Dinge

---

30 http://ds.ub.uni-bielefeld.de/viewer/image/2002571_033/328/, eingesehen am 19.09.2017.

31 http://www.woerterbuchnetz.de/Adelung?lemma=erhenken, eingesehen am 19.09.2017.

32 So lehnt Gottsched die Verwendung *altfrånkiſcher Wörter und Wortfügungen* ab (Gottsched 1759: 241).

33 http://ds.ub.uni-bielefeld.de/viewer/image/2002572_044/159/LOG_0051/, eingesehen am 19.09.2017.

könne aber noch keine abschließende Antwort erwartet werden (vgl. ADB 1776, Bd. 29, 1 St., 148)[34].

Oft besprochen und meist positiv gewürdigt wurden die Werke von Johann Daniel Metzger. Zu seinen *Gerichtlich-Medizinische*[n] *Beobachtungen* gaben drei Rezensenten ihre Meinung ab, zwei namentlich und einer anonym. Herr F. W. Otto gesteht dem Leser: *Wir kȯnnen dieſe Schrift nicht anders, als fu̇r u̇beraus nu̇tzlich halten, ſowohl fu̇r den gerichtlichen Arzt, als auch für den Richter, welcher mit heimlichen Fȧllen zu thun hat* (*Neueste Mannigfaltigkeiten.* 1778–1781, 4. Jg., 286–288, 286)[35]. Vor allen anderen Verfassern von Fallsammlungen gibt er Metzger den Vorzug, da er sich *durch die Ku̇rze und Genauigkeit in ſeinem Vortrage die erſte Stelle und Aufmunterung* [verdiene] (*Neueste Mannigfaltigkeiten.* 1778–1781, 4. Jg., 286–288, 286)[36]. Auch der anonyme Rezensent, der Metzgers *Beobachtungen* in der *Allgemeinen deutschen Bibliothek* bespricht, findet freundliche Worte für die Sammlung. Er lobt insbesondere den Stil, der sich wohltuend von dem seines Vorgängers im Amt, Johann Gottlieb Büttner, absetze. Es seien zwölf Fälle,

> *die darinn einen wahren Vorzug vor andern dergleichen haben, daß ſie ungemein kurz und in einem ſchlichten Style vorgetragen ſind, welches einem jeden Leſer recht wohl bekommen wird, der ſich wohl eher durch des Hrn. Bu̇ttner* [...] *und andre ȧhnliche Sammlungen durchgearbeitet hat, wo man von Schwalle der Wȯrter erſticken mȯchte, ehe man den Sinn eines Berichts erhaſchen kann.*
> (ADB, 1765–1796, 1779, 39. Bd, 1.St., 118–122, 118 f.)[37]

Metzger wird also gelobt, weil er in den Augen des Rezensenten[38] jene rhetorischen Stilideale erfüllt, die, wie noch zu zeigen sein wird (vgl. Kap. 7), für die Wissenschaftsprosa im gesamten europäischen Raum als vorbildlich erachtet wurden. Der Seitenhieb auf Büttner ist dabei nicht ohne Ironie. Er muss sich den Vorwurf des Wortschwalles gefallen lassen, obwohl er selbst in einer Anleitung dem medizinischen Gutachter Kürze und Deutlichkeit empfohlen hatte (vgl. Kap. 7).

---

34 Vgl. http://ds.ub.uni-bielefeld.de/viewer/image/2002572_044/160/, eingesehen am 19.09.2017.

35 http://ds.ub.uni-bielefeld.de/viewer/image/2097613_004/295/LOG_0056/, eingesehen am 19.09.2017.

36 http://ds.ub.uni-bielefeld.de/viewer/image/2097613_004/295/LOG_0056/, eingesehen am 19.09.2017.

37 http://ds.ub.uni-bielefeld.de/viewer/image/2002572_054/127/LOG_0033/, eingesehen am 19.09.2017.

38 Die dritte Rezension, von M. A. Weikards und ebenfalls für die *Allgemeinen deutschen Bibliothek* verfasst, ist weniger wertend und begnügt sich damit, einen Überblick über die in der Sammlung besprochenen Gutachten zu vermitteln (vgl. *Allgemeine Deutsche Bibliothek* 1782, 51. Bd., 1. St., 207 f.).

Die Kritik an Büttner kommt freilich nicht von ungefähr. Denn im Vorwort zu seinen *Beobachtungen* hatte Metzger bereits einen entsprechenden Tadel an seinen Amtsvorgänger formuliert und damit dem Rezensenten das Stichwort gegeben.

> *Iſt es erlaubt, ohne ſich den Vorwurf der Tadelſucht ʒu ʒuʒiehen, etwas an den angeführten Schriften ausʒuſetʒen, ſo iſt es die allʒuweitſchweiſige ʒu gemeine Schreibart und die Einmiſchung vieler dem Leſer ſehr gleichgültiger Umſtände in den Beſichtigungs=Attesten.*
> (Metzger 1781: Vorrede, unpaginiert)

Wie oben schon dargelegt, wurden die Vorworte zu Fallsammlungen oft genutzt, um an den Ruhm und die Autorität eines akademischen Lehrers oder Amtsvorgängers anzuknüpfen. Metzger weicht von dieser Praxis in eklatanter Weise ab. Er forciert Traditionsbruch und Abgrenzung, und das auch gegenüber seinen Kollegen Christian Friedrich Daniel und Friedrich August Weiz, denen er Unsachlichkeit unterstellt:

> *Schade iſt jedoch, daß letʒterer allʒuviele aus Privat=Urſachen herrührende Anʒüglichkeiten mit eingemiſcht hat, welche dem Leſer unmöglich intreßiren können, folglich ihm höchſt ekelhaft vorkommen müssen.*
> (Metzger 1781, Vorrede, unpaginiert)

Neben Rezensionen dienten auch Anzeigen als werbewirksames Medium.[39] Einmal mehr ist es Johann Daniel Metzger, der 1781 in der Wochenschrift *Neuste Mannigfaltigkeiten. Eine gemeinnützige Wochenschrift.*[40] eine Subskriptionseinladung schaltete. Er bewarb seine neue Veröffentlichung, für die er unter anderen folgende Rubriken ankündigte: *Gelegentliche Auffätʒe, Leichenöfnungen, merkwürdige praktiſche und chirurgiſche Beobachtungen, Verſuche mit neuen Arʒneymitteln* [...] (*Neueste Mannigfaltigkeiten.* 1778–1781, 4. Jg., 512)[41]. Das aus den Niederlanden stammende Subskriptionswesen war schon im ersten Drittel des 17. Jahrhunderts durch den englischen Lexikographen John Minsheu im wissenschaftlichen Bereich eingeführt worden. Viele Autoren versuchten ihre Veröffentlichungen durch dieses Verfahren, bei dem der Käufer die Ausgabe schon vor dem Erscheinen bezahlte, zu finanzieren. Insbesondere bei Prachtausgaben mit vielen teuren Kupferstichen wandten die Verleger das Modell an. Das später dann im Buch abgedruckte Verzeichnis der Subskribenten sorgte dann seinerseits für

39 Dass Ärzte Anzeigen schalteten, ist nicht ungewöhnlich, vgl. hierzu Bendel (1998: 128–130).
40 Die 1770 in Berlin begründete Wochenschrift wurde mehrfach umbenannt. Ihr erster Herausgeber war F. H. W. Martini, später übernahm F. Otto diese Rolle.
41 Vgl. http://ds.ub.uni-bielefeld.de/viewer/image/2097613_004/519/, eingesehen am 19.09.2017.

einen Werbeeffekt (vgl. Kirsop 1991: 22f.). Insgesamt scheint das Verfahren bei den Fallsammlungen aber nicht allzu oft angewendet worden zu sein.

Wer sich für Fallsammlungen interessierte, musste diese nicht unbedingt käuflich erwerben. Die meisten Ärzte konnten sich aus Kostengründen ohnehin keine besonders umfangreiche Bibliothek leisten. Eine akzeptable Alternative waren Lesezirkel, die sich entsprechend spezialisierten. Außerdem besaßen viele ärztliche Vereine medizinische Bibliotheken, in denen man die Literatur einsehen oder ausleihen konnte. Aus dem handschriftlichen Ausleihverzeichnis der Bibliothek des Ärztlichen Vereins Hamburg geht hervor, dass Johann Valentin Müllers *Entwurf der gerichtlichen Arzneywissenschaft* in einem Zeitraum von nur fünf Monaten, nämlich von November 1796 bis März 1797, von 21 Ärzten und Juristen unmittelbar nacheinander ausgeliehen worden war (vgl. Lorenz 1999: 33, FN 28). Die Auswertung von Pränumeranden- und Subskribentenverzeichnissen bestätigt darüber hinaus, dass es hauptsächlich Ärzte, Apotheker, Chirurgen, Juristen und Pfarrer waren, die sich für die gerichtsmedizinische Praxis interessierten (vgl. Lorenz 1999: 37). Die Geistlichen waren vermutlich vor allem an den vor Konsistorialgerichten verhandelten Fällen interessiert – gehörten diese doch vor Einführung der Standesämter zu ihrem Aufgabenbereich.

6.8 Funktionen der Fallsammlungen – von der Dokumentation zur Wissensvermittlung

Empirische Erfahrung wurde nicht nur in der Medizin des 17. und 18. Jahrhunderts hoch geschätzt. Die Sammlungen partizipieren an einem ‚empirical turn', der in der Renaissance mit der Einführung der *observationes* und *historiae* etc. in verschiedenen Wissensbereichen begann und sich bis zu den großen Encyclopädieprojekten des 18. und 19. Jahrhunderts weiterverfolgen lässt. Aber das allein erklärt noch nicht den großen Erfolg des Formats.

Begünstigt wurde seine Verbreitung sicherlich durch die Polyfunktionalität. In den Sammlungen wurden das Wissen und die Erfahrungen einzelner zusammengeführt, strukturiert und kommentiert, durch Querverweise, Zitate und Fußnoten kontinuierlich vernetzt und stetig erweitert. Da die Gutachten sowohl auf aktuelle Diskussionen Bezug nahmen als auch über Jahrzehnte schwelende Streitigkeiten zusammenfassten, dürften sie nützliches Handwerkszeug nicht nur für den unerfahrenen Arzt gewesen sein. Die zeitgenössischen Theorien wurden auf Fälle aus der Praxis angewandt und dadurch auch empirisch ‚unterfüttert', ein Vorteil, der auch schon den Verfassern der Sammlungen bewusst war. Sie scheuten sich nicht, dies werbend im Vorwort zu erwähnen. So schreibt beispielsweise Pfann zum Nutzen des Studiums seiner Sammlung:

> *Beſonders ziehen von dergleichen Arbeit, alle die, welche der Medicin und Wundarzeney obliegen, den grôſſeſten Vortheil. Sie erlernen daraus eine tůchtige Theorie, und zugleich die Anwendung derſelben in der Praxi und unzåhlbaren bey deren Ausůbung Ihnen vorkommenden beſondern Fållen*
> (Pfann 1750: Vorrede, unpaginiert).

Vermutlich profitierten auch Anfänger vom Studium der Sammlungen. Ohne ältere Kollegen fragen zu müssen, konnten sie therapeutische Ansätze für ganz unterschiedliche Krankheitsbilder erlernen.

Über den wissensakkumulierenden, -strukturierenden und -vermittelnden Aspekt hinaus dürfte aber auch das Wissen um die spezifischen Textsorten selbst von großer Bedeutung gewesen sein. So geht beispielsweise die gegenwartsbezogene Fachsprachenforschung davon aus, dass Sprachteilnehmer

> dann, wenn sie vor die Aufgabe gestellt sind, eine für sie neue Textsorte oder aber eine ihnen zwar vertraute Textsorte, diese aber im Rahmen eines neuen Interaktionskontextes zu produzieren, auf bereits vorliegende authentische Textexemplare zurückgreifen und sehr viel weniger auf ihre abstrakten Kenntnisse über funktional relevante Elemente einer entsprechenden Textsorte. Dies entspricht der Umfunktionierung eines Textexemplars in einen Beispieltext – zum Zwecke der Nachahmung, die den Produktionsaufwand erheblich herabsetzen kann [...] [Dieses Verfahren] steht neben den anderen Methoden, Texte als Hilfestellung zur Textproduktion zu benutzen, nämlich den eigens erstellten Mustertexten, [und] den Anleitungen zur Produktion bestimmter Textsorten [...].
> (Adamzik 2007c: 9)

Sieht man die Sammlungen in diesem Licht, wird die Ähnlichkeit zu den im 17. und 18. Jahrhundert so erfolgreichen Briefstellern deutlich. Abgestimmt auf Schreibanlass und Adressat konnten sich Schreiber an verschiedenen, meist fiktiven Musterbriefen orientieren. Aufbau, Floskeln und Formulierungen sowie Argumentationsweisen konnten ohne größeren Aufwand in die eigenen Gutachten übernommen werden. Diese Verwandtschaft wird nicht nur beim Vergleich der Strukturen deutlich, sie fällt schon bei den Titeln auf, so entspricht *Der medicinische Richter* dort Kaspar Stielers *Der Allzeitfertige Secretarius.*

Auch die Produzenten profitierten von ihren Sammlungen. Dem einzelnen Herausgeber bot sich nämlich die Möglichkeit, die eigenen Fähigkeiten und Expertise herauszustellen und zu betonen. Auf dem hart umkämpften Medizinmarkt des 17. und 18. Jahrhunderts war dies neben der ‚Mund-zu-Mund-Propaganda' eine besondere Art der Werbung, die den betreffenden Arzt über die Grenzen seines Heimat- und Praxisortes hinaus bekannt machen konnte. Die Sammlungen dienten den Ärzten gleichsam als eine Art Aushängeschild.

> Es sollte dabei durchaus die persönliche Überlegenheit gegenüber konkurrierenden Kollegen unterstrichen und zugleich der Prestigeanspruch der neuen ‚omnikompetenten' Kaste legitimiert werden.
> (Lorenz 1999: 33)

Berücksichtigt man diese vielfältigen Nutzungsmöglichkeiten, muss von einer Verschiebung und Erweiterung der Textfunktion im Untersuchungszeitraum ausgegangen werden. Neben die hauptsächlich informierende Funktion tritt im Laufe der Zeit die in einen größeren, didaktischen Kontext eingebettete instruktive Funktion, die dadurch gekennzeichnet ist, dass der Produzent das Verhalten seiner Rezipienten steuern und verändern möchte.

6.9 Ergebnisse

Das vorangegangene Kapitel hat den Überlieferungszusammenhang der Gutachten in medizinischen Fallsammlungen der Zeit in den Blick genommen. Im Zentrum stand dabei die Frage nach den textlichen Verfahren, die die Herausgeber dieser Sammlungen anwenden, um die ausgewählten Gutachten dem Leser zu erschließen. Das Spektrum dieser Verfahren erweist sich als ausgesprochen breit. So dienen nicht nur rezeptionserleichternde Paratexte im engeren Sinne, wie Titelblätter, Vorworte, Indices, Register und Glossare, der Verständnissicherung. Auch die zu Grunde liegenden Anordnungsprinzipien sowie systematisierende Kommentare und eingefügte Illustrationen fungieren in dieser Weise. Im Einzelnen lassen sich folgende Ergebnisse festhalten:

1. Korrespondierend zur allgemeinen Entwicklung der Titelblätter setzen die Herausgeber im Laufe des Untersuchungszeitraumes zunehmend auf kürzere, syntaktisch kompaktere Titel; werbende Zusätze, wie sie im Barock noch üblich waren, verschwinden.
2. Die Vorworte nutzt man in unterschiedlicher Art und Weise: Erstens dienen sie dazu, den Leserkreis zu präzisieren – man schreibt bis auf wenige Ausnahmen für ein medizinisches Fachpublikum –, zweitens wird hier oft deutlich gemacht, in welcher Traditionslinie man sich sieht, und drittens sollen metakommunikative Informationen zu Textsortendefinitionen, Stilidealen und inhaltlichen Anforderungen vermittelt werden.
3. Fast alle Sammlungen erleichtern ihren Lesern den Textzugriff durch Register, Indices und Glossare, wobei die Position, der Umfang und die der Strukturierung zu Grunde liegenden Prinzipien erheblich variieren.
4. Es konnte gezeigt werden, dass die Herausgeber ihre Fälle nach ganz unterschiedlichen Aspekten angeordnet haben: Ältere Sammlungen streben danach, eine bestimmte Anzahl von Fällen, meist *Centuriae*, präsentieren

zu können, während die jüngeren ihre Ausführung entweder chronologisch, thematisch, nach Textsorten oder nach Kommunikationsbereichen sortieren.

5. Anmerkungen und Illustrationen unterstreichen den Lehrbuchcharakter der Sammlungen. Sie geben dem Leser Orientierung auf unterschiedlichen Ebenen. Erstere verorten den jeweiligen Fall – sowohl innerhalb der Sammlung als auch in der medizinischen Wissenssystematik der Zeit. Letztere veranschaulichen und konkretisieren die im Gutachten beschriebenen Gegebenheiten.
6. Die stichprobenartige Untersuchung von Rezeptionszeugnissen in Vorworten, Zeitschriften und Rezensionen hat gezeigt, dass den Sammlungen ein unterschiedlich großer Erfolg beschieden war. Während Zittmann, Ammann, Alberti und Hoffmann sehr häufig genannt werden, bleiben andere gänzlich unerwähnt.
7. Durch die Übernahme in Lehrwerke, die für Medizinstudenten und junge Ärzte gedacht waren, erfahren die Gutachten eine Erweiterung ihres Funktionsumfangs. Neben die informierend-wissensbereitstellende Funktion tritt die anleitende. Diese Lehrwerke weisen damit Ähnlichkeiten mit den Briefstellern auf.

7 Die Kommunikationssituation – medizinische Gutachten im Spannungsfeld von Verwaltung und Wissenschaft

Nach den Rahmenbedingungen, die im vorangegangenen Kapitel dargestellt wurden, soll hier nun die gutachterliche Tätigkeit im Hinblick auf Verwaltung und Wissenschaft, also die Kommunikationssituation im engeren Sinne, betrachtet werden. Das Kapitel bietet sowohl konkret-exemplarische Analysen als auch, daraus abgeleitet, allgemeinere, auf die institutionelle Kommunikation bezogene Schlüsse. Dabei stehen die folgenden pragmatisch akzentuierten Fragen im Vordergrund:

1. Welche metakommunikativen Wissensbestände beeinflussen Produktion und Rezeption der Texte?
2. Wer fungiert als Textproduzent für welche Texte und welche Rezipientengruppe?
3. Wie lässt sich die Situation der Textproduktion konkretisieren?

7.1 Rhetorische Stilvorgaben und ihr Einfluss auf die medizinischen Fachtextsorten

Um herauszuarbeiten, welche metakommunikativen Wissensbestände die Produktion und Rezeption der Fachtexte beeinflusst haben, müssen verschiedene Aspekte berücksichtigt werden. Die hier untersuchten Texte liegen im Überschneidungsbereich der ‚Sinnwelten'[1] ‚Institution', ‚Alltag' und ‚Wissenschaft'. Alle drei haben auf Sprache und Stil der Textsortenklasse ‚Medizinische Gutachten' gewirkt. Die Rhetorik fungiert als eine alle Formen frühmoderner Kom-

1 Vgl. Kästner, Schütz & Schwitalla (2000: 1606), die ein grobes Gliederungsraster für Texte des Frühneuhochdeutschen konzipiert haben. Es beruht auf der Einteilung in ‚Sinnwelten' (Schütz 1971) und überträgt, nicht ganz unproblematisch, unser heutiges ‚Welten'-Verständnis auf das 15. und 16. Jahrhundert. Damit ist allerdings keine differenzierte Textklassifikation beabsichtigt, es geht nur um eine grobe Zuordnung. Die Verf. gehen von fünf ‚Sinnwelten' aus, und zwar einer alltäglichen, einer institutionellen, einer religiösen, einer wissenschaftlichen und einer dichterischen ‚Welt', dabei sehr wohl konzedierend, dass „Religion, Kunst und Wissenschaft [...] weniger voneinander abgegrenzt [waren]," häufiger in das alltägliche Leben eingriffen und mehr allgemeingesellschaftliche Aufgaben zu erfüllen hatten. Der Großteil aller Texte liege demnach auch in Überschneidungsfeldern solcher Sinnbereiche.

https://doi.org/10.1515/9783110555080-007

munikation umspannende Klammer.[2] Der Lehre von der Beredsamkeit kommt während des gesamten Untersuchungszeitraumes eine tragende Rolle zu, erst gegen Ende des 18. Jahrhunderts schwindet ihre Bedeutung. Dieser Vorgang ist in engem Zusammenhang mit der gleichzeitigen Ablösung des Lateinischen als *lingua franca* durch die Volkssprache in Bildung, Wissenschaft und Verwaltung zu sehen.[3] Diese allgemein wirkenden Prozesse werden von weiteren partikularen Entwicklungen innerhalb der ‚Sinnwelten' begleitet, von Veränderungen der Schreibkonventionen in Kanzleien, dem Gerichtswesen[4] und den Wissenschaften[5]. Die einzelnen Aspekte sind nicht immer klar voneinander zu trennen, sie überlagern und beeinflussen sich wechselseitig.

7.1.1 Die Bedeutung der Rhetorik im 17. und 18. Jahrhundert

Die Lehre von der Beredsamkeit gehörte nach den Bildungsreformen des 16. Jahrhunderts, die sich in zahlreichen Schulgründungen (z. B. in Magdeburg (1524), Eisleben (1525), und Nürnberg (1526)) sowie rhetorischen Lehrbüchern[6] manifestieren, zum festen Fächerkanon von konfessionellen Gymnasien und Universitäten. Obwohl regional Unterschiede bestanden, lassen sich durchaus überterritoriale Gemeinsamkeiten ausmachen. In den meisten Schulordnungen wurde die Rhetorik in Anlehnung an das mittelalterliche Trivium in den oberen Klassen gelehrt. Über das gesamte 17. Jahrhundert hinweg lag der Schwerpunkt auf der Vermittlung lateinischer Redekompetenz und der Verknüpfung von Theorie, der Lektüre exemplarischer Mustertexte und der selbständigen Textproduktion im Wettstreit mit den kanonischen Vorbildern (vgl. Ohlendorf 2008: 414 f.). Die in monologische und dialogische Formen untergliederten Übungen für den münd-

---

2 Zur Wirksamkeit der Rhetorik bei der Entstehung der deutschen Hochsprache vgl. Haas (1980).

3 Der Übergang vom Lateinischen in die Volkssprachen wurde in mehreren sprachwissenschaftlichen Arbeiten untersucht, sodass dieser Bereich als mittlerweile gut dokumentiert gelten darf, vgl. Blackall (1966), Pörksen (1986a; 1986b), v. Polenz (2013: Kap. 5.3), Schiewe (1996), Klein (2011a; 2011b).

4 Vgl. zur Kanzlei- und Verwaltungssprache sowie zur Sprache der Justiz v. Polenz (2013: Kap. 5.12), Hattenhauer (1986), Eckert & Hattenhauer (1991), Meier & Ziegler (2003), Braun (2011), Ernst (2009).

5 Die Stilistik historischer Wissenschaftssprachen wurde besonders seit den 80er Jahren in den Fokus sprachwissenschaftlicher Arbeiten gerückt, vgl. Schlieben-Lange (1989), Kretzenbacher (1992; 1995), Kretzenbacher & Weinrich (1995), Pörksen (1986a; 1994). Eine umfassende Analyse der Entwicklung unter gesamteuropäischer Perspektive steht aber noch aus.

6 Vgl. hierzu Knape (1993; 2002; 2006).

lichen Vortrag dienten der Vorbereitung auf den Schulactus. Bei diesen an ein öffentliches Publikum gerichteten Veranstaltungen hatten die Schüler Gelegenheit, selbstverfasste Reden und Gedichte oder halbtheatralische *actus* vorzutragen (vgl. Ohlendorf 2008: 415). Zur Vervollständigung der gehobenen Bildung nach Absolvierung der vorakademischen Schule besuchten Adelige wie Bürger die Universität. Im Rahmen des dort üblichen Disputationswesens konnten die Studenten ihre verschiedentlich erworbenen rhetorischen Kenntnisse universitäts- und fakultätsübergreifend anwenden und vertiefen.[7]

Da diese durch den Humanismus tradierten, an Schulen und Universitäten „einstudierten Sprechweisen und Redeformen nicht den Erfordernissen einer ihren eigenen Gesetzen folgenden Realität" (Braungart 1991: 87) entsprachen, etablierte sich an den Höfen, in Kanzleien und der Politik eine Redekunst, die durch Briefsteller, Kanzlei- und Formularbücher[8] vermittelt und modifiziert wurde. Es standen sich demnach zwei Ordnungen gegenüber: eine „Kasuistik ohne System" in Form der praxisbezogenen Beispielsammlungen und eine „Theorie ohne Praxis" in Gestalt des fein ausdifferenzierten und in sich klar strukturierten Lehrgebäudes der klassischen Rhetorik (vgl. Braungart 1991: 88). Der Unterschied zwischen dem höfisch-rhetorischen Textverständnis und dem der gelehrten Rhetorik kann nach Braungart auch auf die aristotelische Opposition von *praxis* und *poeisis* gebracht werden. Die Reden der Höflinge seien, wie Braungart an verschiedenen Beispielen zeigt, in hohem Maße adressaten-, situations- und handlungsorientiert, also vor allem durch textexterne Kriterien bestimmt, während in der gelehrten Rhetorik textinterne Kriterien höher gewichtet werden würden (vgl. Braungart 1991: 91–97).

In der Zeit der Aufklärung erfährt die Rhetorik generell einen Bedeutungsverlust und das nicht nur als Schul- und Universitätsdisziplin, sondern auch als theoretische Grundlage der Textproduktion. Mit dem Ausbau eines bürgerlichen Literatursystems geht die Loslösung der Redekunst vom Kontext höfischer

---

7 Hinsichtlich des Status der Rhetorik als universitär eigenständiges Fach ergaben sich aber, so Ohlendorf, konfessionelle Unterschiede. Auf den protestantischen Universitäten zählte sie zu den propädeutischen Disziplinen der Artistenfakultät, die den drei oberen Fakultäten, also Theologie, Jura und Medizin, institutionell untergeordnet waren. Das heißt, dass alle Absolventen einer Universität in der Frühen Neuzeit bis ins 18. Jahrhundert hinein mit der klassischen Rhetorik vertraut waren. Da die Rhetorik im jesuitischen Bildungswesen schon in der vorakademischen Ausbildung eine zentrale Rolle spielte, konnte man später auf ein eigenständiges rhetorisches Fach verzichten, vgl. Ohlendorf (2008: 418).

8 Zu den im 17. Jahrhundert besonders erfolgreichen deutschsprachigen Briefstellern gehören die Lehren von Johann Rudolff Sattler, Samuel Butschky und Gebhard Overheide, vgl. Furger (2010: 160).

Repräsentation einher, nur gebremst durch absolutistische Zensurbemühungen (vgl. Meyer 2008: 430). Eine Ursache für die zunehmende Verschriftlichung der Sprachkultur ist der Forschung zufolge im Mangel öffentlicher Orte zu sehen, die – wie etwa in England – die Ausübung politischer oder forensischer Beredsamkeit erlaubten. Andere Gründe wie etwa ein fundamentaler Geschmackswandel, der statt rhetorischer Stilprinzipien das Genie, die Inspiration und die Originalität bevorzugt, sind dagegen wohl als Begleiterscheinungen zu werten (vgl. Fuhrmann 1983: 18). Fuhrmann selbst plädiert entschieden dafür, eine andere Entwicklung als Erklärung heranzuziehen: die Nationalisierung des gesamten europäischen Geisteslebens (vgl. Fuhrmann 1983: 17 f.).[9]

Zwar behielt das Lateinische als Reichs-, Rechts- und Wissenschaftssprache weiterhin Bedeutung, es kam aber zu sprachpolitischen Reformen zugunsten der deutschen Sprache (v. Polenz 2013: 53 f.). Diesen Übergang bezeichnet Pörksen als einen „Vorgang von nicht zu unterschätzender Tragweite und Dynamik" (Pörksen 1986b: 42). Es handelte sich um einen ausgesprochen langwierigen Prozess, der in verschiedenen Bereichen unterschiedlich schnell voranschritt. Als Gründe für die Verzögerung nennt Klein (2011a: 36 f.) zuerst den konstitutiv konservativen Charakter vormoderner Gesellschaften. Da das Fachwissen von alters her in lateinischer und griechischer Sprache tradiert wurde und man das als quasi naturwüchsig empfunden habe, seien spezifische Motivationen und triftige Begründungen notwendig gewesen, um etwas so Tiefgreifendes wie einen Sprachenwechsel herbeizuführen. Erschwerend wirkte sich außerdem die sozialdistinktive Funktion des Lateinischen aus. Wer lateinisch sprach und las, gehörte, wie Klein zu Recht betont, einem besonderen sozialen Raum mit deutlich elitärem Charakter an und „bekräftigte diese Zugehörigkeit bei jeder Lektüre oder Produktion lateinischer Texte" (Klein 2011a: 37). Sicherlich liegt hier einer der Gründe, warum auch und gerade die akademische Medizin so lange am Lateinischen festhielt: Sie hatte sich erst verhältnismäßig kurz den Rang eines vollwertigen universitären Fachs erkämpft. Umso bedachter war man auf die Betonung dieses Status, wozu die lateinische Sprache besonders gut geeignet erschien. Klein zufolge war in der zeitgenössischen Sprachdiskussion die Ansicht weit verbrei-

---

9 Gegenpositionen, die auf der Analyse des Buchmarktes basieren und aufgrund der recht hohen Anzahl einschlägiger Titel von einer Renaissance der Rhetorik im 18. Jahrhundert ausgehen (vgl. Dyck & Sandstede 1996), wurden mittlerweile deutlich eingeschränkt: Der These liege ein zu weites Verständnis von Rhetorik zu Grunde, und rein quantitative Befunde, die angesichts einer insgesamt angestiegenen Buchproduktion ohnehin zu relativieren seien, gäben kaum Aufschluss über den tatsächlichen Status der Rhetorik im gesellschaftlichen Gefüge der Zeit (vgl. Till 2004: 11–14). Die aktuelle Rhetorikforschung zum 18. Jahrhundert geht von Transformationsprozessen innerhalb der rhetorischen Disziplin aus, vgl. Till (2004), Meyer (2008).

tet, dass das Deutsche für akademisch-gelehrte Abhandlungen überhaupt nicht geeignet sei. Man begründete diese Position mit einer zu schwach ausgeprägten *copia verborum* des Deutschen, mit mangelnden grammatischen Regeln und dem schlechten und unschönen Klang (vgl. Klein 2011a: 37 f.) – alles Argumente, die aus zeitgenössischer Perspektive ihre Berechtigung hatten, bedenkt man die evidenten Übersetzungsschwierigkeiten und die im Vergleich zum Lateinischen sehr komplexe Silbenstruktur des Deutschen (vgl. Klein 2011a: 38 f.). Dass es schließlich doch zum Sprachenwechsel kam, führt Klein zum einen auf Luther und den „protestantischen Aufbruch" zurück, zum anderen auf den frühen und häufigen Gebrauch des Deutschen in anwendungsbezogenen Fächern von Schule und Universität. „Auf eine einfache Formel gebracht lässt sich davon sprechen, dass die Verdeutschung einzelner Wissenschaften desto schneller fortschritt, je mehr praktische Wirkungsmöglichkeiten in einer Disziplin vorhanden waren" (Klein 2011a: 40). Die Medizin nimmt in dieser Hinsicht eine Zwischenstellung ein, denn einerseits konnten sich schon recht früh zahlreiche deutschsprachige Werke für Chirurgie, Kräuter- und Realienkunde[10] etablieren, andererseits hielt gerade der akademische Betrieb am Lateinischen fest.

Obwohl es bereits zuvor vereinzelte Versuche gab, in der Volkssprache zu lehren und zu publizieren,[11] waren es vor allem Gottfried Wilhelm Leibniz, Christian Thomasius und Christian Wolff, die als Wegbereiter des Sprachenwechsels fungierten. Leibniz, angeregt durch die Sprachkultivierungsbemühungen wissenschaftlicher Akademien in Frankreich, Italien und England, hatte in mehreren Schriften (1683, 1696/1699 posthum) dazu aufgefordert, die deutsche Sprache als Wissenschaftssprache auszubauen und eine deutsche Sprachpflege nach dem Vorbild der Londoner Royal Academy zu betreiben. Gleichzeitig kritisierte er die Bemühungen der deutschen Sprachgesellschaften, die seiner Einschätzung nach zum Teil zu weit gegangen seien. Er selbst publizierte allerdings weiter auf Latein und Französisch (vgl. v. Polenz 2013: 58 f.). Während Leibniz den Sprachwechsel eher theoretisch vorbereitete, ging der Leipziger Privatdozent Christian Thomasius ganz praktisch zu Werke. 1687 hielt er eine zuvor am schwarzen Brett der Juristenfakultät angekündigte Vorlesung über Moralphilosophie in deutscher

---

10 Zum Verhältnis von Deutsch und Latein in Fachtexten der Frühen Neuzeit vgl. Habermann (2001).

11 Klein (2011a: 35 f.) nennt als „Vorreiter, die die Übernahme des Deutschen in den Wissenschaften bereits vor Leibniz, Thomasius und Wolff zumindest in den Blick genommen haben sollen": Philippus Paracelsus (1493–1541), Wolfgang Ratke (1571–1635), Daniel Schwenter (1585–1635), Joachim Jungius (1587–1657), Martin Opitz (1597–1639) und Justus Georg Schottelius (1612–1676) – Gelehrte, die ganz unterschiedliche Fachbereiche repräsentieren, von Didaktik, Grammatik, Poetik, Philosophie über Mathematik, Logik, Physik bis zu Medizin und Chemie.

Sprache. Er trat dabei ohne den traditionellen Talar auf und zeigte sich stattdessen in alamodischer Kavalierskleidung (vgl. Pörksen 1986b: 46; v. Polenz 2013: 59). Kretzenbacher (1992: 43) verweist auf die Analogie von Kleidung und Sprache, die den Topos vom Stil als dem Kleid des Gedankens zitiert. „Es ging ihm aber primär um die Zerstörung des den kulturellen und wissenschaftlichen Fortschritt hindernden Lateinzwanges, wobei das Deutsche ebenso wie das Französische für ‚Modernisierung' stand" (v. Polenz 2013: 60). Thomasius wollte, so Pörksen, das humanistische Gelehrtenideal durch das Ideal des „in der Welt brauchbaren, des weltläufigen ‚honnête homme'" (Pörksen 1986b: 47) ersetzen. Insgesamt darf die Wirkung des Thomasius jedoch nicht überschätzt werden, war sein Deutsch doch „eigenwillig und undeutlich, [und] reichlich mit französischen Wörtern angemischt" (v. Polenz 2013: 60; vgl. dazu auch Kretzenbacher 1992: 44). Immerhin inspirierte Thomasius Christian Wolff dazu, nun seinerseits in der Volkssprache zu lehren. Vor allem von aufklärerischen Reformzielen motiviert, strebte er eine größere Breitenwirkung von Wissenschaft und Bildung an. Außerdem war er der Meinung, dass die meisten Studenten zu schlecht Latein beherrschten, um anspruchsvolleren Argumentationsweisen folgen zu können. Einen deutschen Vortrag würden sie besser verstehen. Mit dem Wechsel der Lehrsprache ging der Wechsel der Schriftsprache einher. Wolff publizierte auf Deutsch, da er gebildeten Laien die Lektüre seiner Bücher ermöglichen wollte. Unter der begeisterten Leserschaft sollen auch Frauen gewesen sein. Der Vorgang selbst ist exemplarisch, denn mit dem Übergang vom Lateinischen zum Deutschen erweitert sich generell die „soziale Reichweite von Wissenschaft" (Klein 2011a: 41) und der Prozess ist damit auch Ausdruck des sich verändernden „Denkstils" (Schiewe 1996) der Zeit.

Parallel zur Entwicklung an den Universitäten lehrte man auch an Schulen und Ritterakademien zunehmend in der Volkssprache. Wichtig waren hier die im 17. Jahrhundert begonnenen Schulreformen, die maßgeblich von dem Pädagogen Christian Weise[12] (1642–1708) geprägt waren. Er vertrat die Position, dass die schulische Ausbildung Absolventen auf das spätere Leben vorbereiten sollte.

---

12 Weise, 1642 in Zittau geboren, war Pädagoge und Verfasser zahlreicher Lehrbücher, Romane, Gelegenheitsdichtungen sowie meist für den Schulactus konzipierter Dramen. Nach einem Studium in Leipzig (1660–1663), fünfjähriger Magistertätigkeit, in deren Rahmen er Vorlesungen und Übungen zur Rhetorik hielt, trat er 1668 eine Stelle als Sekretär beim Grafen Simon Philipp von Leiningen in Halle/Saale an. Hier lernte er die höfische Praxis kennen. 1670 wurde er Professor für Politik, Rhetorik und Poesie am Gymnasium in Weißenfels, um dann 1678 Rektor des Gymnsiums in seiner Heimatstadt Zittau zu werden. Ein Jahr zuvor war sein *Politischer Redner* erstmals erschienen. Zu Weise in Zittau vgl. Kahl (1998); zu seiner Bedeutung als Rhetoriker Schmidt-Wächter (2003: 159–190).

> Im Kontext einer Orientierung an den gesellschaftlich erwarteten Kompetenzen eines Absolventen des höheren Bildungsganges, nicht zuletzt die [sic!] Fähigkeit zur politischen Rede in variierenden Kommunikationssituationen, wird die Förderung von oratorischen Fähigkeiten in der Muttersprache und von realistischer Bildung in den Fächern Geographie, Chronologie, Geschichte, Physik, Ethik und Politik in den schulischen Ausbildungsprozess eingeschlossen.
> (Ohlendorf 2008: 416)

Freilich dürfen diese Schulreformen nicht als Negierung der Ziele der rhetorischen Disziplin bewertet werden, vielmehr handelt es sich, so Ohlendorf, um die „zeitgemäße Modifikation eines zuvor primär auf traditionsgebundene Inhalte fixierten Systems" (Ohlendorf 2008: 416).

Weise gelingt es am Übergang vom 17. zum 18. Jahrhundert, die Systematik zu entschlacken und das Kriterium situationsadäquater Rede, das *aptum*, entscheidend aufzuwerten.[13] Er steht damit für eine veränderte Auffassung der praktischen Rhetorik, die sich „nach den Maßstäben der Vernunft und der Natürlichkeit von der strengen stilistischen Interpretation des rhetorischen *aptums* (im Sinne der höfischen Redesituation und ihrer Tugend- und Geselligkeitskonzepte) verabschiedet" (Meyer 2008: 433). In Weises Kasualreden und Redeübungen, mit deren Hilfe die Schüler argumentative Konfliktlösungen erlernen sollen, wird – wieder im Zeichen des *aptum* – die im 17. Jahrhundert noch zu berücksichtigende Ständehierarchie durch das Prinzip „einer ständeübergreifenden Natürlichkeit und praktisch-politischen Klugheit" (Meyer 2008: 433) verdrängt.

Mit dieser stärkeren Gewichtung der Rahmenbedingungen ist auch die Etablierung eines Kriteriums verbunden, das für die Rhetorik der Aufklärung wesentliche Bedeutung erlangt, nämlich die Kürze. Die Länge der Reden sei von den Zeitgenossen, so Till anhand verschiedener Rhetoriker des 17. und 18. Jahrhunderts (vgl. Till 2004: 133–136), als *differentia specifica* wahrgenommen worden, wenn es galt, im Hinblick auf die veränderten Kommunikationsverhältnisse im frühmodernen Staat, die Redekunst der eigenen Zeit von den antiken Redegattungen abzugrenzen. So beglückwünschte sich zum Beispiel Weise selbst dazu, nicht mehr in Zeiten von „Leichen=Abdanckungen", die zwei Stunden und länger dauern, leben zu müssen (vgl. Till 2004: 133). Die Zeit verlange nach kürzeren Reden, kein *actus* solle mehr als eineinhalb Stunden beanspruchen und auch für den politischen Stil sei die *brevitas* das Stilideal schlechthin. Gerade im Zusammenhang mit der galanten Rhetorik um 1700 erlangte dieses Ideal eine

---

13 Um eine sprachwissenschaftliche Interpretation bemüht, hat Schmidt-Wächter (2003: 166 f.) das *aptum* weiter differenziert und auch auf Formen der Anpassung an den Zweck der Rede, die Redesituation und die Zuhörer bezogen.

weite Verbreitung. Auch Weises Zeitgenossen favorisierten knappere Formen, wie etwa Johann Christoph Männling, der einen „auserlesen[en] und nervöse[n] Stylus" (zitiert nach Till 2004: 134) forderte, ganz ähnlich argumentierten Georg Neumark oder auch Daniel Richter, in dessen *Thesaurus Oratorius Novus* (1662) zudem eine erstaunlich frühe Reflexion über die Kontext- und die Zeitabhängigkeit der Stilideale zu finden ist:

> *Wir leben alle meiſt jetzo unter einem Monarchico ſtatu, alſo wird die Art zu reden/ ſo Demoſthenes und Cicero meiſtentheils zu dem gemeinen Volck in ſtatu Democratico, oder Ariſtocratico gethan/ uns nich be=quem fallen; indem dem gemeinen Volck alles gar weitlåufftig und deutlich; her=gegen aber hohen Standsperſonen/ Råhten und Bedienten jetziger Zeit alles viel nervoſer und kürtzer vorgebracht werden muß.*
> (Richter 1662: Vorrede, unpaginiert)

Bezogen auf die Sprachpragmatik deuten sich hier schon die Veränderungen in der Bewertung des Kanzleistils an. Während dieser im 17. Jahrhundert noch sozialdistinguierende Möglichkeiten bietet, stigmatisiert er seine Schreiber am Ende des 18. Jahrhunderts als sprachlich veraltet (vgl. Brooks 2001; Schwitalla 2002).

Dabei bezieht sich die ‚Kürze' auch auf die Länge der Perioden, also auf den syntaktischen Bereich. Friedrich Andreas Hallbauer (1692–1750)[14] erläutert in seiner *Anweisung zur Verbesserten Teutschen Oratorie* (1725) dazu:

> *Wer einen kurtzen ſtilum ſchreibt, macht kurtze periodos, und folglich ſetzt er, ohne Zuziehung vieler Worte und Sachen, einen Satz auf den andern.*
> (Hallbauer 1725: 585).

Generell wurden Eigenschaften, die mit der klassischen Rhetorik assoziiert wurden, im Untersuchungszeitraum abgewertet. Dazu zählte ein ausgeprägter Redeschmuck (*ornatus*), also beispielsweise die Häufung von Antithesen, Paradoxien, Metaphern, Buchstabenspielen und Pointen. Inspiriert von der Forderung eines Christian Wolff nach Klarheit und Deutlichkeit, prägte der philosophische Rationalismus der Frühaufklärung den öffentlichen und literarischen Sprachgebrauch des ersten Drittels des 18. Jahrhunderts (vgl. Meyer 2008: 433).[15]

Gegen die schwülstige Barockrhetorik, aber auch gegen den in der Tradition Weises stehenden gemischten und schulrhetorischen Stil richtete sich die

---

14 Hallbauer war ein lutherischer Theologe, der, 1692 in Allstädt in Thüringen geboren, in Halle und Jena Theologie und Philosophie studierte. Er veröffentlichte mehrere Werke zur Rhetorik, seiner Profession entsprechend oft mit homiletischem Schwerpunkt.

15 Vgl. hierzu auch den folgenden Abschnitt zu Sprach- und Stilkonzeptionen in der Wissenschaft (1.2).

Kritik Johann Christoph Gottscheds (1700–1766). Er präferierte einen, dem *genus medium* entsprechenden natürlichen Stil, den er beispielsweise in der moralischen Wochenschrift *Die Vernünftigen Tadlerinnen* (1726) umsetzte und an eine allgemeine, privat-familiäre, und d. h. vor allem auch weibliche Leserschaft zu vermitteln suchte (vgl. Niefanger 1997; Meyer 2008: 434; Habermann 1994). Seine Überlegungen zur Rhetorik können als Versuch gelesen werden, die aufklärerische Denkart Wolffs mit dem von Thomasius favorisierten und von französischen Vorbildern beeinflussten galanten Sprachstil zu versöhnen. Zwar erwähnt Gottsched seinen Lehrer Christian Wolff nicht explizit, dennoch sind seine rhetorischen Ratgeber unverkennbar von dessen Ideen geprägt. Thomasius erfährt in der Einleitung von Gottscheds *Ausführliche*[r] *Redekunſt*[16] eine lobende Erwähnung: Während andere wie Lohenstein, Francisci und Ziegler nämlich zu hochtrabend schreiben würden, Fuchs, Pufendorf und Ziegler außerdem *nicht rein von dem Miſchmaſche fremder Sprachen geweſen* seien, gelte für Canitz, Besser und Thomas, dass sie *von dieſen Fehlern viel freyer geblieben,* [...]. Zudem haben diese *nicht nur eine ſehr natürliche Art zu denken; ſondern auch eine reinere Schreibart eingeführt, als zu ihrer Zeit im Schwange gegangen* (Gottsched 1759: 68). In seinen Schriften betont Gottsched die Wichtigkeit ‚vernünftiger' Gedanken als Grundlage jeder guten Rede. Was die Schreibart selbst angeht, orientiert er sich explizit an Benjamin Neukirch und dessen *Anweisung zu Teutschen Briefen*[17]. Dabei sind es gerade dessen Ausführungen zur *ſchlimmen Schreibart*, die Gottsched besonders beeindruckt haben.

> *Er* [Neukirch] *zeiget zuförderſt, daß dieſelbe* [i. e. schlimme Schreibart] *I. dunkel ſey, und zwar I) wegen altfränkiſcher Wörter und Wortfügungen, 2) wegen neugebackener Wörter und Redensarten, 3) wegen der Provinzialwörter, 4) wegen verwirrter Wortfügungen und veränderter Bedeutungen der Wörter, 5) wegen vieler Einſchiebſel oder Parentheſen. II. iſt ſie pedantiſch, und zwar I) wegen eingemiſchter griechiſcher und lateiniſcher Wörter und Sentenzen, 2) wegen einer zuſammengerafften Beleſenheit, 3) wegen vieler ſogenannten Realien, 4) wegen der lateiniſchen Solöcismen, und 5) wegen der kindiſchen Wortſpiele und Gegenſätze. III. affectirt, oder gezwungen; und zwar I) wegen des Nachäffens berühmter Leute. 2) wegen vermeynter Gelehrſamkeit, 3) wegen vermeynter Galanterie.*
> (Gottsched 1759: 241)

Neukirch und Gottsched nennen schon fast alle Merkmale, die in der zeitgenössischen Diskussion als stigmatisierende Eigenschaften eines Textes gelten.

16 Die *Ausführliche Redekunſt* erschien zuerst 1736 bei Breitkopf in Leipzig und erfuhr insgesamt fünf Auflagen. Alle Zitate und Angaben beziehen sich auf die fünfte vermehrte Auflage von 1759.
17 Benjamin Neukirchs *Anweisung zu Teutschen Briefen* erfuhr zwischen 1727 und 1751 mindestens vier Auflagen.

Insbesondere die ‚Dunkelheit' oder lateinisch *obscuritas*, hier vor allem auf die lexikalische Ebene bezogen, spielt eine große Rolle. Aber auch das Vermeiden unnötiger Fremdwörter gehört zu den zentralen Forderungen der Sprachkritik des 18. Jahrhunderts.

Als Gegenstück zur *obscuritas* fungiert das Stilideal der *perspicuitas*, das auch schon in der antiken Rhetorik seinen festen Platz hatte, jedoch im Laufe des 18. Jahrhunderts wiederentdeckt und neubewertet wurde.[18] Eng verbunden mit diesem Stilideal ist die Vorstellung von der Untrennbarkeit von *res* und *verba*. Sie findet sich auch bei Adelung, der in seinem 1785 herausgegebenen Werk *Über den deutschen Styl*[19] statuiert: *Die Lehre von dem Style hat es alſo, genau zu reden, mit der zweckmåßigen und ſchőnen Anordnung und Einkleidung der einzelen Theile des Gedankens zu thun* [...] (Adelung 1785: 28). Bei Adelung ist schon die Wandlung des Stilverständnisses der *perspicuitas* zu beobachten, denn dieser warnt in seiner Einleitung sehr eindringlich vor dem *Irrthume, Gedanken und Ausdruck einander entgegen zu ſetzen* (vgl. Kretzenbacher 1992: 52). Denn der *Ausdruck iſt mit dem Gedanken ſo genau verbunden, daß alles, was von dem erſten geſagt wird, eigentlich den letzten trifft* (Adelung 1785: 26). Eng verwoben, ja sogar synonym mit der *perspicuitas* sind bei Adelung die Begriffe ‚Klarheit' und ‚Deutlichkeit'[20]:

> ***Klarheit*** *und* ***Deutlichkeit*** *ſind zwey Rahmen einer und eben derſelben Eigenſchaft, nur mit dem Unterſchiede, daß der erſtere ein wenig mehr figůrlich iſt, als der letztere.* ***Klar*** *nennet man das; was viele Lichtſtrahlen durchlåßt, einen hohen Grad der Durchſichtigkeit hat. Die* ***Klarheit*** *des Styles, bey den Rőmiſchen Schriftſtellern* Perſpicuitas, *iſt alſo diejenige Eigenſchaft deſſelben, nach welcher die ganze Vorſtellung, welche der Sprechende hat, rein und unvermiſcht durch die Worte gleichſam durchſcheinet; wo der Vortrag lauter Licht, und*

---

18 Das Stilideal der *perspicuitas* inspirierte Zeitgenossen wie Friedrich Gottlob Klopstock zu anschaulichen Vergleichen: In seiner 1774 erschienenen *Gelehrtenrepublik* vergleicht er das Verhältnis von Sprache und Gedanken mit dem leinenen Gewand, das einem aus dem Bade entstiegenen Mädchen eng am Körper liegt (Klopstock 1774: 126). Dazu Kretzenbacher (1992: 51): „Das Wasser, aus dem das Mädchen in Klopstocks Bild steigt, sorgt ja nicht nur dafür, daß das Gewand eng am Körper anliegt, es macht das Gewebe durchsichtig und hebt so den Gegensatz zwischen Nacktheit und Bekleidetheit auf. Ebenso hebt die *perspicuitas* als Stilideal den Gegensatz zwischen den Stiltopoi der *nuda veritas* einerseits und des Stils als Kleid des Gedankens andererseits auf. So wie das Mädchen mit dem nassen Gewand gleichzeitig nackt und bekleidet ist, macht die so verstandene *perspicuitas* auch die Trennung zwischen den Kategorien *res* und *verba* unmöglich."

19 Es erschienen weitere Auflagen 1787, 1788, 1789, 1800, 1803, 1807 und 1822, vgl. hierzu Schmidt-Wächter (2003).

20 Reichmann (1995) hat die Konzepte von ‚Deutlichkeit' und ‚Eindeutigkeit' in der rationalistischen Sprachtheorie des 18. Jahrhunderts und die daraus resultierenden Konsequenzen ausführlich dargestellt.

> *die Rede ein heller Strom iſt, wo man überall auf den Grund ſehen kann.* ***Deutlich****, oder mit andern bey nahe gleich bedeutenden Ausdrucke, verſtåndlich iſt, was leicht* ***gedeutet*** *oder* ***verſtanden*** *werden kann, d. i. deſſen Sinn ſich ohne Můhe entdecken låßt* [...].
> (Adelung 1785: 126, Hervorhebung durch die Vf.)

Mit ‚Klarheit' und ‚Deutlichkeit' formuliert Adelung das positiv besetzte „im zentralen Bildfeld ‚Licht und Geist' der Aufklärung (siècle des lumières)" (Kretzenbacher 1992: 52) liegende Pendant zur ‚Dunkelheit'. Im selben Kapitel, aber in einem späteren Abschnitt erläutert Adelung, wie ‚Klarheit' und ‚Deutlichkeit' erreicht werden können. Ähnlich wie Gottsched berücksichtigt er die lexikalische Ebene und problematisiert vor allem den Gebrauch veralteter Wörter. Falls sich die Bedeutung eines Wortes aus dem Zusammenhang nicht eindeutig erschließen lasse, sei es die *Pflicht, ein ſolches ʒwey= oder vieldeutiges Wort entweder ganʒ ʒu vermeiden, oder es ſo ʒu ſtellen, daß die Zweydeutigkeit gehoben werde* (Adelung 1785: 143). ‚Dunkelheit' im Stil ist auch nach Adelung unbedingt zu vermeiden, und die offensichtlich im 18. Jahrhundert noch angeführte Entschuldigung, die Sprache sei zu arm oder der Gegenstand selbst sei zu ‚dunkel', lässt er nicht gelten.

> *Am wenigſten die Armuth der Sprache, weil wir ja alle unſere klaren Begriffe mit der Sprache und durch dieſelbe erhalten, folglich es uns gewiß nicht an Ausdrůcken fehlen kann, ſo bald wir uns nur erſt die Můhe genommen haben, unſere Begriffe gehőrig aufʒuklåren.*
> (Adelung 1785: 154)

Die normativen Sprach- und Stilkritiken eines Weise, Richter, Hallbauer, Gottsched oder Adelung hatten eine ganz klar auf die praktische Anwendung zielende Ausrichtung. Sie waren nicht nur für Schüler und Studenten gedacht, sondern auch für akademische Lehrer, Geistliche, Verwaltungspersonal und Ärzte. Nach Friedrich Andreas Hallbauer *ʒeiget die Oratorie ihren groſſen Nutʒen* [...] *In allen Aemtern und Stånden*, und dazu zählen nicht zuletzt auch Ärzte, denn

> [e]*in Medicus kann die Oratorie nicht nur brauchen, wenn er dem Patienten die bittere Arʒeneyen durch ſůſſe Worte einſchwatʒet; ſondern vornemlich, wenn er von der Beſchaffenheit der Kranckheit einen Bericht auffetʒen ſoll.*
> (Hallbauer 1725: 208)

7.1.2 Sprach- und Stilkonzeptionen in den Wissenschaften

Für die Sprachauffassung in den Naturwissenschaften und damit auch in der Medizin bedeutsam war die Haltung der Wissenschaftsakademien der Zeit, z. B. der englischen *Royal Society* oder der italienischen *Academia del Lincei* (vgl. Cahn 1991b). Schon deren Sinnbilder, das Fernrohr und der Luchs, sind programmatisch zu verstehen. Das genaue Sehen, nicht der Umgang mit Worten sind die Kennzeichen der sich neu ausrichtenden Wissenschaft (vgl. Cahn 1991b: 33). Um die Wende vom 17. zum 18. Jahrhundert trat immer klarer hervor, dass sich das Verhältnis der Sachen (*res*) zu den Worten (*verba*) verändert hatte. Im Zuge dieser Neuorientierung wurden das Experiment und die eigene Erfahrung immer wichtiger, und es konnte sich eine heftige Rhetorikfeindlichkeit etablieren, die jede sprachliche Zierde und Fülle in den Wissenschaften verurteilte. Die erste Generation von Mitgliedern der *Royal Society* hat sich in diesem Zusammenhang besonders hervorgetan. Sie propagierte das Stilideal der *nuda veritas*, bei dem die *res*, also die Sache, im Vordergrund zu stehen hatte, und strebte weitgehende Unabhängigkeit von der Sprache an.[21] So wetterte beispielsweise Thomas Sprat, ein Historiker der Gesellschaft, gegen jede Form von sprachlichem Schmuck und postulierte absolute Kürze und ausschließliche Orientierung an der Sache. Versöhnlichere Töne schlug Robert Boyle an, einer der Mitbegründer der Gesellschaft, der beispielsweise die Verwendung von Metaphern mit dem Gebrauch des Mikroskops verglich und damit deren Nützlichkeit für das Verständnis der Materie betonte (vgl. Cahn 1991b: 33 f.). Die bisweilen so scharf formulierte Abgrenzung von der Rhetorik überrascht ein wenig, stellen doch die Forderungen der britischen Gelehrten keine prinzipielle Negation der Rhetorik dar, sondern nur eine Modifikation ihres Systems.

In einigen deutschsprachigen Fürstentümern gewann die britische *Royal Society* an Einfluss. Kretzenbacher nennt als Zentren des englisch-deutschen Wissenschaftskontakts Hamburg, Göttingen, Leipzig und Zürich und betont, dass sich vor allem die Naturwissenschaften an den englischen Vorbildern orientierten (vgl. Kretzenbacher 1992: 48). Auf die Stilistik der deutschen Wissenschaftssprache des 18. Jahrhunderts blieb der britische Einfluss aber begrenzt. „Eine direkte Übernahme des Stilideals der *nuda veritas* konnte ich nicht feststellen. Es bedurfte des Fortschritts ins positivistische neunzehnte Jahrhundert, bis man in der deutschen Wissenschaft [...] Sätze zu lesen bekommt wie in der englischen des 17. Jahrunderts“ (vgl. Kretzenbacher 1992: 49). Die deutsche Verspätung erklärt Kretzenbacher mit dem starken Einfluss des Französischen und der damit verbundenen Wertschätzung des Wortes (vgl. Kretzenbacher 1992: 50).

Durch die Festigung des territorialstaatlichen Absolutismus hatte nämlich das Französische als Sprache der barocken Hofkultur eine Vorzugsstellung erlangt. Im Laufe des 18. Jahrhunderts entwickelte sich die zunächst von einer

21 Der auch später noch oft postulierte *plain style* lässt sich direkt auf das Stilideal der ‚nackten Wahrheit‘ zurückführen (Kretzenbacher 1992: 49).

„komplementären Dreisprachigkeit Deutsch/Latein/Französisch" (v. Polenz 2013: 67) gekennzeichnete Sprachkultur zu einer deutsch-französischen Zweisprachigkeit, weil das höfische und intellektuelle Französisch in Teilen der Oberschicht stark überhandnahm. Der Hochadel, dem das akademische Latein immer schon ferner stand, wandte sich der modernen romanischen Sprache zu.

> Die stärkere Neigung zum Französischen an den deutschen Fürstenhöfen hatte etwas zu tun mit dem Widerspruch zwischen Reichsgewalt und absolutistischer Territorialherrschaft: Die Reichsinstitutionen hielten bis zum 18. Jh. an der altfeudalen Zweisprachigkeit Deutsch/Latein fest und überwachten deren Einhaltung in offiziellen Texten und Situationen gegen das modisch werdende Französisch. Die Landesfürsten dagegen benutzten das Französische zur Symbolisierung ihrer modernisierenden Souveränitätsauffassung gegen die Reichsgewalt und um international etwas zu gelten.
> (v. Polenz 2013: 68)

Preußen und insbesondere Berlin waren Zentren der Anhänger des französischen Stils, und das nicht zuletzt auch deshalb, weil die Hohenzollern sehr frankophil waren. Die Vorliebe ging auch hier so weit, dass man das Französische dem Lateinischen als Wissenschaftssprache vorzog. Seit den 1680er Jahren war für Gelehrte wie Thomasius oder Leibniz Französisch die Sprache des wissenschaftlichen und kulturellen Fortschritts in Europa.[22] 1744 ging auf Wunsch Friedrich II. die preußische *Societät der Wissenschaften* zu Berlin, die im Jahr 1700 auf maßgebliches Betreiben Leibniz' von Friedrich I. gegründet worden war, zum Französischen über und nannte sich fortan *Académie des sciences et belles-lettres* (vgl. v. Polenz 2013: 134). Leibniz' Forderungen zur Kultivierung der deutschen Sprache[23] blieben zwar im Programm, wurden aber bezeichnenderweise in Französisch formuliert. Einer der schärfsten Kritiker der deutschen Sprache und Literatur war Friedrich der Große (vgl. v. Polenz 2013: 134). In seiner Streitschrift *De la littérature allemande* (1780) beklagte er den „halb-barbarische[n]" und „mißtönende[n]" (zit. nach Steinmetz 1985: 62 und 73) Charakter des Deutschen und hielt den deutschen Schriftstellern vor, einen „verworrene[n] Stil zu

---

22 Die allmähliche Etablierung des Französischen in Deutschland zeigt sich, so v. Polenz (2013: 68 und 70) auch in der Zunahme französischer Lehnwörter sowie in der steigenden Zahl der Französischlehrbücher (38 im 16. Jh, 173 im 17. Jh.).

23 Leibniz hat sich mehrfach um eine institutionelle Form der Sprachkultivierung bemüht. In den von ihm verfassten sprachpflegerischen Programmen *Ermahnung an die Deutschen, ihren Verstand und ihre Sprache besser zu üben* (1682/1683) und in den *Unvorgreifflichen Gedancken, betreffend die Ausübung und Verbesserung der deutschen Sprache* (wohl 1697, veröffentlicht 1717) hat er die Gründung einer *Teutschgesinnten Gesellschaft* bzw. eines *deutschgesinnten Ordens* vorgeschlagen, vgl. v. Polenz (2013: 132), Schulenburg (1973).

schreiben (zit. nach Steinmetz 1985: 68). Der Preußenkönig beschwerte sich über die syntaktische Dunkelheit der Texte deutscher Autoren. Speziell die im Deutschen ausgedehnte Satzklammer war ihm ein Dorn im Auge – ein Vorwurf, den er insbesondere den Wissenschaftlern machte.[24]

Friedrich würde freilich missverstanden, sähe man in ihm nur einen Befürworter der französischen Sprache. Tatsächlich war ihm daran gelegen, auch die deutsche Sprache in Wissenschaft und Literatur zu fördern, wie seine wohlmeinenden Worte zu Christian Wolff bezeugen (vgl. Steinmetz 1985: 78). Wolff und seine Schüler fungierten als Wegbereiter der strengen schriftlichen Form deutscher Wissenschaftssprachen. René Descartes und dessen deduktive Systematik zum Vorbild nehmend versuchten sie, jede Behauptung lückenlos von einem Axiom abzuleiten (vgl. Kretzenbacher 1992: 44 f.). „Mit dieser von ihm und seinen Adepten als *mathematische Lehrart* bezeichneten unerbittlich gründlichen Darstellungsweise verbreitet sich auch die von Wolff propagierte und vor allem im terminologischen Bereich intensiv ausgearbeitete deutsche Wissenschaftssprache in weite Bereiche des wissenschaftlichen Fächerkanons“ (Kretzenbacher 1992: 45). Wolff galt als Vorbild für die streng schriftliche Form deutscher Wissenschaftssprache, sein Stil bestand in meisterhaft klaren und konsistenten Formulierungen, denen in der deutschen Fachsprache bewährte Verdeutschungen oder originale Fachwörter aus der Praxis zu Grunde lagen. Durch den konsequenten, kontextunabhängigen, auf systematischen Definitionen basierenden und emotionsfreien Gebrauch festigte er zentrale wissenschaftliche Begriffe und befreite die Wissenschaftssprache damit, so v. Polenz, aus „der traditionellen Abhängigkeit von Latein, Rhetorik und Poesie“ (2013: 386 f.).

7.1.3 Stil und Stilistik der Rechts- und Verwaltungssprache

In der mittlerweile gut erforschten historischen Rechts- und Verwaltungssprache war die Lage komplex und uneinheitlich. Die akademische, nicht nur in Sprachfragen konservative Jurisprudenz hielt lange am Lateinischen fest. Als Ausnahme darf lediglich das vorwiegend deutsch geprägte Reichskammergericht gelten. Volkssprachlich orientiert waren die vielen auf mittlerer und unterer Ebene arbeitenden Hofbediensteten und Sekretäre, die sich, so v. Polenz, oft in den deutschen Sprachgesellschaften engagierten und nach ‚Reinigung‘ und

---

24 *Sie* [die Schriftsteller] *schließen eine Parenthese in die andere, und oft findet man erst am Ende einer Seite das Wort, von welchem der Sinn der ganzen Periode abhängt* (zit. nach Steinmetz 1985: 68).

Pflege der Sprache strebten, damit aber bei den akademischen Juristen wenig Erfolg hatten. Als Minister, Kanzler oder Räte legten diese großen Wert auf ihr Statussymbol Latein. „So kam es, dass die in der schönen Literatur und in den philosophischen Wissenschaften um 1700 bereits weit vorangeschrittene Kultivierung der deutschen Sprache im rechtssprachlichen Bereich noch lange unterblieb, genauer: in ständischem Konservativismus bewusst versäumt wurde“ (v. Polenz 2013: 56). Eine Reform war nur durch sprachenpolitische Bemühungen möglich (vgl. Hattenhauer 1987: 24 f.). Zwar hatte Leibniz schon 1667 gefordert, das *Corpus iuris* zu übersetzen und juristische Disputationen auf Deutsch abzuhalten, später beharrte er aber auch selbst auf dem Lateinischen als juristischer Wissenschaftssprache (vgl. v. Polenz 2013: 56). Zu den bleibenden Verdiensten von Leibniz gehört, dass auf sein Betreiben die Pflege der deutschen Sprache in Preußen zur Staatsangelegenheit erhoben wurde. Die Interessen des Königs galten dabei aber vor allem dem Stil der Beamten. „Aus der Standessprache der Juristen sollte eine staatlich überwachte Amtssprache werden“ (Hattenhauer 1987: 26). Die Reform geschah aber nicht aus kulturpatriotischen Gründen – sondern aus dem „Systemstreben des Vernunftrechts“ (Hattenhauer 1987: 34) der Aufklärungszeit.

Nur sehr mühsam und gegen die Widerstände der akademischen Juristen kam die Reform in Gang. Mehrere Kodifizierungsentwürfe, z. B. von Thomasius 1714, scheiterten. Erst Friedrich II. konnte die Veränderungen erfolgreich in die Wege leiten. Seine aufklärerische Rechtssprachpolitik verknüpfte den Übergang vom Lateinischen zum Deutschen zugleich mit der „Sprachkultivierungsaufgabe eines allgemeinverständlichen, klaren Deutsch“ (v. Polenz 2013: 58).

Ähnlich langwierig gestaltete sich die Reform der Gesetzessprache in der Habsburgermonarchie. Brauneder nennt als die dort wohl am höchsten geschätzten Verfasser von Lehrwerken zur Gesetzessprache Joseph von Sonnenfels und Georg Scheidlein sowie die allgemeinen Sprachlehren von Adelung und Stosch. Am wirkmächtigsten war, so Brauneder, Sonnenfels, der auch selbst unmittelbar bei der Gesetzgebung mitwirkte und in der Circular-Verordnung 1782 I 23 die ‚Weitläufigkeit‘ für alle öffentlichen Schriftstücke verbot. Nicht ohne Grund fühlt man sich an die auf breiter Basis diskutierten zeitgenössischen Stilideale erinnert, denn Sonnenfels fordert in seinem Lehrwerk zur Rechts- und Gesetzessprache außerdem ausdrücklich: *Sprachrichtigkeit, Deutlichkeit, Kürze, Anstand* (vgl. Brauneder 1991: 117 f.).

Schwitalla (2002) zeigt, dass die Kanzleisyntax lange zur Sozialdistinguierung genutzt wurde. Viele Textsorten der öffentlichen Herrschaftsdarstellung und -ausübung weisen einen ausgesprochen komplexen Satzbau auf.

> Von Anfang an trug die Kanzleisyntax die konnotative Aura von Macht und Herrschaft mit sich. Deshalb wurde sie auch für Personen, die kein politisches Amt ausübten, attraktiv; in der metaphorischen Kraft des Kanzleistils sahen sie eine Möglichkeit, Aufmerksamkeit zu wecken und Anspruch auf öffentliches Gehör zu erheben.
> (Schwitalla 2002: 379)

Zu den typischen Elementen des Kanzleistils[25] zählt Schwitalla vorangestellte und mehrfach untergeordnete Nebensätze, Reihung von Doppelformen, deverbale Substantivableitungen, formelhafte Adjektive für jeden Stand und formelhafte Ausdrücke für bestimmte Briefteile und Sprechhandlungen[26] (vgl. Schwitalla 2002: 380 f.). Innerhalb eines relativ kurzen Zeitraumes erlitt der einst im Ansehen so hoch stehende Kanzleistil aber einen deutlichen Prestigeverlust, wie Brooks (2001) gezeigt hat. Dieser scheint so gravierend gewesen zu sein, dass sich der schon erwähnte habsburgische Professor Joseph von Sonnenfels genötigt sah, in seinem Werk zur Reformierung der Verwaltungssprache in den Habsburger Landen von „Geschäftsstil" zu sprechen.

7.2 *Anweiſungen fůr Arzneybefliſſene* – Zeitgenössische Anleitungen

Auf der Basis dieser allgemeinen Ausführung ergeben sich nun für medizinische Gutachten die folgenden Fragestellungen:

1. In welcher Form tritt metakommunikatives Wissen hier zutage?
2. Welche Sprach- und Stilkonzeptionen liegen den Fachtexten zu Grunde?
3. Welcher Argumentationen bedienen sich die Verfasser?
4. Lassen sich Akzentverschiebungen im Vergleich zur sprach- und stiltheoretischen Diskussion des Untersuchungszeitraumes festmachen?
5. Welche Kriterien werden geltend gemacht, um ‚gute' von ‚schlechten' Gutachten zu unterscheiden?

---

25 Der Ursprung des Begriffs, so Meier (2009: 132), lasse sich bis ins Mittelalter zurückverfolgen. „Dort umfasste der *canzley-styl* formelle, in Handbüchern definierte Schreibregeln für gerichtliche Schriftstücke und Amtstexte unter Einbezug von lateinischen Fachbegriffen".

26 Der Höhepunkt der Kanonisierung war im 17. und 18. Jahrhundert erreicht, im 19. Jahrhundert kam es zu einem Formelabbau (vgl. Meier 2009: 133). Die Schreibkonventionen bestimmten dabei die formale Gestaltung des Schriftstückes, die von der sozialen Stellung des Schreibenden sowie des Adressierten und ihres Verhältnisses zueinander abhing. Je nach Kommunikationssituation wurden Sprachwahl, Anrede, Titel, Einleitung, Anliegen, Schluss- und Grußformeln angepasst.

Das Verfassen von anleitenden, auf die Vermittlung metakommunikativen Wissens ausgerichteten Texten ist im Verwaltungsbereich des 18. Jahrhundert nichts Ungewöhnliches. Steger (1998: 296) verweist darauf, dass Alltags- und Fachtextsorten aus fast allen Kommunikationsbereichen eine kritische Begleitung erfahren haben. Fast immer folgen sie ähnlichen Mustern, typischerweise wird die veraltete, nicht den Normen entsprechende Textgestaltung angesprochen und mit neueren Varianten kontrastiert. Zu dieser Art von Texten zählt Steger Briefsteller, Formularbücher, Benimmbücher, ethisch räsonnierende Abhandlungen, Zeitungsartikel, Zeitgeistliteratur sowie Sprachkritiken – alles Formate, die oft recht konservativen Prinzipien folgen würden, manchmal aber auch in Gang befindliche Textsortenentwicklungen abbildeten. Und so überrascht es nicht, dass sich auch für medizinische Gutachten zahlreiche metakommunikative Äußerungen und sogar Textsortenanleitungen nachweisen lassen.

Um 1700 scheint sich der Blick der Zeitgenossen auf medizinische Gutachten geändert zu haben. Die Phase des Experimentierens mit unterschiedlichen Formen neigte sich dem Ende zu, die Textmuster waren so weit etabliert, dass die Sprachteilnehmer genaue Vorstellungen davon besaßen, welche Kriterien ein Gutachten zu erfüllen hatte. Ab dem Anfang des 18. Jahrhunderts stieg die Nachfrage nach Ratgeberliteratur zum Thema, und mehrere monographische Einführungen und Anweisungen erschienen. Auch die Herausgeber der Sammlungen reagierten in Vorworten und Kommentaren auf das Bedürfnis der Leser nach Hilfestellung und Anleitung. Verglichen mit anderen Textsorten haben sich – ein Glücksfall für die Forschung – verhältnismäßig viele anleitende Texte und metakommunikative Äußerungen erhalten. Umso erstaunlicher, dass diese in der Forschung bisher unberücksichtigt blieben. Nur die relativ junge Anleitung von Johann Brinckmann (1783) wird am Rande erwähnt, und zwar in einem Beitrag medizinhistorischer Provenienz von Müller & Fangerau (2010). In der vorliegenden Arbeit erfolgt erstmals die bibliographische Erfassung, Beschreibung und systematische Auswertung dieser anleitenden Texte und Äußerungen. Hier zunächst eine knappe Charakteristik dieser Texte, die der Analyse der in ihnen vertretenen Sprach- und Stilauffassungen vorauszugehen hat.

Metasprachliche Äußerungen finden sich in Vorworten oder Kommentaren der Fallsammlungen. In den Vorworten sind diese eingebettet in systematische Beschreibungen der Diagnosefindung und Textproduktion wie beispielsweise bei Friedrich Hoffmann oder in der Sammlung Matthias Pfanns. Daneben existieren aber auch Mischformen, in denen sich anleitende Kommentare und beispielhafte Texte abwechseln. Auf eine Erläuterung folgt ein exemplarisches Gutachten *et vice versa*. Büttners Ratgeber gewichtet den theoretischen Teil höher und setzt weniger auf Beispiele. Brinckmanns Anweisung kommt ganz ohne exemplarische Gutachten aus. Auffallend ist, dass sich die meisten Anleitungen auf das Verfassen von Texten im gerichtsmedizinischen Bereich konzentrieren.

Die folgende Tabelle erfasst deutschsprachige Texte[27], Anleitungen und Vorworte, die sich explizit mit dem Abfassen medizinischer Gutachten befassen, in chronologischer Reihenfolge ihres Erscheinens. Um auch den katholischen Südosten berücksichtigen zu können, wird als jüngster Text die 1814 in Wien erschienene *Inſtruction* in die Untersuchung einbezogen.[28]

Tabelle 5: Deutschsprachige Textsortenanleitungen

Jahr	Anleitungen
1713	*Die Kunſt Chirurgiſche Berichte und Wund=Zettul abzufaſſen. Aus dem Frantzöſiſchen ins Teutſche überſetzt.* Budißin.
1733	Hoffmann, Friedrich: Vorrede zur *Medicina Conſultatoria* I
1750	Pfann, Matthias Georg: Vorrede zur *Sammlung verſchiedener merkwürdiger Fälle*
1768	Büttner, Christoph Gottlieb: *Anweiſung für angehende Arzeneybeflißene, worauf ſie bey Ausſtellung e. Obductions-Attestes über tödtliche Verletzungen mit Acht zu geben haben.* Königsberg.
1783	Brinckmann, Johann Peter: *Anweiſung für Aerzte und Wundärzte, um bey gerichtlichen Unterſuchungen vollſtändige Viſa Reperta zu liefern.* Frankfurt und Leipzig.
1814	*Inſtruction für die öffentlich angeſtellten Aerzte und Wundärzte in den k. k. öſterreichiſchen Staaten, wie ſie ſich bey gerichtlichen Leichenſchauen zu benehmen haben.* Wien.

Die älteste, hier berücksichtigte deutschsprachige Anleitung ist die 1713[29] anonym herausgegebene *Kunſt Chirurgiſche Berichte und Wund=Zettul abzufaſſen.* Wie im

27 Es ist anzunehmen, dass auch in den Sammlungen des 16. und 17. Jahrhunderts mitunter schon sprach- und stilkritische Äußerungen nachweisbar sind. Die Überprüfung dieser Hypothese wäre sicherlich eine lohnende Aufgabe.

28 Auch im 19. Jahrhundert erschienen anleitende Texte. Als Beispiel seien hier nur zwei Titel genannt, die 1821 und 1836 in Wien veröffentlichten Anleitungen Josef Bernts: *Visa reperta und gerichtlich-medicinische Gutachten über gesunde und kranke Zustände des Menschen. Gesammelt aus älteren und neueren Quellen und als erläuternder Anhang zu seinem systematischen Handbuche der gerichtlichen Arzneikunde herausgegeben* und die *Anleitung zur Abfassung medicinisch=gerichtlicher Fundscheine und Gutachten, für angehende Ärzte, Wundärzte und Gerichtspersonen.*

29 1739 und 1769 erschienen weitere Auflagen, die sich inhaltlich kaum unterscheiden. Auf graphischer Ebene wurde die Anleitung aber in mehrfacher Hinsicht überarbeitet. Während die erste und zweite Ausgabe noch weitgehend barocken Gepflogenheiten folgt, finden sich in der dritten Auflage verschiedene Neuerungen. So wurde beispielsweise die 1713 noch durchgehend verwendete Virgel in den späteren Varianten durch Kommata ersetzt. Die Substantivgroßschrei-

Titel schon vermerkt, handelt es sich dabei um eine Übersetzung einer zehn Jahre zuvor von Jean Devaux veröffentlichten französischen Anleitung bzw. Sammlung.[30] Der bei Johann George Hüneln herausgegebene deutsche Text erscheint auf den ersten Blick kürzer als die 1703 in Paris gedruckte Vorlage.[31] Obwohl es keine Vorrede oder andere Paratexte gibt, die Auskunft über den intendierten Leserkreis geben könnten, spricht die Übersetzung von einer Volkssprache in eine andere dafür, dass man ein nicht unbedingt akademisches Zielpublikum erreichen wollte. In insgesamt 23 Kapiteln werden in der französischen wie in den deutschen Ausgaben die als relevant erachteten Wissensbereiche abgehandelt und mit exemplarischen Wundzetteln illustriert, die fast ausnahmslos aus Paris stammen. Metasprachliche Äußerungen finden sich vor allem in den Anfangskapiteln, aber auch immer wieder verstreut im ganzen Werk.

Fast nie beschäftigen sich Anweisungen mit dem korrekten Abfassen von *Consilia* und Krankheitsberichten. Eine Ausnahme stellt nur das von Friedrich Hoffmann für den ersten Band seiner *Medicina Consultatoria* verfasste Vorwort dar, das *Von dem vortrefflichen Nutȝen derer Obſervationum und Conſiliorum Medicorum* handelt. Hoffmann grenzt zunächst den Leserkreis auf *der Mediciniſchen Wiſſenſchafft gefliſſene*[...] *Leſer* ein, fügt eine Kritik der zeitgenössischen Medizin an, die seines Erachtens vor allem von widersprüchlichen Urteilen geprägt sei. Was folgt, ist eine Erläuterung aller in einem *Consilium* zu berücksichtigenden Umstände. Das Vorwort endet mit einer Explikation des im Titel ja schon angekündigten Nutzens solcher vollständigen *Consilia*. Der Schwerpunkt liegt dabei

---

bung, die der ältere Text nur sporadisch zur Markierung des Satzanfanges oder für das Verständnis besonders relevanter Substantive aufweist, ist im jüngsten Text konsequent durchgeführt. Die bei der ersten Auflage noch durch Antiqua markierten Fachbegriffe sind in der dritten Ausgabe konsequent auch in Fraktur gesetzt. Die weiteren deutschen Auflagen sprechen für den Erfolg dieses Werkes. In den einschlägigen Texten wird das Werk im Übrigen mehrfach berücksichtigt. So zieht beispielsweise Pfann es im sechsten Fall seiner 1750 erschienenen *Sammlung verschiedener merkwürdiger Fälle* zu Rate (vgl. Pfann 1750: 102).

30 *L'art de faire les raports en chirurgie, où l'on enſeigne la Pratique, les Formules & le Stile le plus en uſage parmi les Chirurgiens commis aux Raports; Avec un extrait des Arreſt, Statuts & Reglemens faits en conſequence.* Die französische Ausgabe erfuhr mindestens zwei weitere Auflagen, nämlich 1743 und 1746, durchaus ein Indiz dafür, dass dem Lehrwerk auch in Frankreich ein gewisser Erfolg beschieden war.

31 Möglich wäre, dass der französischen Ausgabe eine lateinische Version vorangegangen ist; entsprechende Recherchen führten aber zu keinem Ergebnis. Es tauchten nur weitere, ausschließlich auf Französisch verfasste Werke des Autors auf: So zum Beispiel das 1699 erschienene Werk *Le medecine de sol-meme. Ou l'art de se conserver la santé per l'instinct.* Gegen eine lateinische Vorlage spricht, dass auf dem Titelblatt der deutschen Ausgabe explizit das Französische als Sprache des Ausgangstextes genannt wird.

nicht in erster Linie auf metasprachlichen Aussagen, sondern vielmehr auf grundsätzlichen Regeln gutachterlicher Praxis, die sich vor allem auf inhaltliche Fragen beziehen.[32]

Glaubt man Matthias Georg Pfann (1750: Vorrede, unpaginiert), Professor an der medizinischen Fakultät der 1743 gegründeten Friedrichs-Universität in Erlangen, dann bot diese *offtgerůhmte* Vorrede Hoffmanns *unter andern nůtzlichen Lehren, eine getreue und mit vieler Deutlichkeit und Grůndlichkeit ausgearbeitete Anweiſung, wie er* [der angehende Arzt] *ſich bey Abfaſſung der Kranckheits=Berichte verhalten? welche Reguln er dabey beobachten? und was ůberhaupt vollſtåndige Obſervationen vor Erfordernůſſe haben ſollen?* Da Hoffmann aber seiner Vorrede keine *Vorſchrift* [...] *nach welcher Wund= und Sections Berichte abgefaſſet werden můſſen einverleibt* (Pfann 1750: Vorrede, unpaginiert) habe, teile er, also Pfann selbst, seinen *kurzen Entwurf* mit. Er schildert zunächst die Notwendigkeit amtlicher medizinischer Untersuchungen und deren Legitimation durch Rechtsgelehrte, die Bibel und die peinliche Hals=Gerichts=Ordnung Kaiser Karls, um dann auch die moralische Verantwortung des Arztes, bei der Aufklärung von Verbrechen zu helfen, darzustellen. Anschließend erläutert er auf der Basis einer Textsortendefinition alle in einem Sektionsbericht zu berücksichtigenden Umstände. Dabei bezieht er sich wie seine Vorgänger primär auf inhaltliche Fragen. Seine direkt darauf folgenden Ausführungen zu den Krankheitsberichten orientieren sich stark an den von Friedrich Hoffmann formulierten Vorgaben und Regeln.

Die 40 Seiten umfassende *Anweiſung fůr angehende Arzneybefliſsene* von Christoph Gottlieb Büttner[33] erschien 1767 bei Johann Jakob Kanter in Königs-

---

32 So warnt er vor vorschnell gezogenen Schlüssen und fordert „*accurate und vollſtåndige obſervationes, ſive hiſtoriæ morborum & ſpecies facti*", d. h. möglichst umfassende Beschreibungen des Patienten, seines Umfeldes und seiner Lebensgewohnheiten in gesundem Zustand. Genauso vollständig und umfangreich soll auch die Erfassung des *morbus* ausfallen, in enger Zusammenschau der Auswirkungen der Krankheit auf die zuvor beschriebenen Lebensgewohnheiten etc. des Patienten. Nicht fehlen darf außerdem die Nennung von Dosis und Wirkung der bis dahin verschriebenen Medikamente – denn, das wird Hoffmann nicht müde zu betonen, nicht alle Patienten reagieren auf ein Medikament gleich, die Wirkung hänge vom Zusammenspiel aller Faktoren ab. Falls der Patient dann unglücklicherweise doch versterben sollte, gehört zu einer vollständigen Erfassung schließlich auch eine legale Sektion mit entsprechendem Bericht (vgl. Hoffmann 1721: Vorrede, unpaginiert).

33 Büttner hatte zunächst in Königsberg studiert, wechselte aber dann nach Halle zu Michael Alberti und Friedrich Hoffmann. Dass er die Fallsammlungen seiner Lehrer kannte und sich vermutlich auch bei seiner Anleitung an deren Idealvorstellungen orientierte, zeigt schon das Vorwort der *Anweiſung*, in dem er dem angehenden jungen Arzt neben anderen grundlegenden gerichtsmedizinischen Werken auch eben diese Fallsammlungen zur Lektüre empfiehlt (Büttner

berg.[34] Obwohl Büttner im Vorwort ausschließlich angehende Kreisphysici als Adressaten angibt, muss er doch an einen erweiterten Leserkreis gedacht haben, denn im Laufe der Anweisung deutet er immer wieder in diese Richtung und druckt überdies zum Nutzen der *juriſtiſchen Jugend* (Büttner 1767: 35) die Rechtsurteile zu den besprochenen Fällen ab, ein nicht unerheblicher Teil der gesamten Anleitung. Der Kürze der Anweisung ist es vermutlich geschuldet, dass Büttner im ganzen nur drei Fallbeispiele bespricht, und zwar ausschließlich solche, die von Kopfverletzungen handeln. Auffallend ist, dass Obduktionsbericht, Kommentar und Rechtstexte oft ineinander übergehen, da von graphisch abgrenzenden Markierungen abgesehen wird.

Obwohl die Anleitung nicht von einer administrativen Instanz in Auftrag gegeben wurde, steht bei Büttner der Bezug zu Staat und Obrigkeit stärker im Mittelpunkt als bei den älteren Anleitungen. Das Sezieren der Verstorbenen und das Verfassen entsprechender Obduktionsberichte wird hier vor allem durch die Obrigkeit legitimiert, die, um Verbrechen gerecht bestrafen zu können, ärztlicher Gutachten bedürfe. Hier spiegelt sich das gestiegene Selbstbewusstsein der Ärzteschaft wider, die im Laufe des 18. Jahrhunderts immer mehr Einfluss auf das öffentliche Gesundheitswesen gewinnen konnte (vgl. Stenzel 2005).

Dass in den naturwissenschaftlichen Fächern Tabellen, Schemata und quantitativ-statistische Angaben als autoritätsstiftende Elemente zur Untermauerung der Argumentation an Bedeutung gewannen, zeigt auch die 1783 erschienene *Anweiſung für Aerʒte und Wundårʒte* von Johann Peter Brinckmann. Im Vorbericht beklagt der Verfasser:

> *Man hat ſich* [...] *von jeher bemůhet, wo es nur mǒglich war, die Wiſſenſchaften in Tabellen, oder in ein Schema ganʒ kurʒ ʒu entwerfen,* [...] *Ein dergleichen åhnliches Schema in der mediciniſchen Rechtsgelahrtheit, oder auch nur der Kunſt Wundſcheine abʒufaſſen, fehlet uns gånʒlich.*
> (Brinckmann 1783: 3 f.)

Anschließend erläutert er die zu erwartenden Vorteile eines solchen Schemas. Auch diese Anleitung sieht vor allem in angehenden Ärzten und Chirurgen ihren Leserkreis.

1767: VI–VIII). Nach einem Studium am Collegium medico-chirurgicum in Berlin wurde Büttner schließlich Professor in Königsberg (nach eigener Aussage 1738, vgl. Büttner 1767: VI), wo er ein *Theatrum Anatomicum* aus eigener Tasche finanzierte.

34 1768 wurde seine thematisch stärker auf Kindsmord zugeschnittene Anweisung veröffentlicht, die unter dem Titel *D. Christoph Gottlieb Büttners vollständige Anweisung wie durch anzustellende Besichtigungen ein verübter Kindermord auszumitteln sey* herauskam und 1804 eine zweite, von Johann Daniel Metzger kommentierte Auflage erfuhr.

Brinckmanns ca. 70 Seiten umfassende Anweisung ist in drei Teile gegliedert, einen ersten, der sich eher allgemeinerer Regeln annimmt, einen zweiten, der besondere Umstände und deren Auswirkungen auf das korrekte Erstellen von Gutachten erläutert sowie ein weiterer, der sich mit der Tödlichkeit von Wunden beschäftigt, ein Thema, das ganz besonders häufig in ähnlichen Zusammenhängen diskutiert wurde.

Wohl die erste Anleitung, die in den K.-k.-Staaten erschien, ist die anonyme *Inſtruction für die ŏffentlich angeſtellten Aerzte und Wundărzte in den k.k. ŏſterreichiſchen Staaten, wie ſie ſich bey gerichtlichen Leichenſchauen zu benehmen haben.* Bei dem Verfasser dürfte es sich um den seit 1801 erst als außerordentlicher Professor für die medizinische Policey und gerichtliche Arzneikunde und später als Professor für Gerichtsmedizin an der Universität Wien lehrenden Ferdinand Bernhard Vietz (1772–1815) handeln. Er wurde später Direktor des Tierarzneiinstituts in Wien, eine berufliche Umorientierung, die heute vielleicht etwas seltsam anmutet, aber im 19. Jahrhundert durchaus nicht ungewöhnlich war. Seine *Inſtruction* wurde 1836 in das Italienische übersetzt, behielt also noch etliche Jahre Geltung. Das verhältnismäßig späte Erscheinungsjahr belegt die insgesamt verzögerte Entwicklung des Medizinalwesens der katholischen Gebiete, von der im vorhergehenden Kapitel schon die Rede war.

Die Gliederung des 71 Seiten und 118 Paragraphen umfassenden Werks[35] erinnert an die der älteren Anleitungen. Die durchgehenden Paragraphen werden

35 Die Paragraphen verteilen sich auf eine 24 Abschnitte umfassende Einleitung und sieben weitere Kapitel. Das erste, in das die Paragraphen 25 bis 48 fallen, befasst sich ganz allgemein mit der gerichtlichen Leichenschau. Das Sezieren wird zunächst in Teilschritte, nämlich Vorbereitung, Durchführung und Nachbereitung unterteilt, wobei das Verfassen von Gutachten zum dritten Arbeitsschritt gehört. Nacheinander werden die Themen Obduktionswerkzeuge (§ 26), Anforderungen an den Ort der Leichenschau, Leichentransport (§ 27), Nebenumstände und deren Aufnahme in den Fundschein (§§ 28 und 29), äußere Auffälligkeiten an der Leiche, Ausziehen der Leiche (§ 30), Sonderfälle wie gefrorene Leichname (§ 31), das Berücksichtigen von gegen eine Obduktion sprechenden Umständen (§ 32), Grade der Fäulnis und der Umgang damit (§§ 34–36), Vorgehen bei der äußeren Besichtigung (§ 36), schwer zu entdeckende Verletzungen (§ 37), nähere Untersuchung der Verletzung (§ 38), Beschreibung blauer und brauner Flecken (§ 39), Vorgehen bei der inneren Obduktion (§ 40), zu öffnende Körperhöhlen (§§ 41 und 42), Beschreibung von Wunden (§ 43), Quetschungen (§ 44), Schusswunden (§ 45), Verrenkungen (§ 46), Verbrennungen und Verbrühungen (§ 47), Zeitpunkt der Verletzungen (§ 48) bearbeitet. Nach dieser eher allgemeinen Anleitung werden in den folgenden Kapiteln speziellere Themen behandelt: Das zweite Kapitel befasst sich mit der Untersuchung des Kopfes (§§ 49–56), Kapitel drei mit der von Mundhöhle, Hals und Rückgrat (§§ 57–62), Kapitel vier thematisiert die Obduktion der Brust (§§ 63–73), Kapitel fünf die des Unterleibs (§§ 74–92). Im sechsten Kapitel werden Giftmorde behandelt (§§ 93–103) und das siebte erläutert die zu berücksichtigenden Besonderheiten bei der Untersuchung tot gefundener Neugeborener (§§ 104–117).

freilich zusätzlich durch Kapitel thematisch gegliedert, von der Einleitung über das erste allgemeine Kapitel *Von der gerichtlichen Leichenſchau überhaupt* zu den *Beſondere*[n] *Regeln*, die das Procedere bei Giftmorden oder toten Kindern behandeln.

7.2.1 Textsortendefinitionen

Zu den zentralen, wenn auch nicht obligatorischen Themen der Anleitungen gehört die Formulierung einer Textsortendefinition, allerdings der Ausrichtung entsprechend nur für die vor Gericht relevanten Texte. Schon die älteste Sammlung Devauxs definiert die behandelten Texte gleich im ersten Kapitel:

> *Das wortt bericht heiſſet im lateiniſchen Relatio, und kômmt von dem verbo Refero her / welches ſo viel heiſſet / als ich ſtatte einen bericht ab.*
> *Dieſem erſten concepte nach ſind die chirurgi=ſchen berichte glaubwůrdige und ôffentliche acten/ welche vereydete chirurgi denen gerichten abzuſtatten gehalten ſind / wenn ſie darzu erfordert werden / oder welche ſie auf verordnung der obrigkeit nach ihrem gewiſſen von ſich zu ſtellen befugt ſind/ wenn derſelben nachricht von verſtorbenen / verwundeten / krancken oder geſunden perſonen/ welche ſie beſuchen abzuſtatten iſt/ damit der richter / oder wen es angehet / davon informiret wer=de / und deßhalben ſo wohl dem allgemeinen we=ſen zum beſten / als auch privat-perſonen gebuhr=rende verfůgung gethan werde.*
> (Devaux 1713: 1)

Die Definition präsentiert sich zweigeteilt. Einem ersten Teil, der den Terminus *bericht* und dessen lateinische Entsprechung behandelt, folgt eine *descriptio*, in der die typischen Umstände der Textproduktion dargestellt werden. Der erste Teil folgt dabei dem für Definitionen typischen und aus anderen Fachtexten weithin bekannten Schema *x heißt y*, einem bevorzugt in Initialposition stehendem Prädikativsatz. Meist wird mit dieser formelhaften Wendung ein lateinischer oder latinisierter Begriff mit einem volkssprachlichen erklärt. In diesem Beispiel verhält es sich anders: ausgehend vom volkssprachlichen Begriff wird die lateinische Entsprechung geboten. Auch der zweite Teil der Definition bedient sich einer Formulierungsstereotype, nämlich *x ist ein y*. In einem attributiven Relativsatz werden die typischen Eigenschaften von *y* genannt. Die rhetorischen Leitfragen dienen dabei als Grundlage der Textstrukturierung: ***quis*** (*vereydete chirurgi*) ***quid*** (*die chirurgi=ſchen berichte*) ***cur*** (*damit der richter / oder wen es angehet / davon informiret wer=de und deßhalben ſo wohl dem allgemeinen we=ſen zum beſten / als auch privat-perſonen gebuhr=rende verfůgung gethan werde*) ***ubi*** (*denen gerichten*) ***quomodo*** (*nach ihrem gewiſſen*), und ***quando*** (*wenn ſie darzu erfordert werden*).

In Struktur und Inhalt ganz ähnlich präsentiert sich die Mitte des 18. Jahrhunderts von Pfann formulierte Definition des Sektionsberichts.

> *Dieſem zu folge/ ſind Sections=Berichte, in gegenwårtigem Fall eigentlich nichts anders, als glaubwůrdige und ǒffentliche Acten, welche vereidete Medici und Chirurgi von der Beſchaffenheit einer oder mehrerer, an einem verblichenen Cǒrper wahrgenommenen Verwundungen und anderer dabey befundenen Umſtånde, nach ihrem Gewiſſen von ſich zu ſtellen und denen Gerichten/ auf Erfordern, zu ůbergeben ſchuldig und verbunden ſind.*
> (Pfann 1750: Vorrede, unpaginiert)

Der Erlanger Professor verzichtet zwar auf die Bezugnahme zum lateinischen Terminus, ihm war aber zweifelsohne die Variante Devauxs bekannt, da er zwei seiner Formulierungen wortgetreu übernimmt (*glaubwůrdige und ǒffentliche Acten, welche vereidete Chirurgi* und *nach ihrem gewiſſen von ſich zu ſtellen*). Die Kenntnis der Devauxschen Definition geht aber auch aus einem von ihm gedruckten Gutachten hervor, in dem die Erlanger Universitätsmediziner die Übersetzung der französischen Anleitung zitieren (vgl. Pfann 1750: 102).

Auch die jüngste, hier berücksichtigte Definition folgt dem Schema *x ist y*. *X* ist in diesem Fall durch die syndetisch gereihten Synonyma *Fundſchein oder der Obductionsbericht (Visum repertum)* besetzt, ähnlich wie in den älteren Definitionen werden die Eigenschaften in einem attributiven Relativsatz ergänzt.

> *Der Fundſchein oder der Obductionsbericht* (Visum repertum) *iſt die ſchriftliche Ausarbeitung, welche die bei der gerichtlichen Leichenſchau gegenwårtigen Medicinalperſonen über Art und Weiſe der Unterſuchung des Gerichts ůber den Gegenſtand der Unterſuchung vorgelegten Fragen an die Obrigkeit oder die Behǒrde, von der die Unterſuchung angeordnet wurde, einzuſenden haben.*
> (Vietz 1814: 10)

Zu den konstitutiven Merkmalen der Textsorte *Sektionsbericht* zählen im Untersuchungszeitraum also *schriftlich* und *eingefordert*.

7.2.2 Normative Sprach- und Stilkritik

Die Kommentare und Anleitungen sind zweifelsohne von den zeitgenössischen Stilidealen geprägt. Die Tugenden sprachlicher Darstellung (*virtutes elocutionis*), nämlich Sprachrichtigkeit (*latinitas*), Klarheit (*perspicuitas*) und Angemessenheit (*aptum*) werden vielfach eingefordert, wohingegen Dunkelheit, Unverständlichkeit, Mangelhaftigkeit sowie Fremdwortgebrauch durchweg abgelehnt werden. Schon in der ältesten Anleitung Jean Devauxs findet sich die zentrale Forderung nach ‚Deutlichkeit' und ‚Kürze' als die stilistischen Leitprinzipien der

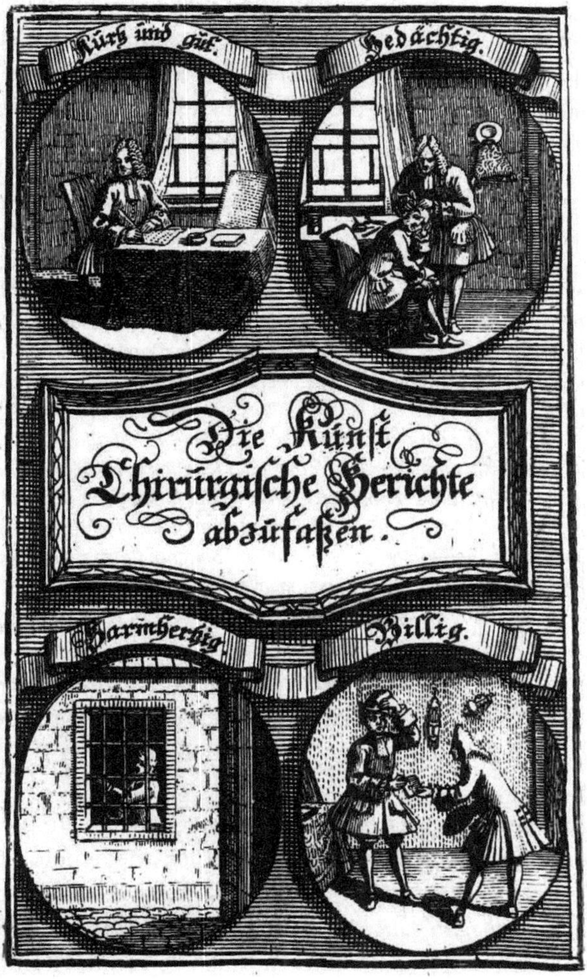

Abb. 9: Titelkupfer der deutschen Ausgabe Jean Devauxs (1713: unpaginiert)

Textproduktion. Und die deutsche Übersetzung Devauxs geht sogar noch einen Schritt weiter, indem sie das Kriterium der ‚Kürze' im Titelkupfer aufgreift und emblematisch pointiert.[36]

36 Dieses Titelkupfer sowie dessen Beschreibung wurden in der dritten Auflage von 1769 nicht mehr abgedruckt.

Auf dem Blatt sind vier Szenen zu sehen, die ärztliche Tätigkeiten darstellen. Die erste zeigt einen Arzt am Schreibtisch, der, mit dem Federkiel in der Hand, offenbar gerade im Begriff ist, ein Gutachten oder Attest zu verfassen. Über der Szene steht die Inscriptio *kūrtʒ ūnd gūt*, und die sich reimende *Erklåhrung des kupffer=blatts* nimmt darauf nochmals ausdrücklich Bezug:

> *Erklåhrung des kupffer=blatts.|| MEin leſer / dieſes bild wil dir gantʒ kůrtʒlich weiſen/ || Was dem* Chirurgo *ſtets vor augen ſtehen ſoll/ || Weñ man nebſt ſeiner kunſt auch das an ihm ſoll preiſen/ ||Daß ſein bericht recht wohl und guter griffe voll. || Das erſte bildgen ʒeigt/ was man bey allen ſchreiben || Als ein geſchickter artʒt bedencket/ macht/ und thut. || Man muß recht* accurat *bey ieder ſache bleiben/ || Drum ſteht das* Lemma *da: Er ſchreibe kurtʒ und gut. || Hierauff erkennet man / wieviel er ʒu berichten/ || Und wie ʒum erſten die* Denuntiation || *Mit ſorgfalt und bedacht recht klůglich einʒurichten/ || Wer hier bedåchtig iſt/ der trågt den Preiß davon. || Das dritte bildgen ſucht* compendieux *ʒu lehren/ || Was ʒu erachten ſey/ wenn man* intercedirt/ || *Man ſucht den urtheils=ſpruch von krancken abʒukehren/ || Und alſo wird der kiel barmhertʒig fortgeführt. || Ja endlich muß man auch die feder klůglich lencken/ || Wenn andre ſtreitende recht ʒu* taxiren *ſind. || Und hier muß auch der artʒt mit allem eiffer dencken/ || Daß man ihn alleʒeit gerecht und billig ſind. ||Diß iſt/ woʒu den artʒt kunſt und gewiſſen treibet/ || Und dieſe pflichten ſind beſtåndig allgemein/ || Wer die berichte ſtets nach dieſen regeln ſchreibet/ || Der wird geſchickt und klug ʒu allen ʒeiten ſeyn. ||*
> (Devaux 1713: unpaginiert)

Nicht ganz so prominent platziert, aber deswegen nicht weniger dringlich ist Devauxs Empfehlung, der Arzt möge alle für den Richter relevanten Umstände genau beobachten und *mit deutlichen und vernehmlichen redens arten /* [...] (Devaux 1713: 20) schildern.

Die so exponierten Stilmerkmale werden auch in allen weiteren sprach- und stilkritischen Äußerungen der Folgezeit mit großem Nachdruck wiederholt. So charakterisiert Friedrich Hoffmann seine eigene Schreibart als *kurtʒ, deutlich und gründlich* [...] *ohne weitlåufftige allegata und rationes nihil concludentes* (Hoffmann 1728: Vorrede, unpaginiert), und wenn er über die auch von anderen Gutachten zu erfüllenden Stileigenschaften spricht, gelten vergleichbare Ansprüche. In der Vorrede zur Sammlung seines Schülers Christian Gottlieb Troppanneger (1733: Vorrede, unpaginiert) dekretiert Hoffmann:

> [Der Arzt muss] [...] *die Antwort darauff deutlich, kurtʒ, wohlgegründet, und bewieſen abfaſſen, keine Argumenta probabilis anführen, oder aus Opinionibus und Allegatis die Sache decidiren.*

In einem ganz ähnlichen Sinne bedauert Gottlieb Budaeus, dass Samuel Sturm, Verfasser der von ihm herausgegebenen Gutachten, *ſich öfffters einer ʒiemlichen Weitlåufftigkeit bedienet hat* (Budaeus 1731: Vorwort, unpaginiert). Und Büttner wiederum mahnt schon deshalb einen klaren Stil an, weil *Obductions-Atteſta*, die *dunkel* und *mit unnöthigen Weitläuftigkeiten oder Sachen, die nicht dazu gehören,* verfasst seien, vor Gericht der gegnerischen Seite oft genug Anlass zur Kritik böten (Büttner 1767: 2). Es konnte sogar geschehen, dass die Stilkriterien selbst zum Gegenstand eines Gutachtens avancierten, denn als ein Gericht die Frage stellte, welche Regeln denn einem *Atteſtatum Medicum* zu Grunde liegen sollten, antworteten die Mitglieder der Erlanger medizinischen Fakultät: *Sollen* [...] *dergleichen Berichte ihre Regelmäſige Vollkommenheit haben; ſo muß in deren Ausfertigung unter andern erforderlichen Stücken I) Alle unnöthige Weitläuftigkeit und 2) Undeutlichkeit vermieden* [werden] (Pfann 1750: 102). Die überregional gebräuchlichen Stilkriterien behalten über den Untersuchungszeitraum hinaus Geltung. So konnte der Wiener Arzt Ferdinand Vietz noch Anfang des 19. Jahrhunderts konstatieren: *Die Schreibart ſelbſt muß deutlich, kurz,* [und] *bündig,* [...] *ſeyn* (Vietz 1814: 11).

Die stilistischen Vorgaben für medizinische Gutachten unterscheiden sich keineswegs von den rhetorischen Leitprinzipien eines Gottsched oder Adelung, die ja, wie gezeigt werden konnte, ebenfalls für Kürze und Deutlichkeit eintraten. Im Unterschied zu diesen bleiben die Appelle aber oft formelhaft und inkonkret. Erläutert dann doch einmal einer der Ärzte, was unter den genannten Merkmalen eigentlich zu verstehen sei, greift man auf Bewährtes zurück. So bezieht sich ‚Deutlichkeit' vor allem auf den lexikalischen Bereich. Devaux empfiehlt, auf *undeutliche*[]/*barbariſche*[] *und ſcholaſtiſche*[] *grillen* zu verzichten (Devaux 1713: 20). Hier deutet sich eine kritische Einstellung zum Fremdwortgebrauch an, wie sie ganz analog in den zeitgenössischen Sprach- und Stilkritiken zu finden ist. Auch Büttner (1767: 2 f.) ermahnt angehende Ärzte, in *Obductions-Atteſtata* nicht *lauter lateiniſche*[], *ja gar griechiſche*[] *Ausdrücke*[] zu gebrauchen, sondern diese *ſollen und müßen* [...] *nothwendig deutſch gegeben werden* [...]. Von einer streng puristischen Haltung, die jedes fremde Wort verbietet, ist man aber weit entfernt. Büttner selbst muss sich in einer Rezension in der *Allgemeinen Deutschen Bibliothek*[37] den Vorwurf des übermäßigen Fremdwortgebrauches gefallen lassen: *Er* [Büttner] *iſt wohl eben nicht ſehr Meiſter im guten Lehrſtile, bedient ſich auch im Unterrichte einer Menge lateiniſcher Worte ohne Noth*[38] (ADB 1770, Bd. 13, St. 2: 508). Am Ende des Untersuchungszeitraumes ist zu lesen, medizinische Gutach-

37 Die von Friedrich Nicolai seit 1765 herausgegebene Rezensionszeitschrift *Allgemeine Deutsche Bibliothek* erschien vierteljährig. Jedes Jahr wurden zwei Bände veröffentlicht, jeder Band in zwei Stücken.

38 Nach diesem eher negativen Urteil schlägt der Rezensent versöhnlichere Töne an, denn er räumt ein, dass in dem Werk auch viel Gutes und nicht nur *Gemeines* zu finden sei (ADB 1770, Bd. 13, St. 2: 508).

ten sollten *ſo viel mőglich ohne lateiniſche oder griechiſche Kunſtausdrůcke ſeyn* (Vietz 1814: 11). Um die terminologische Präzision zu wahren, werden Mischformen vorgeschlagen. Immer dort, *wo Zweydeutigkeiten und Mißverſtåndniſſe eintreten kőnnten,* sei es angebracht, die griechischen oder lateinischen Begriffe *zwiſchen Einklammerungszeichen* zu setzen und *mit der ůblichen deutſchen Benennung* zu ergänzen (Vietz 1814: 11).

Angaben, die als Handreichung zur makrostrukturellen Gliederung von Gutachten verstanden werden könnten, fehlen in den meisten Anleitungen oder sind sehr vage gehalten. Erst relativ spät, in der Anleitung von Ferdinand Vietz (1814: 11), finden sich konkretere Anweisungen:

> *Uebrigens muß ein jeder Obductionsbericht aus folgenden vier Theilen beſtehen: a) aus dem Eingange, b) aus dem historischen Theile, c) dem eigentlichen Gutachten, und d) aus dem Schluße*

Weshalb insistiert nun aber Vietz auf Aspekten der Gliederung, während seine älteren Kollegen diese zu missachten scheinen? Hier ist einmal mehr auf die überragende Bedeutung der Rhetorik als der lange Zeit einzig maßgeblichen Lehre zur Textproduktion zu verweisen. Noch im gesamten 18. Jahrhundert orientierten sich alle Institutionen an rhetorischen Prinzipien, egal welche Dokumente sie zu verfassen hatten. Und da nun die *dispositio*, also die Anordnung der einzelnen Textteile, zum Kernbereich der Beredsamkeit gehört, sahen die älteren Anleitungen wohl schlicht keine Veranlassung, die aus Schule und Universität allseits bekannten Regeln nochmals zu wiederholen. Bei Vietz wiederum könnte es sich genau umgekehrt verhalten: Weil die Verbindlichkeit rhetorischer Textstrukturierungs-Modelle bereits abzunehmen begann, schien es geboten, an ihre Bedeutung zu erinnern.

Die Frage, welche inhaltlichen Aspekte ein vollständiger Sektionsbericht abzudecken habe, wird als obligatorischer Gegenstand von allen Anleitungen ausführlich erörtert. Dabei spielen Prinzipien der Rhetorik erneut eine zentrale Rolle. Die für Gerichtsreden geltende Regel, dass man die Glaubwürdigkeit der Erzählung zu gewährleisten habe, indem man die *elementa narrationis* beachte, wird auf medizinische Gutachten übertragen. Diese *elementa* wiederum ergeben sich aus der Beantwortung von Leitfragen, die dem Schema *quis, quid, cur, ubi, quibus auxiliis, quomodo* und *quando*[39] folgen (vgl. hierzu Lausberg 2008: 183). Dass nun auch der gutachtende Arzt sich diesem bewährten Muster anschließen

---

39 Diese Reihe entspricht der bei Cicero: *persona, factum, causa, locus, tempus, modus, facultas* (vgl. Lausberg 2008: § 328).

soll, zeigt die Empfehlung Georg Matthias Pfanns, der die folgende Variante des Modells zur Textstrukturierung entwickelt:

> *Vor allen Dingen aber wird zur Vollkommenheit eines Sections=Berichts erfordert, daß darinnen nicht nur der Nahme des Entleibten, das Gefchlecht und das Alter; fondern auch, wann es möglich, die natürliche und widernatürliche Befchaffenheit deffen Cörpers vor und nach der Verwundung angezeiget und zugleich gemeldet werde, an welchem Ort, zu was vor einer Zeit, in welcher Gegenwart, und durch wen? die Gerichtliche Befichtigung unternommen worden.*
> (Pfann 1750: Vorrede unpaginiert)

Die *elementa narrationis* sind den entsprechenden Fragen eindeutig zuzuweisen: ***quis*** (*durch wen?*), ***quid*** (*die Gerichtliche Befichtigung*), ***ubi*** (*an welchem Ort*), ***quibus auxiliis*** (*in welcher Gegenwart, mit wessen Unterstützung*), ***quomodo*** (*der Nahme des Entleibten, das Gefchlecht und das Alter; fondern auch, wann es möglich, die natürliche und widernatürliche Befchaffenheit deffen Cörpers vor und nach der Verwundung angezeiget und zugleich gemeldet werde*) und ***quando*** (*zu was vor einer Zeit*). Die Reihenfolge der Textelemente scheint allerdings keine Rolle gespielt zu haben, man passte das Modell im Sinne des *aptums* den individuellen Kommunikationsbedürfnissen einfach an.

Dieser Flexibilität ist es wohl geschuldet, dass das Schema alle Professionalisierungsschübe der Gerichtsmedizin überdauerte. Denn auch die jüngeren Anleitungen machen die Leitfragen zur Grundlage ihrer Ausführungen, lediglich die Formulierungen werden den jeweils gültigen Gepflogenheiten angepasst, und der Anteil behördensprachlicher und fachsprachlicher Elemente nimmt kontinuierlich zu.

> *Soll daher das von ihm* [der Arzt = **quis?**] *abzugebende Vifum repertum* [**quid?**] *auch in formali von diefer Seite den öffentlichen Glauben verdienen, dann muß gleich von Anfang in demfelben vermeldet werden* [**quomodo?**], *auf weffen Befehl, oder Requifition er diefe Unterfuchung angeftellt habe.* [**cur?**] *§ 4 Da ferner nach den Gefetzen bei folcher Criminal Unterfuchung, einige Gerichtsperfonen gegenwärtig feyn müffen, fo muß der das Vifum repertum entwerfende Arzt, oder Wundarzt die Namen der bei der Unterfuchung gegenwärtig feyender Gerichtsperfonen, gleich in Anfang feines Vifi reperti mit einrücken* [**quibus auxiliis?**]
> (Brinckmann 1783: 12 f.)
> *Außerdem muß aber klärlich die Zeit, wenn der Medicus und Chirurgus zur Unterfuchung requiriret worden, wie nicht weniger wie lange nachher, die Obduktion wirklich vorgenommen worden, vermeldet werden* [**quando?**].
> (Brinckmann 1783: 22)

Im Unterschied zu Pfann, der nur zwei gerichtsmedizinische Fachbegriffe (nämlich *Sections=Berichts* und *Gerichtliche Befichtigung*) benutzt, bietet Brinckmann eine ganze Reihe einschlägiger Termini auf, zum Teil mit kanzleisprachlicher Prägung:

Viſum repertum, *in formali*, *öffentlichen Glauben*, *Befehl*, *Requiſition*, *Geſetzen*, *Criminal Unterſuchung*, *Gerichtsperſonen* und *Obduktion*. Die jüngste Anleitung zeugt mit Begriffen wie *Geſchäftszahl*, dem *ſchriftlich åmtliche*[n] *Auftrag*, dem *Aktenſtůcke* und den *vom Gerichte abgeordnete*[n] *Perſonen* von einer noch stärkeren Reglementierung, was nicht weiter überrascht, da sich die Gerichtsmedizin des 19. Jahrhunderts generell und im wachsenden Maße an den sich ausdifferenzierenden juristischen Normen und Verfahrensweisen orientiert.

> *Im Eingange muß zuerſt geſagt werden, auf weſſen Befehl oder Verlangen die gerichtliche Leichenſchau angeordnet wurde* [**cur?**]*; wann* [**quando?**] *und unter welcher Geſchåftszahl der ſchriftlich åmtliche Auftrag hierzu ausgefertigt wurde* [**quomodo?**]*, und das Datum der Zuſtellung deſſelben; ob allenfalls noch andere Aktenſtůcke und welche zur Aufklårung des Faktums mit getheilt werden. Es muß ferner der Gegenſtand der Unterſuchung* [**quid?**] *und die Urſache, warum ſie unternommen wird* [**cur?**]*, ſo wie die zu derſelben vom Gerichte abgeordnete Perſonen ausdrůcklich genannt* [**quibus auxiliis?**]*, und endlich der Ort wo* [**ubi?**]*, und die Zeit wann die Unterſuchung wirklich vor ſich ging angegeben werden* [**quando?**].
> (Vietz 1814: 11 f.)

Die Entscheidung, wie diese *elementa narrationis* sprachlich konkret auszugestalten waren, überließen die Anleitungen im Allgemeinen dem Textproduzenten. Nur der bayerische Leibarzt Johann Caspar Adam Ruef bemühte sich um klare Vorgaben. In seinem 1777 erschienenen *Unterricht von Criminalfällen und wie ſich ein Arzt hierüber zu verhalten habe* kündigt er an, die *nöthigen Formuln* (Ruef 1777: Widmungsvorrede, unpaginiert) vermitteln zu wollen, und er verdeutlicht das, indem er die auf den Auftraggeber sich beziehenden Einleitungsformeln zu Beginn des Gutachtens näher spezifiziert:

> *Wenn das Gutachten an eine Hochlöbliche Regierung abzugeben iſt, ſo muß ſolches alſo abgefaßt, und eingerichtet werden, als wenn es an Er. Churfůrſtl. Durchl. hőchſte Perſon ſelbſt zu ſtellen wåre. Wird aber das Iudicium medicum von einem Lőbl. Land= oder Stadtgericht abgefordert, ſo wird gleich anfangs geſetzet: Auf Requiſition eines Lőbl. Land= oder Stadtgerichts. rc.rc*
> (Ruef 1777: 12)

Einmal mehr ist es die Situationsadäquatheit (*aptum*), die für die Textgestaltung ausschlaggebend ist. Die Vorgabe lautet, unterschiedliche formelhafte Wendungen zu benutzen, die auf den jeweiligen Adressaten abgestimmt sind. Ob es darüber hinaus tatsächlich keine weiteren Formulierungsroutinen gab, wie es die Anleitungen hier nahelegen, wird noch in einem späteren Kapitel (Kap. 9) zu klären sein.

Tabelle 6: Schöne und schlechte Schreibart

Schöne Schreibart	**Schlechte Schreibart**
1. Sprachrichtigkeit	
Regelmåſige Vollkommenheit (Pfann 1750: 102)	
2. Angemessenheit des Ausdrucks (Lexik)	
mit deutlichen und vernehmlichen Redensarten (Devaux 1713: 20) *ſo viel möglich ohne lateiniſche oder griechiſche Kunſtausdrůcke* (Vietz 1814: 11)	*undeutliche[]/barbariſche[] und ſcholaſtiſche[] grillen* (Devaux 1713: 20) *mit lauter lateiniſchen, ja gar griechiſchen Ausdrücken* (Büttner 1767: 2)
3. Satz- und Periodenbau	
kürtȝ und gut (Devaux 1713: Titelkupfer)	*weitlåufftig* (Devaux 1713: 21)
4. Allgemeine Stilcharakteristika	
mit deutlichen und vernehmlichen Redensarten (Devaux 1713: 20)	*dunkel und unverſtåndlich* (Büttner 1767: 2)
kurȝ und doch grůndlich (Ruef 1777: Widmungsvorrede, unpaginiert)	*weitlåufftig* (Devaux 1713: 21)
deutlich und grůndlich verfertigt (Büttner 1767: 2)	*mit unnöthigen Weitlåuftigkeiten oder Sachen, die nicht daȝu gehören* (Büttner 1767: 2)

8 *Refponfum, Vifum repertum, Confilium* – zur Bezeichnungsvielfalt einer Textsortenklasse

Wie bereits dargestellt, liefert die Auswertung des Gebrauchs authentischer Textsortenbenennungen wichtige Informationen über das zeitgenössische Textsortenwissen. Ziel des folgenden Kapitels ist es daher, die entsprechenden Bezeichnungen zu identifizieren und in einen systematischen Zusammenhang zu stellen. Dabei soll es zunächst um Textsortenbezeichnungen gehen, wie sie in Sammlungstiteln und Vorworten begegnen. In einem weiteren Schritt gilt es, die Verwendungen in den Anleitungen sowie innerhalb des Korpus zu reflektieren, ergänzt durch Belege aus anderen Quellen und Kontexten, um ein möglichst vollständiges Bild der Nomenklatur gewinnen zu können.

8.1 Textsortenbenennungen in den Paratexten[1] der Sammlungen

Viele Werke im Untersuchungszeitraum wurden auf Subskriptionsbasis[2] verlegt. D. h., der Druck erfolgte erst, wenn eine entsprechende Zahl von Interessenten sich bereit erklärt hatte, das betreffende Buch zu erwerben.[3] Als wichtigstes Werbemittel diente der Titel, der durch detaillierte Informationen signalisieren sollte, welche Art von Texten potentielle Leser zu erwarten hatten. Die folgende Tabelle führt die in den Sammlungstiteln erscheinenden Textsortenbezeichnungen in chronologischer Reihung auf:

---

1 Den Begriff der ‚Paratexte' hat der Literaturwissenschaftler Gérard Genette für Texte wie Titelblätter, Indices, Widmungen, Vorworte und Nachworte etabliert; erst durch sie werde „ein Text zum Buch" (Genette 2001: 10); allerdings legt er ein sehr weites Begriffsverständnis zu Grunde, das auch Texte außerhalb des Buches umfasst, wie z. B. Rezensionen und Werbung.

2 Das aus den Niederlanden stammende Subskriptionswesen war im ersten Drittel des 17. Jahrhunderts durch den englischen Lexikographen John Minsheu im wissenschaftlichen Bereich eingeführt worden, vgl. hierzu Kirsop (1991: 22).

3 So schaltete einer der Sammlungsherausgeber, Johann Daniel Metzger, 1781 in der Wochenschrift *Neuste Mannigfaltigkeiten. Eine gemeinnützige Wochenschrift* eine Subskriptionseinladung. Er kündigte unter anderen die folgenden Rubriken an: *Gelegentliche Auffåtze, Leichenőfnungen, merkwűrdige praktifche und chirurgifche Beobachtungen, Verfuche mit neuen Arzneymitteln* [...] (*Neueste Mannigfaltigkeiten* 1778–1781, 4. Jg.: 512).

https://doi.org/10.1515/9783110555080-008

Tabelle 7: Textsortenbenennungen in den Sammlungstiteln

Textsortenbenennungen in den Sammlungstiteln
1) *CASUUM MEDICINALIUM* (Ammann 1670)
2) *CONSILIA MEDICA* (Fischer 1704)
3) *Ausſprůche und Reſponſa ůber Fragen und Fålle* (Zittmann 1706)
4) *CASUUM MEDICO-LEGALIUM* (Petermann 1709)
5) *RESPONSA PRACTICA ET FORENSIA SELECTA* (Fischer 1719)
6) *Unterſchiedliche ůber einige ſchwehre CASUS ausgearbeitete Conſilia, auch Reſponsa Facultatis Medicæ enthalten* (Hoffmann 1721a)
7) *CASIBUS, RELATIONIBUS, JUDICIIS, RESPONSIS ET DEFENSIONIBUS JURIDICIS ET MEDICIS FORENSIBUS SPECIALIBUS ILLUSTRATUM* (Alberti 1725)
8) *Mediciniſche und Chirurgiſche CASVS, RELATIONES, RENVNCIATIONES, JVDICIA, CONSILIA, RESPONSA, & c* (Budaeus 1731)
9) *Sowohl deſſen eigene Judicia, als auch anderer, und unterſchiedlicher Juriſtiſch und Mediciniſchen Facultåten Urthel und Reſponſa, Uber Siebentzig rare und zum Theil ſchwere Caſus* (Troppanneger 1733)
10) *CASVVM* (Gohl 1735)
11) *RESPONSA* (Baier 1748)
12) *Merkwůrdige Fålle, Wund= Sections= und Krankheitsberichte* (Pfann 1750)
13) *Mediciniſche Reſponſorum und Sections Berichte* (Fabricius 1754)
14) *ACTA PHYSICO-MEDICO FORENSIA* (Hasenest 1755)
15) *Mediciniſche Gutachten und Zeugniſſe* (Daniel 1776)
16) *Criminalfålle, Gutachten* (Ruef 1777)
17) *Gerichtlich-mediciniſche Beobachtungen* (Metzger 1781)
18) *Mediciniſche Gutachten* (Kühn 1791)
19) *Auffåtze und Beobachtungen* (Pyl 1815)

Welche Tendenzen lassen sich ausmachen? Bis etwa 1750 wählen die Verleger, wenn auch nicht ohne Ausnahme (vgl. 3), lateinische Bezeichnungen, danach vorwiegend volkssprachliche. Lateinische wie deutsche Benennungen werden durch Adjektivattribute präzisiert: *MEDICA* (2) oder *MEDICO-LEGALIUM* (4), *PRACTICA ET FORENSIA SELECTA* (5) *Merkwůrdige* (12) *oder Mediciniſche* (13, 15, 18). In den 1720er und 1730er Jahren, der Zeit, in der sich die Fallsammlungen besonders großer Beliebtheit erfreuten, weisen die Titel oft mehrere und vor allem unterschiedliche Textsortenbenennungen auf (vgl. 6 bis 9). Diese sind nicht als Bezeichnungsalternativen zu verstehen, sondern es geht hier wohl darum, alle im Werk vorkommenden Textsorten zu erwähnen.[4]

4 Diese Art von Titeln lässt sich auch schon im 16. Jahrhundert nachweisen (vgl. Hertel 2000). Noch üblicher waren zu dieser Zeit aber Titel, in denen die koordinative Reihung zur Verdeutlichung ihrer kommunikativen Intentionen diente. In solchen Fällen empfinde der Autor die

Die Bezeichnungen *Casus* (vgl. 1, 3, 4, 6, 7, 9, 10 sowie 12), *Consilium* (2, 6, 8) und *Responsum* (3, 5, 6, 7, 8, 11, 13) werden mehrfach, *Judicium* (7, 8, 9), *Relatio* (7 und 8), *Bericht* (12) sowie *Gutachten* (15, 16 und 18) und *Beobachtungen* (17 und 19) vereinzelt genannt. Um die Bezeichnungen genauer fassen zu können, erscheint ein Blick in die zeitgenössischen Lexika angebracht. Im medizinischen Wörterbuch von Johann Woyt ist nur das Lemma *Cafus* verzeichnet, allerdings nicht als Bezeichnung für eine Textsorte: *Cafus ift eben, was Symptoma, ein Zufall* (Woyt 1722: 173). Viel ausführlicher fallen die Erläuterungen in Zedlers *Universal-Lexicon* aus. Dort werden die Lemmata *Casus*, *Responsum*, *Consilium* und *Bericht* erklärt.

Wie schon bei Woyt ist der *Cafus* [...] *was Symptoma, ein Zufall, davon an feinem Orte*. Der Verfasser dieses Artikels kennt aber den Gebrauch als Textsortenbezeichnung: *Ueber diefes heift es auch bey denen Medicis fo viel als eine gantze Befchreibung und Hiftorie einer Kranckheit.*[5] Der zweite Artikel beleuchtet eine andere Verwendungsweise des Begriffs *Cafus*: Dieser sei

> *bey denen Juriften eine gewiffe und ausgemachte Behauptung einer That oder Handlung, welche nachgehends die Redner Hypothefin nennen, ift aber die That noch nicht gewiß oder zu general, heift fie Thefis, ingleichen ein Fall, ein Zuftand, ein zu=tragender Fall, Begebenheit, das Glůck oder Unglůck* [...].[6]

Ein dritter Eintrag bezieht sich auf das zu *Casus* gehörende Nomen agentis *Cafuift*. Darunter zu verstehen sei *eine Art gelehrter Leute, fo allerhand Cafus und Gewiffens=Scrupel unterfuchen, und deren Erlåuterung in ihren Schrifften vortragen*[7].

Cafus wird also im Untersuchungszeitraum in drei unterschiedlichen Weisen verwendet: Neben dem allgemeinen Gebrauch in der Bedeutung ‚Zufall' stehen die medizinische Verwendung im Sinne ‚ausführliche Beschreibung einer Krankheit' und die rechtliche in der Bedeutung eines konstruierten juristischen Exempels.

Textbenennungen als weitgehend gleichwertig und sehe damit von der Festlegung auf eine bestimmte Benennung ab (vgl. Hertel 2000: 326). Hertel hat diese koordinativen Reihungen als Ringen um den ‚richtigen' Textsortenbegriff interpretiert. Man habe mitunter den Eindruck, die Autoren wollten ihre Leser an der Suche nach der passenden Textbenennung teilhaben lassen (vgl. Hertel 2000: 326). Im vorliegenden Korpus findet sich dafür aber kein Beleg.

5 https://www.zedler-lexikon.de/index.html?c=blaettern&id=52684&bandnummer=05&seitenzahl=0711&supplement=0&dateiformat=1'), eingesehen am 1. August 2017.

6 https://www.zedler-lexikon.de/index.html?c=blaettern&id=52684&bandnummer=05&seitenzahl=0711&supplement=0&dateiformat=1'), eingesehen am 1. August 2017.

7 https://www.zedler-lexikon.de/index.html?c=blaettern&id=52684&bandnummer=05&seitenzahl=0711&supplement=0&dateiformat=1'), eingesehen am 1. August 2017.

Vorzugsweise in juristischen Kontexten werden, laut Zedler, auch die Begriffe *Responsum* und *Consilium* gebraucht:

RESPONSUM. Heiſſet nicht weniger eine Ant=wort, oder ein Urtheil mit zweiffelhafften und ſchlůßlichen Urſachen, ins beſondere aber der einge=holte Rath eines Rechtsverſtåndigen, einer Facultåt oder eines Schôppen=Stuhls, ůber einen ſtrei=tigen Handel. Es kan aber ſolches entweder von dem Richter, oder von der Parthey, eingeholet wer=den. Auf den erſten Fall wird dem Beſcheide ein=gerůckt: auf vorgehabten Rath der Rechtsverſtåndigen. Dergleichen Reſponſa ſind in bůrgerlichen Sachen vielmahl nůtzlich, in peinli=chen aber nôthig. Wenn eine Parthey ein Reſpon=ſum vor ſich hat, ob ſie gleich ſachfållig wird, ſo man ſie doch dadurch von Erſtattung der Gerichts=koſten befreyet werden. Dergleichen Gutachten werden auch in Kauffmanns= Handwercks= und andern beſondern Sachen, von denen, die damit umgehen, und davon gründliche Erfahrung haben, eingeholet, wenn ein ſolcher Unterricht dem Rich=ter zu Entſcheidung der Sache nôthig ist.[8]

Conſilium, Conſeil, Conſiglio heiſt der Rath, Rathſchlag, Vorſchlag, dadurch iemand in einer zweiffelhafften Sache anzeiget, was ihm darinne důncket, zu thun oder zu laſſen, doch ohne Intention den andern ſolches zu thun, zu vermôgen, noch zur Schadloſhaltung ſich zu verbinden, ſondern er überlåſt es des andern freyen Willen, zu thun oder nicht. Ferner ein rechtliches Bedencken, der Vorſatz, die Neigung des Gemůths, das Anſtifften; ingleichen die Raths=Stube, der Raths=Schluß, Gutachten, die Vota oder Raths=Stimmen, die Meynung, Abſicht, das Gerichte, der Ausſpruch [9]

Tabelle 8: Gegenüberstellung der Textsortenbezeichnungen

Reſponſum	***Conſilium***
ins beſondere aber der einge=holte ***Rath*** *eines Rechtsverſtåndigen, einer Facultåt oder eines Schôppen=Stuhls*	***Rath****, Rathſchlag, Vorſchlag*
Ant=wort, oder ein Urtheil mit ***zweiffelhafften*** *und ſchlůßlichen Urſachen*	*[...], dadurch iemand in einer* ***zweiffelhafften*** *Sache anzeiget, was ihm darinne důncket, zu thun oder zu laſſen* *Ferner ein rechtliches Bedencken*
Dergleichen ***Gutachten*** *[...]*	*ingleichen die Raths=Stube, der Raths=Schluß,* ***Gutachten****, die Vota oder Raths=Stimmen, die Meynung, Abſicht, das Gerichte, der Ausſpruch*

Stellt man die beiden gebotenen Erklärungen einander tabellarisch gegenüber, zeigt sich, dass es sich bei *Reſponſum* und *Conſilium* um partielle Synonyme

8 https://www.zedler-lexikon.de/index.html?c=blaettern&id=283134&bandnummer=31&seitenzahl=0395&supplement=0&dateiformat=1'), eingesehen am 1. August 2017.
9 https://www.zedler-lexikon.de/index.html?c=blaettern&id=63838&bandnummer=06&seitenzahl=0532&supplement=0&dateiformat=1'), eingesehen am 1. August 2017.

handelt: Beide werden mit *Rath* und *Gutachten* umschrieben, beide Male geht es um *zweiffelhaffte* Sachverhalte. Der jeweilige Verwendungskontext scheint aber unterschiedlich gewesen zu sein. *Refponfum* ist auf den juristischen Bereich beschränkt und bezeichnet ein durch das Gericht oder eine der beteiligten Parteien in Auftrag gegebenes Urteil eines einzelnen oder mehrerer Sachverständigen. Die Benennung stellt den reaktiven Charakter der Texte in den Vordergrund. Der Begriff *Confilium* wiederum ist semantisch offener: Er kann unabhängig davon, wer den Text verfasst hat, für alle unverbindlichen Stellungnahmen gebraucht werden und ist daher in mehreren, bei Zedler nicht näher bestimmten Kontexten anwendbar – und vor Gericht. Interessant ist die Nennung der Bezeichnungsalternativen *Gutachten* und *rechtliches Bedencken*, die, wie sich zeigen wird, auch im Korpus miteinander konkurrieren.

Primär administrativ-juristisch wurde nach Zedler auch *Bericht* gebraucht:

> *Bericht wird genennet, wenn die Unter=Obrigkei=ten auf eingewandte Appellation, oder fonft die wahre Beschaffenheit einer Sache an den Landes=Herren oder das hőhere Gericht berichten.*[10]

Es sind also vor allem zwei Eigenschaften, die einen Bericht konstituieren: dass dieser in Auftrag gegeben wird und dass ein soziales Gefälle zwischen den Kommunikationspartnern besteht – denn es hat stets der hierarchisch Untergeordnete zu berichten. Ganz ähnlich fällt auch die Erläuterung des Lemmas *Bericht* bei Adelung aus. Hier wird aber noch ergänzt, dass damit sowohl die (mündliche) Erzählung als auch die *Schrift, worin selbige enthalten ist*[11] benannt werden könne. Thematisch ist die Textsorte nicht festgelegt. Dass *Bericht* auch in medizinischen Kontexten Verwendung findet, geht aus dem ausführlichen Artikel zur *Befichtigung der Wunden*[12] hervor: Die Dokumentation der Leichenschau solle nämlich in einem *Atteftat* oder *Bericht* festgehalten werden.

Gutachten, die vierte, heute für stellungnehmende Texte am weitesten verbreitete Textsortenbezeichnung, taucht relativ spät in Sammlungstiteln auf, nämlich erst im letzten Drittel des 18. Jahrhunderts. 1776 erscheint ein Werk unter dem Titel *Sammlung medicinifcher Gutachten und Zeugniffe welche ůber Befichtigungen und Erőffnungen todter Kőrper, und bey andern rechtlichen Unterfuchungen an*

10 https://www.zedler-lexikon.de/index.html?c=blaettern&id=32934&bandnummer=03&seitenzahl=0671&supplement=0&dateiformat=1'), eingesehen am 1. August 2017.

11 http://www.woerterbuchnetz.de/Adelung?lemma=bericht, eingesehen am 1. August 2017.

12 https://www.zedler-lexikon.de/index.html?c=blaettern&id=33783&bandnummer=03&seitenzahl=0760&supplement=0&dateiformat=1'), eingesehen am 1. August 2017.

verfchiedene Gerichte ertheilt worden, [...]. Und 1791 publiziert Johann Gottlieb Kühn seine *Sammlung medicinifcher Gutachten.*

Dieses späte Aufkommen des Gutachtenbegriffs entspricht der Situation in den Lexika. Im Zedler erscheint *Gutachten* nicht als eigenes Lemma, sondern nur in Erklärungen und als Zweitglied in Komposita. Bei Adelung ist dies anders. Er widmet dem Begriff einen separaten Eintrag:

> *Das Gutachten, des -s, plur. ut nom. sing. welches aus der R. A. für gut achten zusammen gezogen ist, das Urtheil über dasjenige, was man in einer Sache für gut erachtet, d. i. für heilsam, nützlich, den Umständen gemäß hält; das Gutbefinden. Sein Gutachten sagen, von sich geben, über etwas erstatten. Ich lasse es auf dein Gutachten ankommen. Ein Gutachten von jemanden begehren, ihn um sein Gutachten fragen.* [13]

Mit dem Vermerk *heilsam* ist bereits der medizinische Anwendungsbereich mitgedacht, während der administrativ-juristische unerwähnt bleibt. Auffallend ist aber auch, dass der Begriff nicht auf schriftliche Textsorten bezogen wird, denn weder die angegebenen Synonyme noch die Verben *sagen* und *von sich geben* deuten auf Schriftlichkeit hin, und nur *über etwas erstatten* lässt an das Schriftmedium denken.

Im DWB umfasst der Artikel zu *Gutachten* neun Spalten: Das Substantiv sei eine Zusammenrückung aus der Verbindung *gut achten* und trete seit Anfang des 16. Jahrhunderts auf. Außerdem wird betont, dass so bezeichnete Texte häufig von sachverständigen Autoren verfasst würden.[14]

Mit der Bezeichnung *Beobachtungen* knüpfen die Herausgeber bewusst an die auf das 16. Jahrhundert zurückgehende Textsortentradition der *Observationes* an[15]. Bei Zedler findet sich kein Eintrag zu *Beobachtung*, dafür aber ein knapp fünf Spalten beanspruchender Artikel zur *Obfervation (medicinifche)*, dem eine allgemeine Erklärung des Terminus vorausgeht:

> *Diefes Wort wird entweder in weitlåufftigen Verftande vor alle und jede Erfahrung genommen; oder es hat einen befondern Verftand. In diefem Falle ʒeiget es diejenige Art der gelehrten Erfahrung an, welche von den Experimenten oder Versuchen unterfchieden, und folchen an die Seite gefetʒtet ift. Denn alle gelehrte Erfahrung beftehet in allerhand Obfervationen, dazu man nichts beytråget, als daß man folche fleißig mer=cket; oder in wůrcklichen Verfuchen, da die Gelehrten felbft Hand anlegen, und folche machen. Solchemnach ift eine Obfervation, die auch An=merckung, oder beffer Bemerckung und ge=meine Erfahrung genennet wird, nicht*

13 http://www.woerterbuchnetz.de/Adelung?lemma=gutachten, eingesehen am 1. August 2017.
14 Vgl. http://www.woerterbuchnetz.de/DWB?lemma=gutachten, eingesehen am 1. August 2017.
15 Die Wissenschaftsgeschichte hierzu Pomata (2010; 2011), Daston (2011a; 2011b) und Daston & Lunbeck (2011)

> *anders, als eine durch Hůlffe der Sinne erkannte Wahrheit von dem, was ſich in einzelnen Dingen befindet und zuträget, ohne daß ſolches aller=erſt durch angewandten Fleiß zum Vorſchein oder zur Wůrcklichkeit gebracht worden.* [16]

Die medizinische Variante wird entsprechend modifiziert: eine *mediciniſche Anmerckung, mediciniſche Bemerckung, Obſervatio medica* sei, so das Universallexikon,

> *wenn ſolche Sachen, die ſowohl in theoretiſchen als practiſchen Wiſſenſchaften der Arzneykunſt ſelten vorkommen, mit allen Umſtånden auf das ſorgfåltigſte, der Kunſt zum Beſten, angemercket und aufgezeichnet werden.*[17]

Die Darstellung im Zedler zeuge, so Lorraine Daston, von einer neuen Qualität, die mit dem Begriff der *Observationes* ab der Mitte des 18. Jahrhunderts verbunden sei:

> By circa 1750, observation had also become an *epistemic category*, that is, an object of reflection that had found its way into philosophical lexica and methodological treatises. Observation had arrived, both as a key learned practice and as a fundamental form of knowledge. (Daston 2011b: 81)

Zuvor, das zeigen Arbeiten zur Geschichte des Begriffs (vgl. Daston & Lunbeck 2011), wurde *Observatio* in anderer Weise verwendet: Im Mittelalter wohl vor allem dann, wenn es um die Ableitung von Regeln auf der Basis von Naturbeobachtungen ging, den ‚Bauernregeln' nicht unähnlich. Aus zunächst noch unsystematisierten Beobachtungen, die Gelehrte für das eigene Studium aufzeichneten, entwickelte sich seit dem 16. Jahrhundert und zuerst in Astronomie und Medizin eine eigene Textklasse. Man veröffentlichte zunehmend Sammlungen bemerkenswerter Fälle aus Literatur und eigener Praxis, die zum Teil zusätzlich kommentiert wurden. Auffallend oft führten sie die Bezeichnung *Observatio* im Titel, nun in der Bedeutung von ‚gelehrter Erfahrung'. Im 17. Jahrhundert waren solche Sammlungen ausgesprochen beliebt, ja sie zählten zu den verbreitetsten gelehrten Buchformaten (vgl. Pomata 2011). Dieser Erfolg trug sicher dazu bei, dass es im 18. Jahrhundert zu der schon erwähnten Bedeutungserweiterung kam: *Observatio* ist nicht mehr nur eine Textsortenbezeichnung, sondern benennt die

---

16 https://www.zedler-lexikon.de/index.html?c=blaettern&id=219959&bandnummer=25&seitenzahl=0152&supplement=0&dateiformat=1'), eingesehen am 1. August 2017.
17 https://www.zedler-lexikon.de/index.html?c=blaettern&seitenzahl=155&bandnummer=25&view=100&l=de, eingesehen am 1. August 2017.

neben dem Experiment wichtigste Methode, wissenschaftliche Erkenntnisse zu gewinnen. Diese Bedeutungsvielfalt ist bei der Verwendung der deutschen Entsprechung *Beobachtungen* in den Sammlungstiteln stets mitzudenken.

Insgesamt bildet sich in den Sammlungstiteln die schon beschriebene Kommunikationssituation ab: Die Texte sind im Überschneidungsbereich von Medizin, Jurisprudenz und Verwaltung angesiedelt. Da sich eine eigene Terminologie erst noch entwickeln musste, griff man auf schon vorhandene, bewährte und im Allgemeinen offene Textsortenbezeichnungen zurück. Die Bezeichnungen *Responsum* und *Bericht* wurden von in Ausgestaltung und Funktion ähnlichen Textsorten des Rechts- und Verwaltungswesen übernommen. Gleiches gilt für *Consilium* und *Casus*. Aus dem wissenschaftlichen Anwendungskontext stammen hingegen die *Beobachtungen*, die auf die älteren *Observationes* zurückgehen. *Gutachten* erscheint erst relativ spät in den Titeln und ist keinem festen Verwendungskontext zuzuordnen. Um die Verständlichkeit aller Termini zu gewährleisten, ergänzte man erklärende Attribute wie *medicinifch*, *chirurgifch* oder *Gerichtlich-medicinifch*.

Die Vorworte bieten ein ähnlich heterogenes Bild wie die Sammlungstitel. Friedrich Zittmann etwa spricht in der *Vorrede an den geneigten Lefer* seiner *Medicina Forensis* durchgängig von *Cafus*, und Gottlieb Budaeus übernimmt immer dann, wenn er Aussagen über die enthaltenen Textsorten trifft, mehr oder weniger die Aufzählung vom Titel seiner *Miscellanea Medico-Chirurgica*, ohne einzelne Textsorten herauszugreifen oder zu erläutern: *allerhand medicinifche und Chirurgifche Cafus, Relationes, Renunciationes, Judicia, Confilia und Refponfa* (Budaeus 1731: Vorwort, unpaginiert). Dass die Bezeichnungen nicht gleichwertig nebeneinander stehen, sondern unterschiedliche Ebenen und Abstraktionsstufen repräsentieren, wird beim Blick in das Inhaltsverzeichnis deutlich: Die *Cafus* stellen die übergeordnete Kategorie dar, unter die im Allgemeinen verschiedene Textsorten (z. B. ein Bericht mit anschließendem *Judicium*) subsumiert werden (vgl. Budaeus 1731: Series Casvvm, unpaginiert).

Zum Teil nutzen die Verfasser das Vorwort aber auch, um die herausgegebene Textsorte zu definieren oder die Begrifflichkeiten zu präzisieren. So unterscheidet Matthias Georg Pfann auf dem Titelblatt seiner *Sammlung merkwůrdiger Fålle* zwischen *Wund-*, *Sections-* und *Krankheitsberichten* und bietet im Vorwort zudem eine Definition für die *Sections=Berichte*, die *eigentlich nichts anders, als glaubwůrdige und ǒffentliche Acten* seien (Pfann 1750: Vorrede, unpaginiert). Johann Caspar Ruef greift die Textsortenbenennung *Gutachten* vom Titel seines *Unterrichts* von 1777 auf und ergänzt im anschließenden Vorbericht Bezeichnungsalternativen: *Gutachten, welches in dem Gerichts=Stylo das parere, oder Atteftatum medicum genennet wird* (Ruef 1777: Vorbericht, unpaginiert). Der Hallenser Professor Friedrich Hoffmann präzisiert die auf dem Titel seiner Sammlung angekündigte Textsorte in der Vorrede des ersten Bandes seiner *Medicina Consultatoria*. Hoffmann unterscheidet hier, eingebettet in einen Exkurs darüber, wie ein ideales, vollständiges Consilium auszusehen habe, zwischen *confiliis præfervatoriis* und *curatoriis* (Hoffmann 1721a: Vorrede, unpaginiert), und im fünften Band kündigt er an, vor allem *confiliis privatis* (Hoffmann 1726: Vorrede, unpaginiert) veröffentlichen zu wollen. Es sind also Ausgangslage und Öffentlichkeitsgrad, die hier als zusätzliche Kriterien der Begriffsdifferenzierung genutzt werden. Johann Gottlieb Kühn bezeichnet die in seiner Sammlung abgedruckten Texte in der Vorrede als *Sectionsgutachten* (Kühn 1791: Vorrede, unpaginiert), er nutzt damit die Wortbildung (Determinativkomposita), um begrifflich zu präzisieren.

Fazit: Die in den Titeln verwendeten Textsortenbenennungen werden in den Vorworten aufgegriffen und zum Teil differenziert. Aber auch hier lassen sich keine Präferenzen erkennen. Bis zum Ende des Untersuchungszeitraumes konkurrieren mehrere Begriffe miteinander. Um herauszufinden, ob sich dieser Befund auch bei den einzelnen Textsorten bestätigt, erscheint ein Blick in die zeitgenössischen Anleitungen und in das Textkorpus sinnvoll.

8.2 Berichte

Die Analyse der zeitgenössischen Sammlungstitel und Lexikonartikel hat gezeigt, dass *Bericht* ein semantisch relativ offener Begriff ist, der in vielen unterschiedlichen Kontexten eingesetzt werden kann. Konstitutiv sind zwei Eigenschaften: dass diese Texte in Auftrag gegeben wurden und, eng damit zusammenhängend, dass zwischen Auftraggeber und Berichtendem ein asymmetrisches Kommunikationsverhältnis besteht.

Die semantische Vagheit und Offenheit findet auch in den Anleitungen ihren Niederschlag. Man begegnet einer breiten Palette von Textsortenbenennungen. Der Titel der Anleitung von Jean Devaux verspricht die Kunst zu vermitteln, *Chirurgifche Berichte und Wund=Zettel* abzufassen. Dass diese Benennungen nicht eindeutig auf eine Textsorte verweisen, zeigt das erste Kapitel der Anleitung *Was man durch das Wort Bericht verftehe*, in dem ausgehend vom lateinischen Begriff *Relatio* eine Definition geboten[18] wird, die das zweite Kapitel spezifiziert.

18 Zur Erinnerung hier noch einmal die Definition: *Das wortt bericht heiffet im lateinifchen Relatio, und kömmt von dem verbo Refero her / welches fo viel heiffet / als ich ftatte einen bericht ab. Diefem erften concepte nach find die chirurgi=fchen berichte glaubwürdige und öffentliche acten/ welche vereydete chirurgi denen gerichten abzuftatten gehalten find / wenn fie darzu erfordert werden / oder welche fie auf verordnung der obrigkeit nach ihrem gewiffen von fich zu ftellen*

Hier werden drei Hauptklassen angenommen: *eigentlich ſogenannte Berichte*, *Entschuldigungsberichte* und *Taxirungsberichte* (vgl. Devaux 1713: 2). Die von Devaux vorgeschlagene Unterscheidung wird aber von keiner Sammlung oder Anleitung übernommen.

Nicht auf einen festen Terminus festlegen will sich auch die wesentlich jüngere Anweisung von Christoph Gottlieb Büttner (1767). Im Titel kündigt der Autor an, *angehende Arzeneybefliſſene* darüber zu informieren, wie *Obductions-Atteſta* korrekt abzufassen seien. Im eigentlichen Anleitungstext folgt Büttner dann aber der Prämisse *variatio delectat*, denn es finden sich hier nicht weniger als fünf Benennungen für jenen Text, mit dem die Ergebnisse der Untersuchung durch den Physikus festgehalten werden sollen:

> 1) [...] *bis vom Phyſico loci die wahre befundene Beſchaffenheit des Denati entdecket und deſſen zuerſt ertheiltes Sentiment gegeben worden*, [...]
> (Büttner 1767, Vorrede, VI)
>
> 2) [...] *und ihr Gutachten erfordert worden, ſo hat Facultas medica die ungegründete, unverſtåndliche, mangelhaffte, auch zuweilen ſich ſelbſt widerſprechende und mit nicht gnugſamer Accurateſſe aufgenommene Obductions-Receſſe wider ihren Willen*, [...]
> (Büttner 1767: Vorrede, VII)
>
> 3) *Weil nun zu Anfertigung eines gründlichen und nach Beſchaffenheit des Verſtorbenen aufgenommenen Beſichtigungs=Zeugnißes ein Creyßphyſicus die Zergliederung menſchlicher Kȯrper* [...]
> (Büttner 1767: 2)
>
> 4) *Sind nun die Obductions-Atteſta entweder dunkel und unverſtåndlich* [...]
> (Büttner 1767: 2)
>
> 5) *Muß demnach der Phyſicus loci durch ſein zuerſt gründlich abgefaßtes Gutachten den Grund zum ganzen Criminalproceß legen*, [...]
> (Büttner 1767: 3)

Während *Sentiment* (1) und *Gutachten* (2) nicht zwingend auf das Schriftmedium bezogen sein müssen und semantisch nah an gegenwartssprachlich *Meinung* zu sein scheinen, deuten die Verwendungen von *Obductions-Receſſe* (2), *Beſichtigungs=Zeugniß* (3), *Obductions-Atteſta* (4) und *Gutachten* (5) durchaus auf

---

befugt ſind/ wenn derſelben nachricht von verſtorbenen / verwundeten / krancken oder geſunden perſonen/ welche ſie beſuchen abzuſtatten iſt/ damit der richter / oder wen es angehet / davon informiret wer=de / und deßhalben ſo wohl dem allgemeinen we=ſen zum beſten / als auch privatperſonen gebuhr=rende verfügung gethan werde (Devaux 1713: 1).

Schriftlichkeit hin. Bei (3) und (4) handelt es sich um Lehnübersetzungen, wobei nicht klar ist, welche der beiden Formen die Basis darstellt.

Etwas weniger breit ist das Spektrum von Benennungen, derer sich Brinckmann in seiner 1783 erschienenen Anweisung bedient. Er nennt im ersten Paragraphen drei Bezeichnungsalternativen, deutet aber mit zwei Et-cetera-Zeichen an, dass sich die Reihe leicht fortsetzen ließe:

> *Diefe deut=lich erwiefene Gewaltthåtigkeit nebft derfelben fchådlichen Folgen, wird in der Kriminaljuftiʒ, und gerichtlichen Arʒneygelahrtheit, das Cor-pus Delicti; und die davon gegebene Befchrei=bung das Vifum repertum; oder auch nur fchlecht weg, der Wundfchein, pflichtmåßige Relation, rc.rc. genannt.*
> (Brinckmann 1783: 9)

Im darauf folgenden Anweisungstext wechselt er ab zwischen dem schon auf dem Titelblatt angekündigten *Vifum repertum*, dem im obigen Beispiel genannten *Wundfchein* und der Bezeichnung *Gutachten*.

Vifum repertum und dessen Synonyme *Fundfchein* und *Obductionsbericht* (vgl. Vietz 1814: 10) sind präferierte Benennungen der jüngsten Anleitung, die 1814 in Wien veröffentlicht wurde. Ebenso wird hier auch *Gutachten* genannt, allerdings nur als Abschnitt des Fundscheines.

Um die Begriffe besser einschätzen zu können, lohnt erneut ein Blick in die zeitgenössischen Nachschlagewerke: *Wundʒettel*, *Fundfchein* und *Vifum repertum* werden erklärt. Im Adelung fällt die Angabe zum Lemma *Wundʒettel* knapp aus, man verstehe darunter den *Bericht eines Wundarʒtes uͤber den Zuftand einer Wunde*[19]. Darüber hinaus findet sich dort das Lemma *Fundfchein, des -es, plur. die -e, an einigen Orten, eine Befcheinigung, wie man eine Sache befunden hat; besonders bey Befichtigung einer Leiche, das Vifum repertum*[20]. Interessant an dieser Erläuterung ist zweierlei: Erstens scheint es sich um einen regional begrenzt verbreiteten Begriff zu handeln, und zweitens wird als Erklärung die lateinisch-fachsprachliche Bezeichnung *Vifum repertum* angeführt. Das lässt vermuten, dass sich *Vifum repertum* zur Entstehungszeit des Wörterbuchs Ende des 18. Jahrhundert als gängigste Benennung durchgesetzt hat. Dass es sich durchgehend um nicht auf die Medizin beschränkte Begriffe handelt, kann vielleicht auch erklären, weshalb sich keiner von ihnen in dem von Johann Woyt Anfang des 18. Jahrhunderts herausgegebenen medizinischen Wörterbuch findet. Vermutlich wollte das Lexikon ausschließlich fachspezifische Termini berücksichtigen.

---

19 http://www.woerterbuchnetz.de/Adelung?lemma=wundzettel, eingesehen am 2. August 2017.
20 http://www.woerterbuchnetz.de/Adelung?lemma=fundschein, eingesehen am 2. August 2017.

Die Vielfalt an Begriffen in metakommunikativen Äußerungen steht in Kontrast zur Situation innerhalb des Korpus. Weder im 17. noch im 18. Jahrhundert ist es üblich, im Bericht selbst die Textsorte zu benennen. Anhaltspunkte bieten nur die durch die Sammlungsherausgeber ergänzten Überschriften, und auch diese beschränken sich auf eine kleine Auswahl von Benennungen:

> *JUDICIUM MEDICUM.* (TDM, Decadis I, Casus III, 1722, 13)
> *Relatio & Iudicium medicum.* (RUC, Abteilung 4, 1740, 119)
> *Viſum et Repertum Medicum* (HMR I, Casus XV, 1745, 120)
> *Judicium Medicum.* (HMR III, Casus XXX, 1747, 183)
> *Bericht.* (MGB, Fall 1, 1778, 7)
> *Bericht.* (MGB, Fall 3, 1778, 13)
> *Bericht.* (MGB, Fall 4, 1778, 18)
> *Obduktionsbericht.* (PAB, Abteilung 1, Fall 5, 1785, 28)

Manche Sammlungsherausgeber verzichten aber auch gänzlich auf solche Überschriften (Kühn, Daniel, Petermann) oder fügen sie nur gelegentlich ein (Gohl und Budaeus). Über die Gründe für diese Zurückhaltung lassen sich nur Vermutungen anstellen. Eine mögliche Erklärung wäre, dass man sich in den Sammlungen eher an der übergeordneten Kategorie des *Casus* orientierte und das Format insgesamt nicht als geeignet erachtete, um terminologische Überlegungen anzustellen. In diese Richtung zielt jedenfalls die folgende Bemerkung des Hallenser Arztes Georg Ernst Stahl, der seiner Fallsammlung eine *Grůndliche*[n] *General=Einleitung zur Praxin* vorschaltet:

> *§. 1 Bey denen Caſibus Practicis muß man ſo wohl auf die Benennungen, als auch auf die Sache ſelbſt Achtung geben.*
> *§. 2. Es iſt gut, daß man bey denen gewőhnli=chen Terminis bleibet, und die philologische Critique (oder Wőrter=Grůblung) nur etwan in Schrifften und bey andern Umſtånden gebrauchet, welche in=ſonderheit für die Gelehrten gehőren.*
> (Stahl 1733: 1)

Die Benennungssituation ist also unterschiedlich: Während in den Sammlungen und in den eigentlichen Berichtstexten nur wenige Begriffe verwendet werden, experimentiert man in Lexika und Textsortenanleitungen mit ganz diversen Bezeichnungen. Immerhin zeichnet sich *Viſum repertum* gegen Ende des Untersuchungszeitraumes als bevorzugte Textsortenbenennung für Berichte ab. Die folgende Tabelle listet noch einmal alle verwendeten Termini auf:

Tabelle 9: Textsortenbezeichnungen für Berichte

Textsortenanleitungen und Lexika	Korpus
Chirurgische Berichte	*Iudicium medicum*
Wund=Zettel	*Relatio*
Relatio	*Bericht*
Entſchuldigungsberichte	*Viſum repertum*
Taxirungsberichte	*Obduktionsbericht*
Obductions-Atteſta	
Sentiment	
Gutachten	
Obductions-Receſſe	
Beſichtigungs=Zeugniß	
Viſum repertum	
Wundſchein	
Fundſchein	
Obductionsbericht	

8.3 Gerichtsmedizinische Gutachten

Die gerichtsmedizinischen Gutachten sind nicht in gleichem Maße Gegenstand metakommunikativer Abhandlungen geworden wie die Berichte. Die Analyse muss sich daher auf die Korpustexte beschränken.

Werfen wir zunächst einen Blick auf die sammlungsinternen Überschriften, mit denen die Herausgeber die Texte versehen haben. Hier lässt sich eine zu den Sammlungstiteln analoge Entwicklung beobachten. Als Überschrift erscheint *Gutachten* erst im letzten Drittel des 18. Jahrhunderts: 1778 setzt der Königsberger Arzt Johann Daniel Metzger die Bezeichnung über eine von ihm verfasste Stellungnahme (vgl. MGB, Fall 4, 1778, 23). Zuvor entscheiden sich die Herausgeber im Allgemeinen entweder für die Überschrift *Reſponſum*, vor allem dann, wenn es sich um Gutachten von medizinischen Fakultäten handelt, oder sie verzichten ganz auf Benennungen.

In den Texten selbst konkurrieren wieder mehrere Bezeichnungen miteinander, die zum Teil auch paarformelartig wiedergegeben werden:

6) *Eur an uns gethanes Schreiben / benebenſt beygefůgten Tax-Bůchern der Apotheken zu Gŏrlitz / darůber ihr unſer Facultåt bedencken / und guttachten zu vernehmen gebethen / haben wir zu recht empfangen dieſelben fleiſſig durchleſen/ und erwogen;* [...]
(AMC, Casus XVI, 1623, 116)

7) *Nachdem uns Decano, Doctoribus und Profeſſoribus bey der löblich Nürnbergiſchen Univerſitœt Altdorff ein Schreiben von Tit Herrn J. C. M. Med. Doct. Und wohlbeſtellten Phyſico Seniore E. communiciret worden, worinnen wohl ermeldter Herr D. M. ſo wohl für ſich, als im Nahmen ſeines Herrn Mit-Collegœ Tit. Herrn D. Fr. F. L. unſer Reſponſum und Gutachten verlanget auf nachgeſezte fünf Fragen:*
(BIM, Casus I, 1706, 40)

Die Verwendung von Zwillingsformeln kann als Ringen um den ‚richtigen' Begriff interpretiert werden. Die Paarformel *bedencken / und guttachten* (6) legt eine Interpretation als rein kognitive Tätigkeit nahe, und das in diesem Zusammenhang gebrauchte Verb *vernehmen* lässt an eine mündliche Kommunikationssituation denken. Die koordinative Reihung *Reſponſum und Gutachten* rückt wieder stärker den reaktiven Aspekt und das juristisch geprägte Umfeld in den Vordergrund.

Die Belege zeigen aber auch, dass *Gutachten* in den Texten schon viel früher verwendet wurde als in Sammlungstiteln und Zwischenüberschriften. Der Begriff bezeichnet nicht unbedingt eine (schriftliche) Textsorte. Erst gegen Ende des Untersuchungszeitraumes deutet der Kontext, nämlich die Kombination mit dem Attribut *abgefaßtes*[21], auf das Schriftmedium hin (vgl. 11):

8) *Als derſelbe nebenſt Zuſchickung zweyer Deſcriptionen / betref=fend die Præparationen der bißhero ſo genannten Bezoar-Tinctur, und die Specifici Cephalici, ůber etliche Fragen unſer Gutachten verlanget / ſo erőffnen wir demſelben ſolches hierauff folgender maſ=ſen:*
(ZMF, Centuriae II, Casus LXXV, 1678, 546)

9) *Nachdem uns von E. Hoch=Edl. Und Hoch=Weiſen Magi-ſtrat der Stadt H. die Acta Inquiſitionalia, contra Ma=rien Magdalenen H. in puncto imputati infanticidii, ů=berreichet worden, unſer collegialiſches Gutachten zu ertheilen;*
Ob die von Inquiſitin zur Welt gebohrne Leibes=Frucht pro vita-li zu halten ſey?
(HMC V, Dec. III, Casus III, 1725, 180)

10) *Als uns Derſelbe die in puncto inculpati veneficii entgegen Johann N.=.D.= von A.=. dann M.=.C.=.S.=. von Sp.=. A abgefaſten Inquiſitions= Acta zugeſendet, und ůber deren Innhalt unſer in Medicina gegrůndetes Gutachten anverlanget;* [...]
(PSF, Casus I, vor 1750, 3 f.)

21 Dass *abfassen* sich auf das Schriftmedium bezieht, geht aus der Erläuterung des Verbs bei Adelung hervor: *Figürlich, die Worte und Sätze einer Rede oder Schrift ordnen. Einen Bericht, einen Satz, eine Bittschrift, eine Klage, ein Urtheil, eine Schrift abfassen. Etwas schriftlich abfassen, aufsetzen, verfassen. Ab hat hier den Begriff der Vollendung, gleichsam gehörig fassen. Abfassen wird nur von kürzern, verfassen aber von längern Aufsätzen gebraucht. Ein Buch abfassen sagt man nicht, aber wohl verfassen. Daher die Abfassung, in beyden Bedeutungen.* (http://www.woerterbuchnetz.de/Adelung?lemma=abfassen, eingesehen am 1. August 2017).

11) *Ich hoffe hiermit dem Verlangen Eines Wohllőbli=chen Judicii hinlångliche Genůge geleiſtet ʒu haben, und unterſtelle dieſes mein nach meiner feſten Ueberʒeugung und reiflicher Ueberlegung abgefaßtes Gutachten gern der Průfung mehrerer Sachkundiger und gelehrter Månner.* (PAB, Ab. 1, Fall 1, 1788, 10)

Es spricht also vieles dafür, dass sich die Bedeutung von *Gutachten* im Untersuchungszeitraum verändert hat: Vermutlich bezeichnete es zunächst ein Abstraktum mit der Bedeutung ‚begründete Meinung/Einschätzung zu einer bestimmten Fragestellung' (vgl. Belege 8 bis 10). Später dürfte das Lexem eine Bedeutungserweiterung erfahren haben, sodass *Gutachten* nicht mehr nur das Abstraktum bezeichnete, sondern auch die Texte, mittels derer man die Einschätzung verfügbar hielt und archivierte. Diese zuletzt beschriebene Gebrauchsweise dürfte sich im Laufe des 19. Jahrhunderts verfestigt haben, denn im heutigen Sprachgebrauch impliziert *Gutachten* ausnahmslos Schriftlichkeit. Die Entwicklung lässt sich folgendermaßen veranschaulichen:

Tabelle 10: Bedeutungsveränderungen im Gebrauch von ***Gutachten***

Bedeutungsveränderungen im Gebrauch von *Gutachten*		
17. Jahrhundert *Gutachten* ‚begründete Meinung/Einschätzung zu einer bestimmten Fragestellung' Abstraktum	18. Jahrhundert *Gutachten* ‚begründete Meinung/Einschätzung zu einer bestimmten Fragestellung' sowie ‚Text, der ein Gutachten festhält' Abstraktum und Konkretum	19. Jahrhundert/ Gegenw. *Gutachten* ‚begründete schriftlich verfasste Meinung/Einschätzung zu einer bestimmten Fragestellung' Konkretum

Die Bezeichnungsalternativen *Bedenken* und *Reſponſum* nehmen eine andere Entwicklung. Für beide lassen sich einige Belege im Korpus finden. Betrachten wir zunächst *Bedencken*:

12) [...] *und in einem Schreiben inſtändig verlanget, daſs Wir über nachfolgend zu erörternde Fra-gen Unſer wohlbedächtlich und gegründetes medicinali-ſches Bedencken Ihme ſchrifftlich ertheilen,* [...]
(BIM, Casus VI, 1706, 70)

13) *E=he wir nun davon unſer gegrůndetes und ſolides Bedencken ertheilen, ſo wird ʒuvőrderſt nőthig ſeyn* [...]
(HMC I, Casus IV, 1717, 19)

14) *Es haben Ew. Hochfůrſtl. Durchlaucht per Decretum Clementisſimum de 12. Januar. uns gnådigſt anbefohlen, unſer unterthånigſtes Bedenken abʒuſtatten* [...]
(HMR I, Casus I, 1736, 3)

Die Belege zeigen, dass sich *Bedencken* hinsichtlich seiner Bedeutung und syntaktischen Einbindung im Gebrauch kaum von *Gutachten* unterscheidet: Es wird mit den Verben *abſtatten* und *ertheilen* kombiniert und durch Adjektivattribute spezifiziert. In (12) verweist das Adverb *ſchrifftlich* darauf, dass es ein Dokument bezeichnen kann. In diese Richtung geht auch die von Adelung gebotene Erläuterung. Seiner Darstellung nach handelt es sich bei *Bedenken* um *3) Ein nach reiflicher Überlegung gefälletes Privat-Urtheil, und der schriftliche Aufsatz, der solches enthält. Ein Bedenken einhohlen. Sein Bedenken von sich stellen. Theologische, rechtliche Bedenken*[22].

Der Beleg (14) ist allerdings der jüngste im Korpus, danach lässt sich das Lexem nicht mehr nachweisen, wenn es um die Bezeichnung von Gerichtsgutachten geht. Auch in diesem Fall hat sich die Bedeutung zur Gegenwart hin verändert, aber in umgekehrter Weise als bei *Gutachten*: *Bedenken* fungiert nicht mehr als Konkretum, sondern als Abstraktum mit der Bedeutung ‚Einwand, Vorbehalt, Skepsis'.

Reſponſum kann sich zwar länger halten, aber auch nicht bis zum Ende des Untersuchungszeitraumes. Der letzte Beleg stammt aus einem Gerichtsgutachten der medizinischen Fakultät Erlangen von 1747 (17):

15) *WEil mein Hochgeehrteſter Herr mein weniges Bedencken in cauſa ſangui-nis humani ůber nachgeſetʒten Caſum und darbey befindliches Reſponſum Me-dicum verlanget* [...]
(FCM II, Consilium L, 1691, 271)

16) *Auf beſchehenes Begehren nun geben Wir, nach reiffer Uberlegung und Erwägung der Sache, nach unſern Wiſſen und Gewiſſen, zu Steurung der Wahrheit unſer einmüthi-ges wohlbedächtlich und gegründetes Reſponſum:*
(BIM, Casus I, 1705, 41)

17) *Als Uns Derſelbe, das in Schlågerey=Sachen der Gebrůdere S.= = mit dem Maurer Geſellen P.= = von dem C. = = ſchen Land=Phyſico, Herrn Dr. R. = = ausge=ſtellte Atteſtatum Medicum ʒugeſendet und ůber nachſtehende Fragen von unſerer Facultåt ein Reſponſum Informatorium anverlanget:*
(PSF, Ab. 1, Casus VI, 1747, Teil 3, 100)

Wie bereits dargestellt betont *Reſponſum* stärker den reaktiven Charakter sowie die juristische Ausrichtung der Texte. Ansonsten lassen sich aber wie schon bei *Bedenken* nur geringfügige Unterschiede hinsichtlich der Semantik und der syntaktischen Einbindung feststellen.

Fazit: Von den drei zu Anfang des Untersuchungszeitraumes gebräuchlichen Benennungen bleibt am Ende nur *Gutachten* übrig:

---

22 http://www.woerterbuchnetz.de/Adelung?lemma=bedenken, eingesehen am 1. August 2017.

Tabelle 11: Bezeichnungsalternativen für Gerichtsgutachten

Bezeichnungsalternativen für Gerichtsgutachten		
bis ca. 1735	**bis ca. 1750**	**nach 1750**
Bedencken		
Refponfum	*Refponfum*	
Gutachten	*Gutachten*	*Gutachten*

8.4 Consilia medica

Bei den *Consilia medica* verhält es sich ähnlich wie bei den Gerichtsgutachten: Metakommunikative Äußerungen sind rar, und so muss sich die Analyse vor allem auf Korpusbelege stützen. In den Titeln der Sammlungen wird über den gesamten Zeitraum hinweg meist von *Confilium* oder *Refponfum* gesprochen. In den Texten selbst begegnet man dagegen wieder einer Reihe von miteinander konkurrierenden Bezeichnungen, darunter die schon bekannten *Bedencken* und *Gutachen*, während *Refponfum* überraschenderweise nicht mehr erscheint:

> 18) *ALß uns derfelbe jüngfthin einen Cafum Practicum einer Hoch=adlichen Frauen Zuftand und Kranckheit betreffend zugefendet, und darüber Unfer Collegialifches Bedencken begehret* [...]
> (BMC V, Casus I, 1696, 4)

> 19) *Und dannenhero unfer Gutachten, wie folchem malo fcorbutico radicato wo nicht gäntzlich abzuhelffen, doch möglichfte Linderung zu fchaffen fey* [...]
> (BMM V, Casus I, 1691, 7)

Die Belege lassen aber letztlich keine valide Aussage darüber zu, ob *Gutachten* hier schon den Text mitmeint. Gleiches gilt für die Paarformeln, in denen *Gutachten* in koordinativer Reihung mit *Meynung* und *Rath* steht:

> 20) *Diefes ift fo meine unmaßgebliche Meynung und Gutachten, welches ich auf Erfuchen gerne habe communiciren wollen. Berlin den 2. April 1701. I. C. Mentzel*
> (GMP, Section I, CasusXII, Menzel, 1701, 49)

> 21) *EW. Hoch=Edlen haben von Dero befchwerlichen Maladie eine aus=führliche Relation entworffen, und, aus fonderbarer Confiden-ce, darüber mein Gutachten, und Rath, wie folchem malo zu begegnen und abzuhelffen, verlanget.*
> (BMM V, Casus II, 1692, 13)

Beide Lexeme – *Meynung* und *Rath* – fungieren im Korpus ansonsten nie als Textsortenbenennungen, und sie sind wohl auch hier in diesen koordinativen Reihungen kaum als solche interpretierbar.

Anders verhält es sich mit *Conſilium*, das ja, wie bereits dargestellt, im Allgemeinen schon in den Zwischenüberschriften gebraucht wird. Zwar sind nicht alle Belege eindeutig (vgl. 23 und 24), daneben finden sich aber Verwendungen, in denen *Conſilium* zweifelsohne den Text selbst bezeichnet (vgl. 22).

22) *Nun habe ich damahls ein wohl=bedåchtiges ausfůhrliches conſilium abgefaſſet, und dem Herrn D. Fiſcher zu=geſendet,* [...]
(GMP, Section I, Casus XIII, 1721, 66)

23) [...] *und von uns ein heilſames Conſilium verlanget, wie dieſem Unfall durch dienliche Hůlffsmittel vorzubauen ſeyn mőchte.*
(HMC V, Dec. III, Casus V, 1725, 194)

24) [...] *als nemlich dem Bericht des Hrn. Medici ordinarii von 20. April a. c. dem Schrei=ben der Frau Patientin ſelbſt vom 22ten und dem ferneren Bericht deren Hrn Gemahls vom 23ten dieſes Monaths communiciret und unſer ge=meinſchaftliches conſilium deßwegen verlanget worden: ſo haben wir dieſelbe geleſen* [...]
(FSR I, Casus VI, 1753, 47)

Dass sich keine durchgehende Entwicklungslinie bis zur Gegenwart ziehen lässt, liegt wohl vor allem am Niedergang der Konsiliarpraxis. Annähernd flächendeckende medizinische Versorgung und neue Untersuchungsmethoden, die die physische Anwesenheit des Patienten verlangten, machten Therapievorschläge im Medium des Briefs schlicht überflüssig. Die Textsorte *Consilium* verschwand und damit letztlich das Denotat für die zugehörige Benennung.

8.5 Ergebnisse

Insgesamt ist die Benennungssituation eine sehr heterogene. Selbst am Ende des Untersuchungszeitraumes konkurrieren noch mehrere Begriffe miteinander. Am breitesten ist die Palette verwendeter Begriffe bei den Berichten. Am vielfältigsten wird *Gutachten* verwendet, es kann am Ende des Untersuchungszeitraumes tatsächlich als Benennung für alle im Korpus vertretenen Textsorten fungieren. Die folgende Tabelle führt noch einmal alle vorkommenden Bezeichnungen auf:

Tabelle 12: Übersicht über die Bezeichnungsalternativen der Textsortenklasse

Berichte	***Gerichtsgutachten***	***Consilia***
Chirurgische Berichte	*Bedencken*	*Bedencken*
Wund=Zettel	*Refponfum*	*Refponfum*
Relatio	*Gutachten*	*Gutachten*
Entfchuldigungsberichte	*Sentiment*	*Confilium*
Taxirungsberichte	*Iudicium medicum*	*Iudicium*
Obductions-Attefta		
Sentiment		
Gutachten		
Obductions-Receffe		
Befichtigungs=Zeugniß		
Vifum repertum		
Wundfchein		
Fundfchein		
Obductionsbericht		
Iudicium Medicum		
Sections=Gutachten		

9 Textstrukturen medizinischer Gutachten

Das vorliegende Kapitel widmet sich der Untersuchung struktureller Muster in medizinischen Gutachten. Ziel ist es dabei, sowohl die typischen Makrostrukturen der einzelnen Textsorten herauszuarbeiten als auch deren konkrete sprachliche Ausgestaltung und charakteristischen Formulierungsmuster. Die hier untersuchten Texte liegen, wie bereits dargestellt, an der Schnittstelle zwischen Verwaltung, Wissenschaft und Alltag, sie sind stark von Prinzipien der *ars bene dicendi* geprägt. Sowohl die Anordnung der einzelnen Textteile (*dispositio*) als auch deren sprachliche Ausgestaltung (*elocutio*) wurden von rhetorischen Regeln bestimmt, deren Kenntnis für das Verständnis und die Analyse dieser Texte von zentraler Bedeutung ist. Makro- und Mikrostruktur stehen in einem engen Dependenzverhältnis, das es ebenfalls sichtbar zu machen gilt. Die folgenden Ausführungen gliedern sich daher in drei Abschnitte, einen ersten, der die relevanten rhetorischen Dispositionsschemata vorstellt, einen weiteren, der die einzelnen Textsorten auf ihre inhaltliche wie formale Makro- und Mikrostrukturierung hin analysiert und einen dritten, der die aus diesen Befunden sich ergebenden Schlussfolgerungen zieht.

9.1 Rhetorische Dispositionsschemata

Von den *Consilia curatoria* einmal abgesehen handelt es sich bei allen medizinischen Gutachten um öffentliche, im Verwaltungsbereich verfasste Schreiben. Die Textproduzenten orientierten sich dabei an den rhetorischen Dispositionsschemata, die in Formularbüchern und Briefstellern[1] beschrieben und vermittelt wurden. Diese Briefmustersammlungen deckten alle Bereiche der schriftlichen Kommunikation ab, von Verwaltungstexten über Gratulationen bis zu Kondulenzschreiben. Eine begriffliche Differenzierung zwischen Briefen im modernen Sinn und anderen Formen des Schriftverkehrs unterblieb, d. h. mit dem Begriff *Brief* wurden alle Schriftstücke[2], auch Urkunden benannt[3].

---

1 Zu den Briefstellern vgl. die historiographische Monographie von Furger (2010); zu Brieflehren und Briefstellern des 15. Jahrhunderts Meier (2007); zu den Anfängen der Grammatikschreibung in Formularbüchern des 16. Jahrhunderts Götz (1991); zu Kaspar Stieler Ludscheidt (2010) und Klein (2010).
2 Furger (2010: 136) stellt fest, „dass die Briefsteller des 17. Jahrhunderts unter einem Brief zunächst einmal alle Schriftstücke verstanden, welche in den barocken Kanzleien zirkulierten. Das Kommunikationsmittel ‚Brief' lässt sich somit für die Frühe Neuzeit nicht klar von anderen Formen des Schriftverkehr abgrenzen."
3 Zur schwierigen Abgrenzung von Urkunden und Briefen vgl. außerdem Steinbauer (1989), Spengler (2001), Rachoinig (2009). Nach Spengler (2001: 207) werde die Kommunikation im

https://doi.org/10.1515/9783110555080-009

Im 17. und 18. Jahrhundert gründet der Aufbau eines Briefes auf der seit der Antike etablierten und in der mittelalterlichen *ars dictaminis* weitergeführten Konzeption, der zufolge ein Brief aus fünf Teilen zu bestehen habe, nämlich aus *salutatio* (Gruß), *exordium* (Eingang), *narratio* (Erzählung), *petitio* (Bitte) und *conclusio* (Schluss). Dieses Schema wurde aber regelmäßig abgewandelt und erweitert. So setzte sich in den barocken Briefstellern das briefliche Dispositionsschema nicht mehr nur aus rhetorischen Teilen zusammen, sondern wurde um die formalen Elemente des Briefzeremoniells wie etwa die Unterschrift, das Datum oder die Adresse ergänzt (vgl. Furger 2010: 149). Der allen Ansprüchen genügende Brief hatte beispielsweise in Johann Kaspar Suters *Neu auffgerichten Schreibkunst* aus dem Jahre 1664 zwölf Teile: Neben *salutatio*, *exordium*, *narratio*, *confirmatio*, *petitio* und *conclusio* noch die Abschnitte *valedictio* (Segnung), *subscriptio* (Unterschrift), *appositio diei conceptionis* (Datum), *complicatio* (Brieflegung), *invel superscriptio* (Adresse) und *sigilli impressio* (Siegelung) (vgl. Furger 2010: 149).

Tabelle 13: Rhetorische Dispositionsschemata

Dispositio in der antiken Rhetorik				
Einleitung *Exordium*		Schilderung *Narratio*	Begründung *Argumentatio*	Schluss *Peroratio*
Dispositio im Brief				
Begrüßung *Salutatio*	Gunstgewinnung *Exordium: Captatio benevolentiae*	Schilderung *Narratio*	Gesuch *Petitio*	Schluss *Peroratio/ Conclusio*

Urkunden, die in der Diplomatik in Kaiser- bzw. Königsurkunden, Papsturkunden sowie Privaturkunden[4] unterteilt werden, liegt im Allgemeinen ein zwölfteiliges Dispositionsschema zu Grunde, dessen drei Hauptbestandteile, Protokoll, Subs-

Brief, anders als in der Urkunde, nicht abschließend fixiert, sondern befinde sich noch im Fluß. Während die Verfasser einer Urkunde vor allem eine zeitliche Distanz zu überwinden trachteten, sei es bei Briefen primär eine räumliche.

4 Wenig glücklich werden also die verschiedenen Urkundenproduzenten wie Herzöge und Grafen, Niederadlige, Erzbischöfe, Klöster, Stifte und ihre Dignitäre, Städte und ihre Bürger, Universitäten, öffentliche Notare usw. einer Gruppe, nämlich den Privaturkunden zugeordnet. In der Diplomatik ist man sich der Untauglichkeit dieser Differenzierung bewusst (vgl. Vogtherr 2008: 10). Daneben besteht die Möglichkeit, Urkunden nach ihrem jeweiligen Verhältnis zum Rechtsakt einzuteilen, nämlich in Geschäftsurkunden, durch die ein Rechtsgeschäft vollzogen wird, und Beweisurkunden, die ein bereits vollzogenes Rechtsgeschäft schriftlich festhalten. Ein

tantia bzw. Kontext und Eschatokoll, jeweils noch weiter ausdifferenziert werden konnten.

Tabelle 14: Dispositionsschema für Urkunden, leicht modifiziert nach Spáčilová (2000: 109)

Dispositio der idealtypischen Urkunde		
Protokoll	*Invocatio*	Anrufung Gottes
	Intitulatio	Angabe von Namen und Titeln des Ausstellers
	Inscriptio	Angabe von Namen und Titeln des Empfängers
Substantia/Kontext	*Arenga*	Einleitende Formel literarischen Charakters
	Promulgatio/Publicatio	Bekanntgabe des Willens des Ausstellers
	Narratio	Umstände, die der Rechtshandlung vorausgingen
	Dispositio	Darlegung des beurkundeten Rechtsgeschäftes
	Sanctio	Formelhafte Anordnung weltlicher oder geistlicher Strafen
	Corroboratio	Angabe der Beglaubigungsmittel
Eschatokoll	*Subscriptiones*	Unterschriften des Ausstellers und der Zeugen
	Actum und Datum	Datenangaben
	Apprecatio	Formelhafter Schlusswunsch

Untersuchungen zur Praxis in städtischen Kanzleien der Frühen Neuzeit haben gezeigt, dass die Schreiber insbesondere das Urkundenschema meist nicht exakt übernommen, sondern den Kommunikationsbedürfnissen gemäß angepasst haben; d. h. Variationen waren eher die Regel als die Ausnahme.[5]

Dieser Befund veranlasst Ziegler (2003: 213) generell die Orientierung linguistischer Untersuchungen am idealen Urkundenschema in Frage zu stellen.[6] Für seine Analyse der städtischen Kommunikationspraxis in Preßburg zieht er das

drittes Modell differenziert die Urkunden nach dem Rechtsinhalt, wodurch allerdings sehr viele Subtypen entstehen (vgl. Rachoinig 2009: 138).

5 Spáčilová (2000: 111) konnte für Urkunden aus der Olmützer Kanzlei zeigen, dass manche der für die ideale Urkunde geltend gemachten Elemente wie *invocatio*, *arenga*, *apprecatio* und erstaunlicherweise auch *subscriptio* in keiner der von ihr untersuchten Urkunden überhaupt vorkamen.

6 „Vor diesem Hintergrund ist generell der Vorteil des urkundlichen Strukturschemas für eine Beschreibung städtischer Schriftlichkeit im Spätmittelalter in Frage zu stellen. Welchen Nutzen bringt eine ideale Struktur, wenn sie – bezogen auf das Gesamtaufkommen spätmittelalterlicher Texte einer Sprachgemeinschaft generell – lediglich auf einige wenige Einzeltexte zutrifft und in der konkreten städtischen Kommunikationspraxis in der Regel gar nicht auffindbar ist?“ (Ziegler 2003: 213 f.).

aus weniger Strukturelementen bestehende briefliche Dispositionsschema vor. Gilt es, alle Texte mit nur einem Schema zu erfassen, ist dieses Vorgehen sicherlich sinnvoll.[7] Für eine Analyse aber, die auch Unterschiede zwischen den einzelnen Textexemplaren einer Textsortenklasse aufzeigen will, erscheint das Raster viel zu grob. Eindeutig dem Urkundenschema entlehnte Elemente, wie die *corroboratio*, also die Angabe von Beglaubigungsmitteln, würden bei einem solchen Vorgehen im Briefbestandteil der *conclusio* aufgehen und somit vernachlässigt werden. Es empfiehlt sich demnach eine beide Dispositionsschemata berücksichtigende Analyse, die sich auch durch die Absenz von Strukturelementen in einzelnen Texten nicht irritieren lässt.

Welche prototypischen strukturellen Eigenschaften lassen sich nun in medizinischen Gutachten feststellen? Betrachten wir die einzelnen Textsorten.

9.2 Sektionsberichte

Wie im Vorangegangenen bereits dargestellt, handelt es sich bei den Berichten um Texte deskriptiver Prägung, welche die im Auftrag der Obrigkeit vorgenommenen Untersuchungen eines Leichnams dokumentieren, häufig auch unter Einschluss der Obduktion. Auf den Ergebnissen basierte die richterliche Entscheidung, ob überhaupt eine Straftat vorliege und ein Verfahren einzuleiten sei. Häufig boten *Visa reperta* die Grundlage für weitere Gutachten.

Die Berichte sind also informationsbetonte Texte, die das Ziel haben, ein Wissensdefizit auf Seiten des Rezipienten zu beseitigen. Die betreffenden Sachverhalte, also der Geschehensablauf der Untersuchung und deren Ergebnisse, die der Textproduzent als relevant für seine Adressaten erachtet, werden im Allgemeinen als verbürgte und nicht zu bestreitende Fakten dargestellt. Der Leser/Hörer, die Obrigkeit oder ein Gericht, soll die gebotenen Informationen sprachlich verstehen, die Faktizität der Inhalte anerkennen sowie in bereits vorhandene Wissensbestände (im konkreten Gerichtsverfahren) integrieren. Textstruktur und Textpräsentation üben maßgeblichen Einfluss darauf aus, wie die betreffenden Informationen vom Rezipienten aufgenommen und auf der Basis bereits vorhandener Kenntnisse verarbeitet werden.

---

7 Wobei zu bedenken bleibt, dass ja auch das briefliche Dispositionsschema laufend Modifikationen erfahren hat, die neue, selten von allen Kommunikationsteilnehmern übernommene Bestandteile vorsahen. Das Ansetzen gröberer Schemata führt also nur zu einer beschreibungsinadäquaten Homogenisierung der Texte.

9.2.1 Initialbereich

Welche Elemente können nun als typisch für die Sektionsberichte gelten? Die Präsentation in den Fallsammlungen vermittelt den Eindruck, dass die Dokumente im Allgemeinen nicht mit einer *salutatio* begannen. Jedenfalls weisen weder die gedruckten Berichte des Korpus aus dem 17. Jahrhundert (sechs) noch die aus dem 18. Jahrhundert (14) eine wie auch immer geartete Begrüßungsformel auf. Zieht man aber in Form einer Stichprobe handschriftliche Sektionsberichte aus dem Stadtarchiv Ulm zum Vergleich heran, so zeigt sich, dass diese sehr wohl mit den zeittypischen Salutationsformeln eröffnen.[8] Wie lässt sich diese Differenz erklären? Offenbar verzichteten die Herausgeber der Fallsammlungen ganz bewusst auf diese raumgreifenden Formeln. Dass sie dem *common sense* entsprachen und der Adressat bzw. Auftraggeber ohnehin aus dem Kontext des Berichts zu erschließen war, dürfte ein Grund gewesen sein. Noch wichtiger scheint jedoch ein anderer Aspekt: Sowohl in den handschriftlichen als auch in den gedruckten Exemplaren ist die Absenz von Anredeformen im eigentlichen Berichtstext augenfällig. Ein Bezug zum Adressaten wird bewusst nicht hergestellt, um einen neutral-objektiven Eindruck zu erzeugen.

Zu diesem Befund passt auch, dass sich in den Obduktionsberichten des vorliegenden Korpus kein *exordium*[9], also eine Einleitung, mit der die Gunst des Publikums gewonnen werden soll (*captatio benevolentiae*), nachweisen lässt, und das gilt ebenso für die handschriftlichen Vergleichstexte aus dem Ulmer Bestand. Auf eine Einleitung zu verzichten, ist im 18. Jahrhundert allerdings nicht ungewöhnlich, wie entsprechende Hinweise in den rhetorischen Handbüchern zeigen. So führt beispielsweise Hallbauer in seiner *Anweisung zur Verbesserten Oratorie* in lapidarer Form aus: *Das exordium kann da oder nicht da ſeyn: oft wird es beſſer ſeyn, gleich mit dem Vortrage auf eine pathetiſche und unvermuthete Art anȝufangen* (Hallbauer 1725: 460).

9.2.2 *Narratio*

Alle hier untersuchten Sektionsberichte setzen denn auch tatsächlich mit der *narratio* ein, der „(parteiischen) Mitteilung des (in der *argumentatio* zu beweisen-

8 Vier Sektionsberichte vom Ende des 18. Jahrhunderts aus dem Stadtarchiv Ulm, Rep A 17 [3185] weisen zeittypische Begrüßungen auf.

9 Daneben existieren synonyme Begriffe nämlich *prooemium*, *principium*, *exorde* und *prologue* (vgl. Lausberg 2008: 150).

den) Sachverhalts an den Richter“[10] (Lausberg 2008: 164). Deren Aufbau sollte sich, wie im vorangegangenen Kapitel bereits dargestellt, an den *elementa narrationis* orientieren, also idealerweise die Leitfragen *quis, quid, cur, ubi, quibus auxiliis, quomodo* und *quando*[11] beantworten (vgl. hierzu Lausberg 2008: 183). Es konnte gezeigt werden, dass dieses Muster in den Textsortenanleitungen aufgegriffen und, jeweils zeittypisch nur geringfügig modifiziert, im gesamten Untersuchungszeitraum und noch weit darüber hinaus Geltung behielt. Vor diesem Hintergrund überrascht es nicht, dass alle Sektionsberichte des 17. und 18. Jahrhunderts dem Schema präzise folgen. Die Beispiele (1–6), allesamt Eingangssätze aus Sektionsberichten des 17. Jahrhunderts, illustrieren diesen Befund:

1) *AUf beſchehene Requiſition E. E. Raths* [**cur?**] *haben wir Endes ge=nannte* [**quis?**], *nebſt zugeordneten zweyen Herren des Gerichts* [**quibus auxiliis?**], *heute dato* [**quando?**] *einen Büttel=Knecht, welcher bereits 5. Wochen im Grabe gelegen, beſichtiget und befunden* [**quid?**]*:*
(BMM V, Casus XXII, 1697, 78)

2) *Auf ſchrifftliches Erſuchen des Hochwohl=Edelgebohrnen und Hoch=Mannbeſten Herrn, Herrn J. B. v. T. Erb=Herrn auf S.* [**cur?**] *habe ich Endes unterſchriebener* [**quis?**], *nebſt dem auf Begehren requirirten Barbierer* [**quibus auxiliis?**] *mich den 26. Octobr. wallendes 1681ſten Jahres, früh nach 8. Uhren* [**quando?**] *in der Schencke zu S.* [**ubi?**] *eingefunden, und daſelbſt in Beyſeyn des hierzu beſchriebenen Notarii Publ. Cœſarei, als auch der Gerichten zu S.* [**quibus auxiliis?**] *einen Bauer von W. Welcher geſtrigen Tages als den 25. Octobr. in beſagter Schencke, als er zuvor friſch und geſund aufgeſtanden, ſeine Pferde abgefüttert und angeſchirret, früh ohngefehr um 7. Uhr einen ziemlichen Theil von gemeinen Brandwein gehling zu ſich genommen, darauf truncken in den Pferde=Stall gegangen, woſelbſt er ohngefehr nach 9. Uhren auf der Erden gefunden, in die Stube ſtammlend, unvernehmlich redend, geführet, und daſelbſt niedergeleget worden, da er als ſchlaffend mit heftigen Schnar= chen, nachdem er zuvor per vomitum etwas von ſich gegeben, unvermuthet gegen 11. Uhr verſchieden, beſichtiget* [**quid?**], *um zu* [...]
(BMM VI, Casus VII, 1681, 76)

3) *Auf in Schrifften ergangene ordentliche Requiſition des C. S. Amt=Schöffers zu A.* [**cur?**] *haben wir Endes unterſchriebene* [**quis?**] *uns den 7. Septembr. lauffenden 1682ſten Jahres* [**quando?**] *auf dem Jäger= Hofe daſelbſt* [**ubi?**] *eingefunden und in Beyſeyn wohlermeldetes Herrn Amtſchöffers, als auch des Amts= und Gerichts=Actuarii* [**quibus auxiliis?**], *Nachmittags um 4. Uhr C. G. Welcher den 6. Septembr. Abends zwiſchen 9. und 10. Uhr durch ein mit einer Kugel geladenes Piſtol einen Schuß auf den Kopff bekommen, darauf alſobald nieder gefallen, und ohne Sprache und merckbaren Verſtand gelegen, bis er gegen Morgen zwiſchen*

10 Ihre Funktion beschreibt Plett (1991: 16) folgendermaßen: „Sie soll den Hörer/Leser kurz, klar und glaubhaft über den Sachverhalt informieren.“
11 Diese Reihe entspricht bei Cicero: *persona, factum, causa, locus, tempus, modus, facultas* (vgl. Lausberg 2008: § 328).

4. und 5. Uhr mit einer Epilepſia , wie man dafůr gehalten, befållet, verſchieden, beſichtiget und erőffnet [**quid?**], *und haben* [...]
(BMM VI, Casus IX, 1682, 77 f.)

4) *Auf ſchrifftliches beſchehenes Erſuchen des Churfl.S. Amts=Ver=walters zu F.* [**cur?**] *haben wir Endes unterſchriebene* [**quis?**] *uns zu F. in H. St. Bůrgers und Beckers Behauſung* [**ubi?**] *den 23.Septembr. lauffendes 1682ſten Jahres Vormittage um 10. Uhr* [**quando?**] *eingefunden, und daſelbſt ermeldetes St. Eheweib, Marien, welche den 21ſten ſelbigen Monats frůhe zwiſchen 5. und 6. Uhren in ihrem Bette ermordet gefunden worden, in Beyſeyn der Stadt=Gerichten zu F. und der geſchwornen Wehemůtter* [**quibus auxiliis?**] *beſichtiget und erőffnet* [**quid?**], *und* [...]
(BMM VI, Casus X, 1682, 79)

5) *WEiln Ihro kőnigl. Majeſtåt glorwůrdigſten Andenckens Dero Leib= Medicis ernſtlich befohlen, daß man nach Dero Tode den Cőrper er=őffnen mőge, um zu ſehen, was vor ungewőhnliche und wunderliche Dinge, in dem Leibe, und ſonderlich Bauche, als worin ſich allemahl die grőſſeſte Plage und Schmertzen haben ſpůren laſſen, wůrden zu finden ſeyn* [**cur?**]*: als iſt dieſelbe Erőffnung* [**quid?**] *den 6. April 1697* [**quando?**]. *in Beyſeyn Ihro Hoch=gråflichen Excellencen des Hoch=wohlgebohrnen Grafen und Admiral-Generals Hanß Wachtmeiſters; und des Hoch=wohlgebohrnen Grafen und Præſidenten Die=trich Wrangels* [**quibus auxiliis?**] *vorgenommen und folgendes angemercket werden:* [...]
(GMP, Sectio I, Casus IX, 1697, 36)

6) *NAchdem der Churfůrſtl. Såchſiſ. Creyß= Amptmann alhier Tit. Hr. Johann Jo=achim Rothe uns unterſchriebenen Medicum und Chirurgum* [**quis?**] *gebůhrend requiriren laſſen* [**cur?**]*/ zu beſichtigen eines neugebohrenen Kindleins tod=ten Cőrper* [**quid?**]*/ wir auch denſelben aufs genaueſte in Augenſchein genommen / und an unterſchie=denen Orthen geőffnet haben: So ſeynd gefun=den worden:* [...]
(PCM II, Casus III, 1691, 56)

Die Beispiele verdeutlichen, dass die Textorganisation bereits im 17. Jahrhundert stark schematisiert ist und einfachen, rhetorisch fundierten Mustern mit hohem Wiedererkennungswert folgt. Es kann demnach mit Stein (1995: 295–304) von einer konzeptionellen Routine gesprochen werden, die Produzent wie Rezipient kognitiv entlastet. Die *narratio* dient dazu, die Akzeptanz auf Seiten des Lesers zu erhöhen, denn relevante Informationen, wie die Legitimität der Obduktion und andere für das Verständnis des Hauptteils maßgebliche Inhalte, werden in erwartbarer Form strukturiert und vermittelt. Auch im 18. Jahrhundert bleibt das Schema aktuell, wie die folgenden Belege zeigen:

7) *Auf beſchehene Requiſition Ihro Excell. des Herrn Generals Stra=ſens L.* [**cur?**] *habe ich* [**quis?**] *mich nebſt dem Ober=Feldſcheer H.* [**quibus auxiliis?**] *am nechſt ab=gewichenen 19. Novembr. a. c.* [**quando?**] *nacher Finſterwalda* [**ubi?**] *begeben, um den erſtochenen Cőrper des Herrn Obriſten von C. ſo durch eine Pleſſur iſt tődtlich verwundet worden, zu feciren, und mein in der Experientia & principiis anatomicis gegrůndetes Gutachten dißfalls darůber, wie nemlich dieſe Læſion beſchaffen, und ob das Vulnus pro abſolute le-thali zu halten, mitzutheilen* [**quid?**].
(TDM, Dec. I, Casus III, 1722, 13)

8) *Auf geſchehene Requiſition eines Lôbl. Landge=richts N.* [**cur?**] *habe ich* [**quis?**] *die erſtochene Bäurin zu N ge=bůhrends erôfnet, und zergliedert* [**quid?**].
(RUC, Abteilung 4, 1740, 119)

9) *Auf vorhergegangene Requiſition des zeitigen Herrn V. H.E.M.* [**cur?**] *haben wir Endes Un=terſchriebene* [**quis?**] *heute Nachmittag nach 2. Uhr* [**quando?**] *den geſtern Abend um 9. Uhr nach vorhergegan=genem Kopfweh und Erbrechen plôtzlich verſtorbe=nen S. J. ſo 23. bis 24. Jahr alt, feciret und beſichtiget* [**quid?**].
(FSR II, Casus VIII, 1760, 48)

10) *Auf Requiſition* – [**cur?**] *iſt die Unterſuchung des zu Brandenburg gefundenen Kindes in Gegenwart der geſtåndlichen Mutter deſſel=unternommen worden* [**quid?**]. *Der Ausſchlag dieſer Beſichtigung war folgender:*
(MGB, Jahrgang I, Fall 4, 1778, 18)

11) *Geſtern Nachmittag um vier Uhr verrichteten wir Endesunterſchriebene* [**quis?**] *auf Requiſition E. Wohl=lôbl. Stadtgerichts* [**cur?**] *und in Gegenwart des Herrn Depu-tati Crimi-nalrath Jenſch* [**quibus auxiliis?**] *im Kneiphofffchen Stadthof* [**ubi?**] *die die legale Obduk-tion* [**quid?**] *eines im Waſſer bey dem Lôbe=nichtſchen Schlachthof zuerſt gefundenen und nachher auf die Kneiphôſſche Holzwieſe gebrachten neugebohr=nen todten Kindes. Die Data der Obduktion ſind folgende:*
(PAB, Abt. 1, Fall 5, 1785, 28 f.)

12) *Auf Requiſition Eines hieſigen Wohllôblichen Magi=ſtrats* [**cur?**] *wurde die vorgeſtern Abend in Kindesnôthen verſtorbene Tuchmachersfrau Lindner beſichtiget und er=ôfnet* [**quid?**].
(KSG, Kap. I, Casus I, 1786, 1)

Hinsichtlich der konkreten sprachlichen Ausgestaltung dieser konzeptionellen Routine hatten sich die Anleitungen, wie bereits festgestellt, sehr zurückgehalten. Nur für den Beginn des Gutachtens wurde im letzten Drittel des 18. Jahrhunderts eine Empfehlung ausgesprochen: Man solle entweder wie an den Fürsten selbst schreiben oder die Formel *Auf Requiſition eines Lôbl. Land= oder Stadtgerichts* benutzen.[12] Letzteres scheint, wie die Belege (1) und (3) zeigen, schon im 17. Jahrhundert vorgekommen zu sein, als eine von mehreren Varianten: Denn es existieren Erweiterungen mit Partizipial- und Adjektivattributen (*beſchehene* (1) und *in Schrifften ergangene ordentliche* (3)) oder Varianten, in denen das Fremdwort *Requiſition* durch *Erſuchen* ersetzt wird, wie im Beleg (2). Zeittypisch ist auch die Realisierung der Kausalangabe in einem durch die Subjunktion *Nachdem* einge-

12 *Wenn das Gutachten an eine Hochlôbliche Regierung abzugeben iſt, ſo muß ſolches alſo abgefaßt, und eingerichtet werden, als wenn es an Er. Churfürſtl. Durchl. hôchſte Perſon ſelbſt zu ſtellen wåre. Wird aber das Iudicium medicum von einem Lôbl. Land= oder Stadtgericht abgefordert, ſo wird gleich anfangs geſetzet: Auf Requiſition eines Lôbl. Land= oder Stadtgerichts. rc.rc* (Ruef 1777: 12).

leiteten afiniten Nebensatz[13] in (6) (*Nachdem* [...] *gebůhrend requiriren laſſen* [...]). Charakteristisch scheint im Übrigen auch zu sein, den Schreibanlass, also die Kausalangabe, zuerst zu nennen; damit verbunden ist die häufige Topikalisierung der Präpositionalphrase wie in den Beispielen (1) bis (4). Auch im 18. Jahrhundert steht die formelhafte Wendung üblicherweise im Vorfeld (vgl. 7 bis 10 und 12), wenn auch nicht ohne Ausnahmen wie beispielsweise in (11). Auch Erweiterungen mit Partizipialattributen[14] wie *beſchehene* (7), *geſchehene* in (8) oder *vorhergegangene* (9) kommen bis zum Ende des Untersuchungszeitraumes vor.

Auch wenn neben den verbreitetsten Formulierungen sich stets andere behaupten können, handelt es sich bei *Auf Requiſition...* zweifelsohne um eine überregional akzeptierte und über den gesamten Zeitraum hinweg übliche, stark formalisierte Wendung, die in den Einleitungen gerichtsmedizinischer Texte des 17. und 18. Jahrhunderts regelmäßig wiederkehrt. Die für sprachliche Routinen bzw. Formulierungsstereotypen geltenden Kriterien, nämlich die Rekurrenz der immer gleichen Wörter in bestimmten Strukturen, die stets ähnliche Funktionen

---

13 Die afiniten Nebensätze sind zwar nicht textsortenkonstituierend, da ihnen aber für die Schriftsprache der Frühen Neuzeit zentrale Bedeutung zukommt, erscheinen hier einige Bemerkungen angebracht: Ágel (2000: 1888) hat die afiniten Konstruktionen als das „wichtigste epochetypische Gebilde" bezeichnet. Darunter versteht man die gerade im 18. Jahrhundert auffallende Neigung vieler Verfasser, die Hilfsverben *sein* und *haben* im Spannsatz wegzulassen. Sie treten wohl seit Beginn des 15. Jahrhunderts auf und werden im 17. und beginnenden 18. Jahrhundert insbesondere in Kanzleitexten üblich. Am häufigsten werden die finiten Verben im Perfekt und Plusquamperfekt Indikativ sowohl im Aktiv als auch im Passiv ausgelassen; der Anteil anderer in der Forschung diskutierter Formen ist verhältnismäßig gering (vgl. Janigáné-Prokai 2013: 108 ff.). Die Häufigkeiten solcher Konstruktionen hat aber im Laufe des 18. Jahrhunderts abgenommen. Vereinzelt finden sich auch noch Belege für das 19. Jahrhundert. Konopka (1996: 28 f.) vermutet, dass die große Anzahl von Hilfsverben dazu beigetragen haben könnte, einige Verben auszulassen, erlaubte dies doch, im Sinne des rhetorischen Prinzips der *variatio delectat*, die sonst so häufigen Wiederholungen zu vermeiden. Bei den Verfassern zeitgenössischer sprachreflexiver Werke stießen die afiniten Nebensatzkonstruktionen allgemein auf Kritik, weil man davon ausging, dass sie gegen die Kriterien von *Wohllaut* und *Deutlichkeit* verstießen (vgl. Konopka 1996: 140 f.). Diese Sätze erschienen Gottsched, Aichinger und Heinze unvollständig. Die versöhnlichsten Töne schlug Gottsched an, der gerade bei Texten von Kanzleien und Gerichten die Auslassung der Hilfsverben unter bestimmten Voraussetzungen zuließ, nämlich dann, wenn mehrere *Hilfswőrter* hintereinander kämen und die Texte ansonsten zu weitläufig werden würden (vgl. Konopka 1996: 141). Wenn *Klarheit* und *Deutlichkeit* gewährleistet waren, kam also einmal mehr das Stilprinzip der *brevitas* zum Tragen. Beim Abgleich mit dem Sprachgebrauch stellt Konopka (1996: 219) fest, „daß die afiniten Nebensätze nicht für eine der untersuchten Textsorten oder Regionen spezifisch sind" und nur in der Gruppe der sprachreflexiven Quellen Texte zu finden seien, die keine solche Konstrukte aufweisen würden. Besonders selten kämen sie in den Texten der Autoren vor, die am kritischsten damit umgegangen seien.

14 Vgl. hierzu weiter unten und Weber (1971).

in der Textorganisation übernehmen, sind erfüllt. Es handelt sich um eine Formulierungsstereotype mit Leerstelle als frei zu besetzender Position: *Auf Requiſition von x*. Für Sektionsberichte darf sie sogar als die prototypische Einleitung gelten.

Ebenfalls stark formalisiert ist die Nennung der Textproduzenten, die häufig deckungsgleich mit denjenigen Personen sind, welche die Untersuchung oder Obduktion durchgeführt haben. Sowohl im 17. (Belege 13 bis 16) als auch im 18. Jahrhundert (Belege 17 bis 19) wird in der *narratio* der Name meist ausgespart und stattdessen formelhaft auf die *subscriptiones* verwiesen:

> 13) *NAchdem Tit. Hr. D. Johann Heinrich Mylius, vornehmer JCtus, und des Churfůrſtl. Sachſ. Hochlôbl. Schöppen=Stuhls allhier Aſſeſſor, wie auch Tit. Hr. D. Lůder Mencke / vornehmer JCtus, beyde Gerichts=Herren auf Gohlitʒ/ Meckern und Groß Lehna /.mich* ***unterſchriebenen*** *requiriret heut dato Clarinen Petʒſchin ʒu beſichtigen* [...]
> (PCM, 1692, Dec. II, Casus IX, 67)
>
> 14) *ALs auf beſchehene Requiſition des Hochfürſtl. Sachſ. Herrn AmbtSchöffers in Delitſch wir* ***Endes Unterſchriebene*** *jüngſthin* [...]
> (PCM II, 1687, Casus 1, 3)
>
> 15) *AUf des Hoch=Fürſtl. Sachſiſchen Merſeburgiſchen Ambts Delitſch beſchehenen Requiſition hab ich* ***Endes Benannter*** *geſtrigen Sonnabend* [...]
> (PCM, 1687, Casus 1, 10)
>
> 16) *AUf beſchehene Requiſition E. E. Raths haben wir* ***Endes genannte,*** *nebſt ʒugeordneten ʒweyen Herren des Gerichts* [...]
> (BMC V, Casus XXII, 1697, 78)
>
> 17) *Auf Verlangen des Hoch=Fürſtl. B.= =ſchen Stadt=Voigten Amts., beʒeuge ich* ***Endes Unterſchriebener,*** [...]
> (PSF, Casus VI, 1750, 99)
>
> 18) *Nachdeme wir* ***ʒu Ende Benanndte*** *von dem allhieſigen Bůrger, Bierbrauer und Metʒger V.* [...]
> (PSF, Casus III, vor 1750, 41)
>
> 19) *Auf geſchehene Requiſition vom Königl. Preußl. Wohllôbl. Amte Giebichenſtein habe ich* ***Endesunterſchriebener,*** *in Abweſenheit des ʒeitigen Landphyſici,* [...]
> (DSG, Casus XXXI, 1759, 105)

Der in allen gerichtsmedizinischen Textsorten immer wieder zu bewältigenden Sprachhandlung, Textproduzenten und Verantwortliche zu nennen, ist mit dieser Formulierungsroutine Genüge getan. Es handelt sich auch hier um einen den Textproduzenten kognitiv entlastenden Ökonomisierungsprozess.

Vergleicht man die *narrationes* aus dem 17. mit denjenigen aus dem 18. Jahrhundert, so ist die veränderte syntaktische Integration der Informationen augenfällig. Detaillierte Angaben, etwa zu den sezierten Personen, wie sie noch gegen

Ende des 17. Jahrhunderts in attributiven Relativsätzen geboten wurden[15], werden im 18. Jahrhundert in erweiterten Adjektiv- und Partizipialattributen realisiert[16]. Deren Auftreten kann kaum überraschen, denn seit der Mitte des 16. Jahrhunderts kommen erweiterte Adjektiv- und Partizipialattribute vor allem in Kanzleitexten vor, sowohl ihr Umfang als auch ihre Häufigkeit nehmen bis ins 18. Jahrhundert zu.[17] In anderen Kommunikationsbereichen, wie etwa der Wissenschaft, werden die erweiterten Attribute wesentlich maßvoller verwendet. Außerdem setzt hier der Strukturwandel erst etwa 100 Jahre später, also Mitte des 17. Jahrhunderts ein (vgl. Weber 1971: 103–107). In anderen makrostrukturellen Teilen der Sektionsberichte sind, das sei an dieser Stelle vorweggenommen, erweiterte Attribute selten. Hinsichtlich ihrer attributiven Ausgestaltung stehen die Sektionsberichte also, obwohl sie ja durchaus kanzleisprachlich geprägt sind, den wissenschaftlichen Texten näher – ein Indiz für die vermittelnde Position, die diese Fachtextsorte zwischen Verwaltung und Wissenschaft innehatte.

9.2.3 *Dispositio*

Der Übergang zum Hauptteil des Berichtes, aufgrund seiner funktional-strukturellen Eigenschaften in Anlehnung an das Urkundenschema als *dispositio*[18] zu bezeichnen, ist meist durch eine Satzgrenze markiert. Mit dem neuen Satz beginnt auch die neue, dem Rezipienten noch gänzlich unbekannte Information. Die Grenze des Makrostrukturelements und die des Satzes sind also häufig deckungsgleich.

---

15 Vgl. die Belege (1) *einen Bůttel=Knecht, welcher bereits 5. Wochen im Grabe gelegen* (2) *Bauer von W. Welcher geſtrigen Tages* [...] *unvermuthet gegen 11. Uhr verſchieden,* (3) *C. G. Welcher den 6. Septembr.* [...] *verſchieden* und (4) *Marien, welche den 21ſten ſelbigen Monats frůhe zwiſchen 5. und 6. Uhren in ihrem Bette ermordet gefunden worden.*

16 Vgl. (9) *den geſtern Abend um 9. Uhr nach vorhergegan=genem Kopfweh und Erbrechen plǒtzlich verſtorbe=nen S. J.;* (11) *eines im Waſſer bey dem Lǒbe=nichtſchen Schlachthof zuerſt gefundenen und nachher auf die Kneiphǒſſche Holzwieſe gebrachten neugebohr=nen todten Kindes* oder (12) *die vorgeſtern Abend in Kindesnǒthen verſtorbene Tuchmachersfrau.*

17 Als Erklärung für diesen strukturellen Wandel werden in der Forschung unterschiedliche Ansätze diskutiert: Weber führt die Entwicklung vor allem auf den lateinischen Einfluss zurück (vgl. Weber 1971: 141–148), während Lötscher (1990: 14 f.) die sich wandelnden Stiltendenzen der Kanzleisprache im 16. Jahrhundert für die Ursache hält.

18 Die *dispositio* enthält die eigentliche inhaltliche Aussage der Urkunde, die sehr unterschiedlich ausfallen kann (vgl. Rachoinig 2009: 132 f.).

20) [...] *Wrangels vorgenommen und folgendes angemercket werden: Der Bauch war dem åuſſerlichen Anſehen nach ʒiemlich erhoben und aufgeſchwollen reſpectu des übrigen Leibes, welcher von langwieriger Kranckheit ausgemagert war.*
(GMP, Sectio I, Casus IX, 1697, 36)

21) [...] *und an unterſchie=denen Orthen geöffnet haben: So ſeynd gefun=den worden: I. Auf dem Kinne 2. Låſchlein ohngefehr ei=nes kleinen Fingers breit von einander* [...]
(PCM II, Casus III, 1691, 56)

22) [...], *die Section vor=genommen, da wir denn folgendes dabey befunden:*
I) Sahe man an dem Cörper äußerlich hin und wieder die
gewöhnlichen Sterbeflecke. [...]
(DSG, Casus I, 1759, 1 f.)

23) [...] *und in Gegenwart des Gerichts folgendes an dem verblichenen Cörper wahrgenommen: Das Geſicht, Naſe, die mittlere Stirn, das Kien und die Lefʒen waren ſchon von angehender Fåulung blaugrün,* [...]
(HMR III, Casus XXX, 1747, 183)

Daneben existieren aber auch Varianten, bei denen die *dispositio* mit einem durch eine Subjunktion eingeleiteten Nebensatz beginnt, wie die folgenden Beispiele belegen:

24) [...] *gelegen, beſichtiget und* ***befunden:***
1) ***Daß*** *demſelben auf der lincken Seite auf dem Kopf prope ſutu-ram Coronalem eine Wunde eines guten Gliedes lang in die Qveer ge=ſchlagen geweſen;*
2) War das lincke Ohr gantʒ dick [...]
(BMM V, Casus XXII, 1697, 78 f.)

25) [...] *beſichtiget , um ʒu ſehen, ob er von getrunckenen Brandwein, habender Kranckheit oder ſonſt in Trunck beygebrachten ſchådlichen Sachen, oder anderer åuſſerlichen Gewalt ums Leben kommen, und* ***befunden, daß*** *er am Leibe nichts, ſo einen hefftigen Fall, Schlag, Stoß, Verwundung, oder dergleichen andere Gewaltthåtigkeit beſtårcken möchte, gehabt,* [...]
(BMM VI, Casus VIII, 1681, 76)

26) [...] ***wahr=genommen, daß*** *ſolche ʒur Linken des muſculi longi colli ganʒ unterm pomo Adami, mit einem ʒiemlich groſſen Meſſer müſſe geſtochen worden ſeyn,* [...]
(HMR I, Casus XV, 1745, 120)

In den Belegen (24) bis (26) ist der Übergang zwischen den Makrostrukturelementen also textuell dadurch markiert, dass die *dispositio* durch einen abhängigen *daß*-Satz der *narratio* syntaktisch-semantisch untergeordnet ist.[19]

19 Das entspricht den Ergebnissen zu mittelalterlichen Urkunden bei Spengler (2002: 461) und Steinbauer (1989: 129 und 176 f.).

Ganz auf eine optimale Rezeption abgestimmt ist auch die Beschreibung des Untersuchungsvorgangs. Die Informationen zu Ablauf und Ergebnissen der Obduktion werden typischerweise chronologisch dargestellt, das heißt, die Anordnung der Textsegmente orientiert sich an den realen Ereignisabläufen. Der temporal strukturierte Text könne nämlich, so die in rhetorischen Handbüchern der Zeit verbreitete Meinung, nur auf diese Weise dem Rezipienten ‚deutlich' werden. Deutlichkeit ist dabei, wie Gottsched formuliert, keine Qualität, *die aus der Schreibart entſteht*, sondern aus der *Deutlichkeit der Sachen*. Diese stellt sich ein,

> *wenn man die Sachen in eben der Ordnung erzählt, in welcher ſie ſich zugetragen haben. Denn wer nicht der Zeit folget, der wirft alles durch einander: der Zuhörer kann alsdann unmöglich wiſſen, wo er iſt, oder hingehöret, weil er bald aus der Mitte, bald etwas vom Anfange, bald wiederum vom Ende höret. Man fange also von von forne an, und laſſe nichts nöthiges aus:* [...]
> (Gottsched 1759: 136 f.)

Die Anleitungen greifen diese Anregung auf und empfehlen eine Textstrukturierung, die den Verlauf der Untersuchung widerspiegelt, und das nicht nur um die Rezeption des Gutachtens zu erleichtern, sondern auch um zu zeigen, dass die Obduktion korrekt durchgeführt worden sei:

> *In der Erzählung der übrigen Umſtänden muß nun der Verfaſſer des Viſi reperti, die nemliche Ordnung beobachten, und mit Erzählung der entdeckten Umſtänden gleichmäßig fortfahren, als wie er ſelbige unterſuchet hat. Dies gereicht dem Verfaſſer um ſo mehr zur Ehre, da man hieraus ſiehet, daß er die Obduction kunſtmäßig zu verrichten verſtanden; Zudem macht dieſe natürliche Ordnung im Erzählen, die Beurtheilung für jeden anderen leichter.*
> (Brinckmann 1783: 22 f.)

Und ganz ähnlich die Habsburger Anleitung:

> *Der hiſtoriſche Theil des Fundſcheines ſoll eine genaue Beſchreibung und Erzählung des Ganges der Unterſuchung und der dabey in der Leiche aufgefundenen, den Gegenſtand der Frage aufklärenden Erſcheinungen und Nebenumſtände enthalten. Die bey der Unterſuchung aufgefundenen Data müſſen ſo und nicht anders, als wie und in welcher Ordnung ſie gefunden worden aufgezeichnet werden,* [...]
> (Vietz 1814: 12)

Um diese Maßgabe umzusetzen, wenden die Textproduzenten verschiedene textliche Verfahren an (vgl. die Belege 27 bis 35). Viele Verfasser gliedern ihren Text graphisch durch Ordinalzahlen[20] (vgl. 27, 32, 34) oder deren verbale Entsprechungen,

20 Zum Beispiel in: BMM V, Casus XXII, 1697; GMP, Sectio I, Casus IX, 1697; MGB, Fall 2, 1777; PAB, Abt. 1, Fall 5, 1785; KSG, Kap. 1, Casus 1, 1791.

also durch *Erftlich, Zweytens* und *Drittens*[21] wie in (28). Dadurch wird jeweils der Anfang einer neuen Einheit markiert, und die Nummerierungen fungieren als Gliederungssignale bzw. Diskursmarker. Die zugehörige Beschreibung folgt dem Ablauf der Obduktion, indem sie meist vom Kopf nach unten[22], zu Rumpf und Extremitäten wandert und über äußerliche Befunde in das Innere des Körpers vordringt.

Anhaltspunkte für die zeitliche Strukturierung bieten Konjunktionen wie *nachdem* (29, 30) und *als* (34), Präpositionen wie *nach* (27, 31, 32), *vor* (33) und *bey* (27), sowie die Abfolge bestimmter Tempora. So verweist z. B. Plusquamperfekt auf Vorzeitigkeit, allerdings erschwert die Neigung der Verfasser, den finiten Teil des Verbkomplexes auszulassen (30), eine präzise zeitliche Einordnung.

27) *3) Nach gefchehener Separation der Haut, fahe man die Haut durch= und laminam Cranii exteriorem ʒerfchlagen: bey Eröffnung des Cranii aber interiorem gantʒ und unverletʒt,* [...]
(BMM V, Casus XXII, 1697, 79)

28) *Zweytens war der Leichnam des Kin=des ʒur Helfte nemlich der Kopf, die Bruft bis an den Unterleib völlig ʒernichtet.*
(MGB, Fall 4, 1778, 18)

29) *Und nachdem die Bruft eröffnet wurde, fand fich in thorace auf der rechten Seite nach der Kehlen ʒu*
(BMM V, Casus XXII, 1697, 79)

30) *Nachdem wir die Haut von dem Cranio fepariret, auch das Cranium felbft abgenommen, fahen wir* [...]
(BMM VI, Casus IX, 1682, 78)

31) [...] *traffen wir nach genauer Zerlegung des Gehirns* [...]
(BMM VI, Casus IX, 1682, 78)

32) *2) Nach Eröffnung derer integumentorum und mufculorum fahe man das peritonæum und omentum ʒum theil verfaulet* [...]
(GMP, Sectio I, Casus IX, 1697, 36)

33) [...] *bemerk=te man nicht nur noch vor deffen Eröfnung eine fluctuation eines darinn enhaltenen liquidi* [...]
(FSR II, Casus VIII, 1760, 49)

34) *3) Als man aber die Kopfbecken getrennt hatte, entdeckte man, daß rechterfeits neben der Pfeilnath* [...]
(DSG, Casus 1, 1759, 2)

---

21 Zum Beispiel in: MGB, Fall 4, 1778.

22 Dieses Vorgehen zeugt vom Fortwirken der *A-capite-ad-calcem*-Ordnung, wie sie bereits in Antike und Mittelalter üblich war.

35) [...] *bekam man dergleichen braune Fleck, einer guten breiten hand groß, doch etwas rund, ʒu Geſicht.*
(BMM V, Casus XXII, 1697, 79)

Dass es sich bei den dargestellten Beobachtungen um verbürgte und nicht zu bestreitende Fakten handelt, wird durch unpersönliche Satzkonstruktionen hervorgehoben, die als typisch für Texte deskriptiver Prägung gelten können (vgl. Heinemann 2000a: 361). Dazu zählen etwa Bildungen wie *ſahe man* (27) und (32), *bemerkte man* (33), *entdeckte man* (34), *bekam man* [...] *ʒu Geſicht* (35) oder *fand ſich* (29). Auch die Passivkonstruktion *nachdem die Bruſt erőffnet wurde* (29) und das Zustandspassiv *Zweytens war der Leichnam des Kin=des* [...] *vőllig ʒernichtet* (28) verstärken diesen Eindruck.

Kennzeichnend ist außerdem der Gebrauch von Fachtermini, häufig fremdsprachiger Natur, wie *Omentum, Meſenterium, Pericardio, vertebrœ colli* oder *fiſſur* in den folgenden Beispielen. Es handelt sich dabei um lexikalische Transferenz, d. h. die fremdsprachigen Begriffe tauchen kursorisch in den ansonsten deutschsprachigen Sätzen auf.

Bey Erőffnung des Unter=Leibes ſahen wir, daß das Omentum kaum die Helffte der Gedårme bedeckte, das Meſenterium war von wenigen Fette, die Leber ʒiemlich harte und bleich, die Galle ſehr wåſſericht: in dem Magen befunden wir nichts un= oder widernatůrliches [...] *in dem Pericardio oder Hertʒ=Kammer fande ſich gantʒ nichts von der gewőhn=lichen Feuchtigkeit,* [...]
(BMM VI, Casus VIII, 1681, 77)

[...] *vertebrœ colli oder das Genicke ebenfals auswendig / und nach der Oeffnung inwendig gantʒ natůrlich und ohnverletʒet;* [...]
(PCM II, Casus III, 1691, 57)

Die Leber war von un=gewőhnlicher Grőſſe durchwachſen mit vielen unnatůrlichen Gewåchſen und Hårtigkeiten, atheromata oder melicerides genennt;
(GMP, Section I, Casus IX, 1697, 36f)

Von der Wunde des cranii linker Hand gieng eine fiſſur oder Spal=tung eines Zolls lang bis an die [...]
(HMR III, Casus XXX, 1747, 184)

Als der Unterleib geőfnet wurde, ſo floß eine Menge gelbes Blutwaſſer aus; die großen Gefåße, nem=lich die Hohlader und die Hauptarterie Aor-ta, waren von Blut ganz leer.
(MGB, Fall 3, 1778, 13)

Dabei gilt es, zwischen fachsprachlichen Anforderungen und der Verständnissicherung abzuwägen. Da man nicht nur für ein Fachpublikum schreibt, werden häufig auch alltagssprachliche Bezeichnungen verwendet (vgl. *Gedårme, Leber, Magen* oder *Hohlader*) und fremdsprachige Fachbegriffe verschiedentlich textlich erschlossen: Das wichtigste Verfahren ist dabei die Angabe von volkssprachlichen Bezeichnungsalternativen. So können etwa der fremdsprachige Begriff und seine deutsche Entsprechung durch *oder* koordiniert werden (vgl. *fiffur oder Spal=tung*; *vertebrœ colli oder das Genicke* sowie *Pericardio oder Hertz=Kammer*). Eine weitere Möglichkeit, dem Leser die Terminologie näher zu bringen, besteht darin, den Fachterminus erst in einem (nachgestellten) Attribut zu bieten, wie in *die großen Gefåße, nem=lich die Hohlader und die Hauptarterie Aor-ta* oder *mit vielen unnatůrlichen Gewåchfen und Hårtigkeiten, atheromata oder melicerides genennt*. Der Vorteil dieser Darstellung liegt darin, dass zusätzlich Informationen über die Begriffshierachie, also zu Über- bzw. Unterordnungsverhältnissen vermittelt werden können.

Die medizinische Terminologie wurde erst gegen Ende des 19. Jahrhunderts vereinheitlicht, so dass wir im Untersuchungszeitraum mit einer Vielzahl von miteinander konkurrierenden Fachbegriffen rechnen müssen. Dieser Umstand verhinderte aber nicht, dass man Kollegen unsachgemäßen Terminologiegebrauch vorwarf, wie das folgende Zitat aus der Sammlung Matthias Pfann zeigt, in dem das Gutachten eines Kollegen bewertet wird:

> *Dem ungeachtet kommt in beyden Fållen folgendes Verfehen zu Schulden, daß erwehnte åufferliche Befchådigungen und ihre Folgen nicht mit denen in arte recipirten Terminis; fondern mit undeutlichen und nicht genugfam determinirten Benennungen beleget worden.* [...]
> (PSF, Abteilung 1, Casus VI, 1747, Teil 3, 105)

Charakteristisch für das deskriptive Vertextungsmuster sind weiterhin präzisierende sprachliche Mittel wie zum Beispiel Lagebezeichnungen und Maßangaben, auf die die Textproduzenten nur selten verzichten. Dabei lassen sich durchaus präferierte Spenderbereiche erkennen. So werden in der Regel Vergleichsobjekte herangezogen, die allgemein vertraut sind und aus der unmittelbaren alltäglichen Erfahrungswelt stammen.

Um das Ausmaß von Wunden und deren anatomische Position zu verdeutlichen, werden diese häufig zu Körperteilen, meist Händen und Fingern in Beziehung gesetzt:

> *auch war die Kehle einer guten Hand breit gantz braun=fchwartz.*
> (BMM V, Casus XXII, 1697, 79)

> *dergleichen braune Fleck, einer guten breiten hand groß*
> (BMM V, Casus XXII, 1697, 79)

> *bey 3 Hånde breit und einer hand lang alles braun*
> (BMM V, Casus XXII, 1697, 79)

als welches etliche Finger breit, und anderthalb Glied lang
(BMM V, Casus XXII, 1697, 79)

einen måßigen quer Finger von der Sutura coronali ein Loch faſt in forma ovali dieſer Långe und Weite gemachet
(BMM VI, Casus IX, 1682, 78)

war ei=nes guten Daumens dicke
(GMP, Sectio I, Casus IX, 1697, 37)

ʒweyer Finger breit
(GMP, Sectio I, Casus IX, 1697, 36)

Auch der Gebrauch von numismatischen Vergleichsobjekten dient der Veranschaulichung und Konkretisierung von Größenverhältnissen und damit der Verständnissicherung:

ſo daß 2.Lô=cher jedes eines Gulden groß 3. Finger breit
(GMP, Sectio I, Casus IX, 1697, 37)

eines Speciesthalers groß
(DSG, Casus I, 1759, 2)

faſt eines Groſchens groß
(DSG, Casus I, 1759, 2)

ſchwarʒbraune Flecke in der Grôße eines Thalers
(KSG, Kap. 1, Casus II, 1786, 3)

Ebenso zahlreich sind die naturkundlichen Vergleiche:
kleiner knoſpelhafften glanduloſen
(GMP, Sectio I, Casus IX, 1697, 36)

gandulen oder ſpeckhaffte Knoſpen
(GMP, Sectio I, Casus IX, 1697, 36)

bey nahe ſo groß als Haſel=Nůſſe, und groſſe Erbſen,
(GMP, Sectio I, Casus IX, 1697, 36)

ſo groß als Gånſe=Eyer, andere kleiner, als welſche und Haſel=Nůſſe,
(GMP, Sectio I, Casus IX, 1697, 37)

Flüssigkeitsvolumina wiederum werden mit alltäglichen Haushaltsgegenständen gemessen oder mit recht vagen Angaben vermerkt:

einen Lôffel voll ſchwartʒes geronnenes Geblůts
(BMM VI, Casus IX, 1682, 78)

etliche Lǒffel voll
(FSR II, Casus VIII, 1760, 48)

bey nahe 3. Schwedifche Kannen
(GMP, Sectio I, Casus IX, 1697, 36)

noch eine gute Menge Bluths
(PCM II, Casus III, 1691, 57)

eine große Menge fchwarzbraunes Kindswaffer
(KSG, Kap. 1, Casus II, 1786, 3)

in die Lungenflůgel befand fich eine Menge desjenigen Unraths, der im Waffer bey Schlachthǒfen hǎufig ift, und von den ausgewafchenen Thiermagen herrůhrt; folglich halb verdautes Futter.
(PAB, Abt. 1, Fall 5, 1785, 30).

Gegenüber den Angaben mit Maßeinheiten, die daneben auch zu finden sind – beispielsweise *2 bis 3 Zoll* (DSG, Casus I, 1759, 2), *zufammen wohl auf 6 Unzen, und drůber,* (DSG, Casus I, 1759, 3), *5/16 Theil der Elle* (KSG, Kap. 2, Casus III, 1789, 43) – hat der Rückgriff auf Dinge der Erfahrungswelt und des alltäglichen Gebrauchs nicht nur den Vorteil der größeren Anschaulichkeit. In einer Zeit, in der viele Territorien ihr eigenes Messsystem aufweisen, Maßeinheiten also nicht überregional vereinheitlicht waren[23], gewährleisten Objekt-Vergleiche eine Verständnissicherung weit über die engen Grenzen des eigenen Raumes hinaus.

9.2.4 *Conclusio*

Nach den Regeln der klassischen Rhetorik werden die aus der Beschreibung zu ziehenden Schlüsse in einer *conclusio*[24] (auch *peroratio* oder *epilogus*) zusammengeführt. Auch Gottsched hält sie für geboten, erklärt aber, dass der kluge Redner sich am Schluss seiner Ausführungen *aller beftǎndigen Formeln enthalten* solle. Denn nichts stehe *einem gefchickten Redner ůbler an, als dergleichen verdrůßliche Einfǒrmigkeit* (Gottsched 1759: 202). Die Anleitungen halten sich in diesem Punkt merklich zurück und verzichten darauf, Formulierungsvorschläge für eine wie auch immer geartete *conclusio* zu unterbreiten. Zieht man die Gutachten selbst heran, so lassen sich durchaus charakteristische Merkmale erkennen.

---

23 Die meisten Messsysteme wurden erst im Laufe des 19. Jahrhunderts vereinheitlicht.
24 Vgl. Lausberg (2008: 236).

36) *Als erhellet daraus Sonnen=klar, daß dieſer Menſch hieran, und folgbar keines natůrlichen ſondern gewaltſamen Todes můſſe geſtorben ſeyn.*
(BMM V, Casus XXII, 1697, 80)

37) *Aus dieſer Beſichtigung und Oefnung erhellet: daß defuncta mit dem Kinde bloß ex haemorrhagia vteri habe ſterben můſſen, da doch bey einer geſchickten Wen=dung und Beſchleinigung der Geburt ſowohl Mutter, als Kind håtte erhalten werden kǒnnen.*
(KSG, Kap. I, Casus 1, 1786, 3)

38) *Hieraus erhellet: daß defuncta mit dem Kinde an einem ſtarken Blutverluſt und Brande der Gebåhrmutter geſtorben, wovon die hinzugekommenen Ohnmachten und Convulſionen Folgen waren; davon zeigte die Leerheit der Gefåße und Abtrennung des Mutterkuchens und die bey=derſeitigen ſchwarzbraunen, wie ſugillirt ausſehenden Fle=cke. Durch die geſchickte Hand eines Geburtshelfers aber håtte ſie kǒnnen gerettet werden.*
(KSG, Kap. 1, Casus 2, 1786, 4)

39) *Es erhellet hieraus offenbar eine ſchwe=re Verblutung und daher erfolgter Tod des Kindes.*
(MGB, Fall 3, 1778, 14)

40) [...] *daß alſo darauf nach allerhand bǒſen Zufållen der Tod nothwendig erfolgen můſſen.*
(BMM VI, Casus IX, 1682, 78)

41) [...] *daß alſo daher eine Apoplexia momentanea erfolget, und er deßwegen allein und aus keiner andern Urſache die Schuld der Natur abſtatten můſſen.*
(BMM VI, Casus VIII, 1681, 77)

42) [...]; *aus welchem und andern Urſachen denn dieſe beyde Verletzungen nach denen fundamentis & principiis Medico-Chirurgicis, pro ſimpliciter & abſolute lethalibus zu halten.*
(BMM VI, Casus X, 1682, 80)

43) *Und da ein gleiches bey der Kuttin geſchehen, ſo kǒnnen wir nicht anderſt als dieſe Wunde per ſe & abſolute lethal erklåren, und dieſes zwar nach Pflicht guten Wiſſen und Gewiſſen.*
(HMR III, Casus XXX, 1747, 186)

44) *So kǒnnen wir nicht anderſt davor halten, als daß eine apoplexia ſanguinea die Urſach des Todes geweſen.*
(FSR II, Casus VII, 1760, 49)

45) *Dieweil nun dieſe Verwundung alſo beſchaffen, daß man mit keinem Rath noch Medicamentis die extravaſationem ſanguinis abwenden, und die verletzten Adern conſolidiren kǒnnen; Als hat die Nahrung und Lebens=Geiſter dem Leibe entzogen, und die functiones der Lunge gehem=met werden, mithin, nothwendig der Tod erfolgen můſſen.*
(TDM, Dec. 1, Casus III, 1722, 15)

Typischerweise bedienen sich die Textproduzenten sprachlicher Mittel, die die gezogenen Schlüsse als begründet und eindeutig ausweisen sollen. So werden Kausalzusammenhänge etwa durch kausale Konnektoren *da* (43, 37), *daher* (41), *deswegen* (41) und *Dieweil* (45) oder konsekutive wie *alſo* (40, 41) hergestellt, sowie durch Präpositionaladverbien wie *daraus* (36), *hieraus* (38, 39).

Hinzu kommen Formulierungen mit den Modalverben *můſſen* und *kǒnnen*[25], die deontisch gebraucht werden. Die Notwendigkeit/Möglichkeit der Schlussfolgerungen wird als extrasubjektiv dargestellt: *gewaltſamen Todes můſſe geſtorben ſeyn* (36), *habe ſterben můſſen* (37), *der Tod nothwendig erfolgen můſſen* (40), *die Schuld der Natur abſtatten můſſen* (41), *nothwendig der Tod erfolgen můſſen* (45) und *ſo kǒnnen wir nicht anderſt als* (43 und 44).

In diesem auf Verbindlichkeit zielenden Sinne sind auch die unpersönlichen Satzkonstruktionen zu verstehen. Dazu zählt zum Beispiel *aus welchem und andern Urſachen denn dieſe beyde Verletȝungen* [...] *pro ſimpliciter & abſolute lethalibus ȝu halten* (42). Der passivische Charakter der Formulierung stellt ganz die Handlung in den Vordergrund und wirkt so verallgemeinernd und unpersönlich. Ähnliches liegt bei den Belegen (36) bis (39) vor, deren verbaler Kern aus dem agenslosen, zweiwertigen, formelhaft gebrauchten Verb *erhellen* (*x erhellet aus y*) besteht. Die Präpositionalergänzungen *daraus* (36), *Aus dieſer Beſichtigung und Oefnung* (37), *Hieraus* (38, 39) stellen jeweils den anaphorischen Bezug zum schon Bekannten (Thema) her, nämlich zu den bei der Sektion gemachten Beobachtungen, und kündigen gleichzeitig die neue Information (Rhema) an, also die daraus zu ziehenden Schlüsse ($x = E_{Nom}$), die dadurch besonders betont werden. Die Nominativergänzung wird in den Belegen jeweils durch einen durch die Subjunktion *daß* eingeleiteten Nebensatz realisiert.

9.2.5 *Corroboratio*

Im Schlussteil der Obduktionsberichte wird die Nähe zu den Urkunden deutlich. Viele Texte (14 von 20) schließen nämlich mit einer Angabe der Beglaubigungsmittel, also mit einer *corroboratio*.[26] Der wesentliche Inhalt dieser Beglaubigungsformeln sei es, so Ganslmayer (2011: 357), im Text explizit auf die Siegel hin-

25 Bedeutung und Gebrauch der Modalverben unterscheiden sich hier nicht von der Gegenwartssprache, vgl. zu letzteren beispielsweise die Ausführungen der Duden-Grammatik (2009: 562–564). Hier werden die Modalverben hinsichtlich dreier Dimensionen unterschieden: Erstens nach der modalen Stärke, d. h. Notwendigkeit/Zwang gegenüber Möglichkeit/Erlaubnis, zweitens nach dem modalen Redehintergrund, also ob ein epistemischer oder nicht epistemischer (z. B. normen-, willensbezogen-, zweck- oder faktenbezogener) Hintergrund vorliegt und schließlich nach dem Ursprung des Redehintergrundes, der außerhalb des Satzsubjekts (extrasubjektiv) oder im Subjektaktanten (intrasubjektiv) liegen kann.

26 Das Vorhandensein einer *corroboratio* zählt zu den wichtigsten Merkmalen von Urkunden. So spricht etwa Christine Ganslmayer (2011: 357), die den bisher ausführlichsten sprachwissenschaftlichen Beitrag zur Erforschung von *corroborationes* geliefert hat, von einer „Schlüs-

zuweisen sowie die siegelnden Personen und Institutionen namentlich exakt zu bestimmen. Da Siegel textexterne Erweiterungen des urkundlichen Schriftstücks darstellten, die unter Umständen verloren gehen könnten, spiele die textuelle Verankerung der visuellen Bestätigungselemente eine wichtige Rolle. Durch die textinterne Ankündigung der Siegel würde die Echtheit der Urkunde abgesichert (vgl. Ganslmayer 2011: 357).

Angaben, wie dieser Teil der Sektionsberichte sprachlich gestaltet werden soll, fehlen in fast allen Anleitungstexten. Nur Vietz erachtet den Schluss als überhaupt erwähnenswert. Kursorisch empfiehlt er seinen Lesern:

> *Der Schluß enthålt die Verſicherung, daß der ganze Fund=ſchein nach genau gepflogener Unterſuchung und nach reifer Ueberle=gung ganz den Grundſåtzen der medicinifchen Wiſſenſchaften enſpre=chend abgefaßt ſey. Hierauf folgt die Benennung des Ortes, und das Datum der Ausfertigung; zuletzt die Namensunterſchrift des gericht=lichen Arztes und Wundarztes, die die Leichenſchau vorgenommen haben, mit ihren beygedruckten Siegeln.*
> (Vietz 1814: 13)

Die Zurückhaltung der Anleitungen bzw. die Vagheit der Angaben deutet darauf hin, dass der Formalisierungsgrad der *corroboratio* nicht allzu hoch gewesen sein dürfte. Entsprechend groß ist denn auch die Zahl der Formulierungsvariationen, die sich im Korpus nachweisen lassen:

46) *Welches wir bezeugen u. M. den 30.Mart. 1697.* [...]
(BMM V, Casus XXII, 1697, 80)

47) *Welches wir als denen principiis & fundamentis Medico-Chirurgicis gemås (ſalvo interim Doctiorum judicio) zur geſuchten Nachricht von uns ſtellen, und durch eigenhåndige Unterſchrifft und Beydruckung gewöhnlicher Petſchafft beſtårcken wollen.*
(BMM VI, Casus IX, 1682, 79)

48) *Welches wir hiermit bezeugen, und durch eigenhåndige Unterſchrifft, und Beydrůckung gewöhnlicher Petſchaffte beſtårcken ſollen.*
(BMM VI, Casus VIII, 1681, 77)

49) *Dieſes haben wir auf Begehren von uns ſtellen, und durch unſere eigenhåndige Unterſchrifft und Beydruckung gewöhn=licher Petſchaffte beſtårcken wollen.*
(BMM VI, Casus X, 1682, 80)

50) *Welches alles Ein=gangs wohlgedachter Hn. Creys=Ambtmanne wir berichten wollen und ſollen / unter unſerer ei=genen Hand und Siegel.*
(PCM II, Casus III, 1691, 57)

selpassage innerhalb der Urkundentexte" mit „textsortenidentifizierender Funktion"; ähnlich argumentiert auch Spengler (2001 und 2002).

51) *Welches wir hiermit glaubwůrdig und gewiſſenhaft be=zeugen.*
(DSG, Casus I, 1759, 5)

52) *Urkundlich unſerer Unterſchrift und beygedruckten Pettſchaft.*
(FSR II, Casus VIII, 1760, 49)

53) *Zur Urkund deſſen haben ſolches vorlåuffig pflicht=måßig conteſtiren ſollen.*
(HMR I, Casus XV, 1745, 120)

54) *Solches wird hierdurch atteſtiret.*
(KSG, Kap. I, Casus 1, 1786, 3)

55) *Welches wir hiermit atteſtiren.*
(KSG, Kap. I, Casus 3, 1787, 7)

56) *Solches habe hiermit atteſtiren wollen.*
(MGB, Fall 3, 1778, 14)

Die Beispiele divergieren erheblich im Hinblick auf Umfang und Ausgestaltung der *corroborationes*[27], und nur jeweils ein Beleg aus dem 17. (47) und aus dem 18. Jahrhundert (51) entspricht weitgehend der Empfehlung von Vietz. Als Beglaubigungsmittel dienen den Textproduzenten die eigene Unterschrift und/oder Siegel bzw. ein Petschaft[28], die aber nicht zwingend explizit genannt werden müssen.

Trotz des beachtlichen Formenspektrums sind einige Gemeinsamkeiten augenfällig: (49), (53) und (56) sind als Hauptsätze mit Verbzweitstellung konstruiert, jeweils mit analytischen Verbformen. Weit typischer aber scheint die Konstruktion mit Verbletztstellung zu sein. Es handelt sich dabei offenbar um

27 Dieses breite Spektrum entspricht auch dem Befund Ganslmayers für die von ihr untersuchten Urkunden des 13. Jahrhunderts. Als mögliche Gründe für unterschiedliche Ausgestaltungen nennt sie persönliche Wünsche der Auftraggeber, die inhaltliche Relevanz des beurkundeten Geschäfts, den Gesamtumfang der Urkunde, das optische Gesamtbild, finanzielle Aspekte wie die Menge des Beschreibungsmaterials und – für die z. T. wohl unter erheblichem Zeitdruck verfassten Sektionsberichte besonders relevant – die Dauer der Schreibzeit und die zeitliche Auslastung des Schreibers (Ganslmayer 2011: 378).

28 Vgl. den Eintrag im Deutschen Rechtswörterbuch, s. v. Petschaft: „Petschaft, n., vereinzelt m.; aus dem Slaw. (vgl. Bellmann, Slavotheutonica 270–272); von den zahlreichen Wortformen hält sich neben Petschaft auch Petschier bis heute; meist als Ring getragener Siegelstempel, urspr. wohl als Signet (persönlicher Siegelstempel eines Amtsträgers) neben dem offiziellen Siegel geführt; der Besitz eines fremden Petschafts ermächtigt zu Rechtshandlungen im gleichen Umfang wie sie der Siegelinhaber vornehmen kann; ein abhanden gekommenes Petschaft muß daher verrufen werden." http://drw-www.adw.uni-heidelberg.de/drw-cgi/zeige?term=petschaft&index=lemmata, eingesehen am 1. August 2017.

selbständige Verb-Letzt-Sätze[29], die ansonsten aber die Merkmale typischer Nebensätze aufweisen, also dem Hauptteil syntaktisch-semantisch untergeordnet sind. Im topologischen Feldermodell könnte der Satzbauplan folgendermaßen dargestellt werden:

Tabelle 15: Satzbauplan *corroboratio*

	Vorfeld	Linke Satzklammer	Mittelfeld	Rechte Satzklammer
Selbständige, nicht interrogative Verb-Letzt-Sätze	–	*Welches*	*wir hiermit/ glaubwůrdig und gewiſſenhaft/ durch unſere eigenhåndige Unterſchrifft und Beydruckung gewǒhn=licher Petſchaffte*	*beſtårken/ bezeugen/ atteſtiren/ conteſtiren [fakultativ + wollen/ ſollen]*

Typischerweise wird gleich zu Anfang der *corroboratio* eine Überleitung von der *substantia* bzw. vom *Kontext* zum *eschatokoll* geschaffen. Die Angabe der Beglaubigungsmittel hat also eine Art Scharnierfunktion. Sprachlich realisiert wird diese Überleitung durch die textuelle Wiederaufnahme des in der *dispositio* behandelten Sachverhaltes. Die Textproduzenten wählen hierfür unterschiedliche Varianten, nämlich entweder die Aufnahme mit einem anaphorisch verweisenden Relativpronomen *Welches* (vgl. 46 bis 48, 51 und 55), das in diesen Fällen als klammeröffnendes Element fungiert, oder mit anaphorischen Demonstrativpronomina wie *Dieses* (49) (= E_{Akk} der Konstruktion) oder *Solches* (54) (= E_{Nom} des Vorgangspassivs) und (56) (= E_{Akk} der Konstruktion).

Die Mediziner bevorzugen dabei aktivisch gebildete Sätze, die Passivkonstruktion (54) bleibt Ausnahme. Sie scheuen sich nicht, sich selbst zu nennen, wählen also auch persönlich wirkende Satzbaupläne, und zwar nennen sie sich meist in Form des Personalpronomens in der ersten Person Plural, das als Nominativergänzung fungiert. Bei den Verben dominieren *beſtårken*, *bezeugen* und *atteſtiren*, also jeweils zweiwertige Verben, die durch fakultative Präpositionalergänzungen mit *durch* und *mit* erweitert werden können und oft zusammen mit den Modalverben *wollen* und *ſollen* stehen (vgl. 47 bis 50, 53 und 56).

29 Sätze dieser Art wurden bezogen auf die Gegenwartssprache von Truckenbrodt (2013) untersucht. Er unterscheidet nicht-interrogative selbständige Verb-Letzt-Sätze mit *dass* und *wenn* sowie interrogative selbständige Verb-Letzt-Sätze, die mit *ob* oder einem W-Wort eingeleitet werden (vgl. Truckenbrodt 2013).

Lassen sich die *corroborationes* auch als performative Sprechakte verstehen? Einiges spricht dafür: die Deklarativsatzform sowie die Tatsache, dass die Verfasser die Handlung, die das Verb bezeichnet (denotiert), auch gleichzeitig vollziehen; des Weiteren der häufige Gebrauch des Präpositionaladverbs *hiermit*, sowie der Umstand, dass den Äußerungen kein Wahrheitswert zugeordnet werden kann.[30] Da für die Frage der Performativität aber auch der Tempusgebrauch eine gewisse Rolle spielt, gilt es, diesen näher zu betrachten.

9.2.6 Tempusgebrauch

Den einzelnen Makrostrukturelementen können dominierende Zeitformen zugeordnet werden, die eine wichtige textuell-strukturierende Rolle spielen. So verwenden die Schreiber in der *narratio* überwiegend das Perfekt, wohingegen Plusquamperfekt und Präteritum die *dispositio* dominieren. *Conclusio* und *corroboratio* wiederum weisen beide meist Präsens- oder Perfektformen auf. Diese unterschiedlichen Tempora haben je eigene Funktionen[31]: Das Perfekt in der *narratio* stellt den Bezug zur Gegenwart her, signalisiert es doch, dass der Sachverhalt für den Adressaten noch Relevanz besitzt. Denn auch hier gilt, was Harald Weinrich in seiner *Textgrammatik* formuliert: Die „raffenden Eigenschaften" des Perfekts erschließen „das Vergangene für das Besprechen in der gegenwärtigen Situation" (2007: 224). Der Adressatenbezug ist also stärker und unmittelbarer, dementsprechend wählen die Verfasser mit dem Perfekt eine Näheform, die Aufmerksamkeit weckt und eine Erzählebene markiert. Typisch ist der Gebrauch des Perfekts an Gelenkstellen zwischen besprechender und erzählender Rede (vgl. Weinrich 2007: 224) – ein Phänomen, das sich auch in den Sektionsberichten beobachten lässt.

Details und Hintergrundinformationen der Obduktion werden hingegen oft im Präteritum oder Plusquamperfekt wiedergegeben, Tempora, die als Distanzformen für eine solche Berichterstattung sehr geeignet erscheinen. Insbesondere das Präteritum hat eine „Neutral-Perspektive" (Weinrich 2007: 219), die es dem Hörer nahelegt,

30 Vgl. zu den Kriterien Austins und der daran geübten Kritik Bublitz (2009: 73–86).

31 Mit Weinrich (2001; 2007) kann zwischen zwei Tempusregistern (= Sprechhaltung) unterschieden werden, und zwar zwischen Tempora des Besprechens (Präsens, Perfekt, Futur), die eine gespannte Rezeptionshaltung nahelegen, und Tempora des Erzählens (Präteritum und Plusquamperfekt), die mit einer entspannten Rezeptionshaltung verbunden sind. Willkop (2003) hat darauf aufbauend die Konzepte Nähe- und Distanz-Tempora entwickelt.

> die erzählte Prädikation ‚einstweilen' gelten zu lassen und dem Sprecher/Erzähler für seine Geschichte ein Detaillierungsrecht und, damit verbunden, einen Aufschub seiner eventuell abzurufenden Argumentationspflicht zu gewährleisten. Der Hörer soll also seine Handlungsbereitschaft eine Zeitlang ruhen lassen und entspannt, mit Gelassenheit zuhören. (Weinrich 2007: 219)

Im Hinblick auf die Sektionsberichte heißt das, dass die Wahl von präteritalen Verbformen den nüchtern-neutralen Duktus der *dispositio* noch deutlicher hervorhebt und gewissermaßen unterstreicht.

Der resümmierende Charakter der *conclusio* legt zunächst die Vermutung nahe, die Textproduzenten würden sich wieder der schon erwähnten raffenden Eigenschaften des Perfekts bedienen. Zwar finden sich durchaus auch perfektive Formen, häufiger entscheiden sich die Verfasser aber für das Präsens. Es gilt als Leittempus der besprochenen Welt und wird als unmarkierte Form insgesamt am häufigsten verwendet. Es ist besonders geeignet, um allgemeingültige Aussagen zu treffen. Gebrauchen die Ärzte dieses Tempus in den *conclusiones*, wird damit auch ihr allgemeiner Geltungsanspruch deutlich: es ist nicht ihr subjektiver Eindruck, den sie hier schildern, sondern die einzig mögliche und richtige aus dem Beobachteten zu ziehende Schlussfolgerung.

In den *corroborationes* wählen die Mediziner entweder das Präsens oder das Perfekt. Der Gebrauch des Präsens ist nicht an eine bestimmte Zeitstufe gebunden, also auch nicht an die Gegenwart, die Form drückt vielmehr eine neutrale Perspektive aus. Der Sprecher erkläre sich, so Weinrich (2007: 213), mit der Verwendung dieser Form gegenüber dem Hörer bereit, die Geltung der mit dem Verb ausgedrückten Prädikation gegen einen etwaigen Einspruch argumentativ zu vertreten. Durch diesen Geltungsanspruch komme die Prädikation grundsätzlich einer Handlung gleich. Dies werde besonders deutlich bei performativen Äußerungen, die im Umfeld von Institutionen wie Kirche, Universität und Gericht zu finden seien. In solchen Fällen verbinde sich mit der Verwendung ein Machtanspruch. Auf ähnliche Weise könnte nun, um unsere Frage nach der Performativität erneut aufzugreifen, auch die Verwendung des Präsens in den *corroborationes* der Sektionsberichte verstanden werden. Das heißt, es ließe sich die These formulieren, dass der gutachtende Arzt durch den Gebrauch des Präsens seinen Ausführungen Nachdruck verleihen und somit der *corroboratio* den Charakter einer performativen Äußerung verleihen will. Dass daneben aber auch Perfektformen existieren, spricht wiederum gegen diese Interpretation. Ganslmayer (2011: 388) hat die Verwendung des Perfekts sehr schlüssig mit der Schreiberperspektive erklärt: Die Verfasser antizipierten bereits beim Abfassen die zukünftige Betrachtungsweise, so dass die *corroboratio* den bereits vollzogenen Abschluss der Besiegelung suggeriere.

Ganz ähnliche Befunde diskutiert Steinbauer (1989: 182 f.) anhand von Urkunden des 13. Jahrhunderts. Seiner Meinung nach sei der Gebrauch des Präsens eher der zeitlogischen Reihenfolge geschuldet: der eigentlichen, in der Vergangenheit berichteten Rechtshandlung, die im Kontext der Urkunde geschildert werde, folge die schriftliche Fixierung im Präsens. Da Urkunden an die Gesamtheit aller anwesenden und späterer Rezipienten gerichtet sei, sollte man sie generell als assertive Sprechakte verstehen.

9.2.7 Fazit

Nach den bisherigen Ausführungen dürfte deutlich geworden sein, dass es sich bei den Sektionsberichten um eine makro- wie mikrostrukturell stark formalisierte Textsorte handelt. Dass diese im Wissensgefüge der frühmodernen Gesellschaft von zentraler Bedeutung war, zeigt auch der ausführliche Artikel in Zedlers *Universallexikon*, in dessen als vorbildlich akzentuierten Beispielbericht die meisten der hier beschriebenen Merkmale noch einmal auftauchen:

> *Demnach ſchei=nen die vornehmſten Stůck eines Atteſtats oder Berichts dieſe zu ſeyn: nemlich die rechtmåßige Er=forderung; eine genaue Section des Cörpers; eine zulångliche Beſchreibung der Wunde; ein unge=fålſchtes Urtheil ůber deren Beſchaffenheit und eigenhåndige Unterſchrifft; alſo, daß die Formul eines ſolchen Atteſtates ſo eingerichtet werden kann, wie folget: Auf beſchehene Requiſition der Obrigkeit (hier muß die Obrigkeit des Orts be=nennet werden) haben wir zu End genannte heute dato N. N. Welcher an einer empfangenen Wun=de, (Schlage, Schuſſe) geſtern Abend (oder wenn es ſonſt geſchehen) verſtorben, beſichtiget, und bey Erőffnung des Cörpers befunden, daß demſelben in die lincke Bruſt, zwiſchen der fűnft und ſechſten Rippe, unfern der Wartze, ein Stich, åuſſerlich eines Gliedes lang, beygebracht worden, welcher durch die Muſculis Thoracis, Pleuram, Pul-mones, und Pericardium, in den Siniſtrum cordis ventriculum, und durch denſelben bey der ſechſten Vertebra Thoracis wieder herausgegan=gen, wobey denn eine groſſe Menge Geblůts in dem Thorace zu finden geweſen. Weil nun durch die=ſen Stich zufőrderſt das Hertz, als das edelſte Glied menſchlichen Leibes, ſehr tief verwundet, und hier=durch nicht allein ſeiner Subſtantz nach heftig verle=tzet, ſondern auch der Siniſter ventriculus durch=ſtochen, und dahero das Hertz=Geblůte, nebſt denen Lebens=Geiſtern håuffig extravaſirt und entgan=gen, ſolches auch durch kein Mittel zu ſtillen gewe=ſen: Als iſt ſolche Wunde, denen Grundſåtzen der Anatomie und Chirurgie gemåß, pro ſimplici-ter & abſolute lethali zu halten, und hat der Verwundete nothwendig daran umkommen und ſterben můſſen, welches wir hiermit unter unſerer eige-ner Hand adteſtiren, und bezeugen wollen. So geſchehen rc.rc.rc. N. N. Med. Doctor. N. N. Barbirer und Wund=Arzt.*
> (Zedler Bd 3: Sp. 1494)[32]

32 Vgl. www.zedler-lexikon.de, s. v. *Beſichtigung der Wunden*, eingesehen am 1. August 2017. Im originalen Beitrag ist der Bericht jeweils am linken Rand der Zeilen durch Anführungszeichen als Zitat markiert, jedoch ohne Angabe einer Quelle. Der besseren Lesbarkeit wegen sind diese hier getilgt.

Tabelle 16: Dispositionsschema Sektionsbericht

Dispositionsschema Sektionsbericht				
Struktur-element	Obligat./ Fakult.	Prototypische Formulierungsmuster	Sprachliche Merkmale	Dominierendes Tempus
Salutatio	–	–	–	–
Narratio	Obligat.	Auf Requisition von x haben wir Endes genannte E_{Akk} + Lokalangabe + Temporalangabe seziert und befunden	Im 18. Jh: Erweiterte Adjektiv- und Partizipialattribute im Mittelfeld	Perfekt
Dispositio	Obligat.	daß 1. 2. 3. [...]	unpersönliche Satzkonstruktionen Lagebezeichnung und Maßangaben Anatomische Fachtermini Anschauliche Vergleiche mit: Körperteilen Münzen Natur	Präteritum
Conclusio	Fakult.	Hieraus erhellet, dass	Unpersönliche Satzkonstruktionen Modalverben	Perfekt/ Präsens
Corroboratio	Fakult.	Welches wir hiermit + performatives Verb: bezeugen/ attestieren/ contestieren/ mit Beglaubigunsmittel Siegel/Pettschaft bestärken		Präsens/ Perfekt
Subscriptiones	Obligat.			–
Actum und Datum	Obligat.			(Präsens)

9.3 Gerichtsmedizinische Gutachten

Die eben untersuchten Sektionsberichte stehen in engem Zusammenhang mit der zweiten, im Korpus quantitativ am stärksten vertretenen Gruppe, nämlich den gerichtsmedizinischen Gutachten (101 Textexemplare). Wie bei den Sektionsberichten handelt es sich um eine im institutionellen Bereich anzusiedelnde Textsorte, zu deren konstitutiven Merkmalen gehört, dass sie in Auftrag gegeben wurden, im Allgemeinen von der Obrigkeit (Gerichte oder Stadtverwaltungen), seltener von Privatpersonen. Die Textproduzenten werden aufgefordert, einen bestimmten Sachverhalt, beispielsweise ein Naturphänomen, eine Konsistorialgerichtssache oder die Letalität einer Verletzung zu bewerten. Daraus resultiert die argumentativ-evaluative Prägung der Texte als dominante Funktion. Anders als bei den im Allgemeinen um eine neutral-objektive Darstellung bemühten Berichten, besteht das primäre kommunikative Ziel der Gutachten darin, den Adressaten von der vertretenen Position zu überzeugen, auch in Abgrenzung zu konkurrierenden Meinungen. Die Argumentation muss also die Akzeptanzbedingungen für die getroffene Einschätzung verbessern und mögliche Vorbehalte auf Seiten des Lesers zerstreuen. Zu der bewertenden tritt somit immer auch eine wissensbereitstellende, konstatierend-assertierende Funktion. Das zu Bewertende wird zunächst mehr oder weniger ausführlich konstatiert und auf dieser Basis beurteilt.

Häufig, so etwa bei Letalitätseinschätzungen, rekurrieren die Gutachten auf Ergebnisse aus Sektionsberichten, sei es in Form eines Aktenvermerkes oder durch längere am Obduktionsbericht orientierte Textpassagen. Hinsichtlich der Proportionen können allerdings gravierende Unterschiede bestehen. Während die Sektionsberichte in der Regel mit einer relativ knappen *conclusio* auskommen, tendieren die Zusammenfassungen der gerichtsmedizinischen Gutachten dazu, sich auszudehnen, und in nicht wenigen Fällen übersteigt deren Umfang sogar den Umfang der *dispositio*. Die Zuordnung eines Textexemplars zu einer der beiden Textsorten fällt dann recht schwer.[33]

Ziel der folgenden Ausführungen muss es also sein, die charakteristischen Merkmale der Gutachten herauszuarbeiten und dabei den makro- wie mikrostrukturellen Gemeinsamkeiten und Unterschieden der Textsorten Rechnung zu tragen.

---

33 Das bleibt auch hinsichtlich des Verhältnisses der Textsorten im Korpus zu bedenken, nur 20 Textexemplare wurden als reine Sektionsberichte klassifiziert, als gerichtsmedizinische Gutachten hingegen 101 Exemplare.

9.3.1 Initialbereich

Ein erster Unterschied zu den Sektionsberichten ergibt sich bereits im Initialbereich der Gutachten. Während die Herausgeber bei den Berichten durchgehend darauf verzichteten, die Anredeformeln zu drucken, ist die Situation bei den Gutachten heterogen: Der Großteil verzichtet auf Begrüßungen (82 von 101), etwa ein Viertel aller Textexemplare (25 von 101) setzt mit einer Variante der formelhaften Wendung *Auf Requiſition von x* ein. Dabei handelt es sich um die Texte, deren Zuordnung zu einer Textsorte schwer fällt. Wenige Gutachten weisen eine ausführliche (13) oder abgekürzte (6) *salutatio* auf.

Der Anrede kommt im Untersuchungszeitraum generell eine besondere Bedeutung zu. Im 16. und 17. Jahrhundert hatte sich die Situation, so Besch (2003: 2600), in Analogie zu einer Überprofilierung in der Benennung sozialer Ränge verkompliziert. Den Strukturen einer vormodernen, ständisch gegliederten Gesellschaft entsprechend drückte sich in der Anrede der soziale Status des Adressaten aus. Dieses Element bot also eine willkommene Möglichkeit, Distinktion zu markieren und Hierarchien zu festigen. In der zweiten Hälfte des 16. Jahrhunderts wurde das Inventar der Anredepronomen erweitert, zu *du* und *Ihr* trat *Er* und *Sie* in der dritten Person Singular. Je nach Stand des Adressaten wurden unterschiedliche Anreden und Titel gewählt.[34] Der Höflichkeitsgewinn bestand, so Besch (2003: 2600), in der Indirektheit als Steigerungselement sozialer Distanz. Als Maximum der höflichen Distanzierung galt die reine Titelanrede ohne Pronomina. Besch fasst die Situation folgendermaßen zusammen:

> Fünf Möglichkeiten im Pronominalbereich, dazu eine differenzierte Skala von Geburts- und Amtstiteln, mit diesen wiederum gekoppelt und rangmäßig genau festgelegt eine Kette von auszeichnenden Adjektiven (z. B. *günstig*, *gestreng*, *gnädig*, *gnädigst*, *allergnädigst*, etc.) insbesondere in Anschreiben, korrespondierend dazu die Kette der Untergebenheitsadjektive auf der Seite der rangniederigen Personen (z. B. *willig*, *schuldig*, *gehorsam*, *unterthänig*, *unterthänigst/alleruntertthänigst*, etc.), dies alles fügte sich zu einem überaus komplizierten Anrede-Zeremoniell zusammen.
> (Besch 2003: 2601)

34 Der Bereich der Anrede gilt in der Gegenwart als hochgradig formelhaft. So bezeichnet etwa Lüger (1992: 145 f.) die Anrede und den Schlussteil des Briefes als den „rituellen Rahmen" des Textmusters. Dazu zählt zum einen die „Kontakteröffnung". Sie besteht aus der Anrede, die die Beziehung des Verfassers zum Adressaten markiert und der „vorthematischen Phase", in der als typische Elemente der Dank für vorher erhaltene Mitteilungen oder Bezugnahmen zum Schreibanlass enthalten sind. Zum anderen wird das Textmuster abgerundet durch die „Kontaktbeendigung", in der man beispielsweise Dank äußert, Wünsche formuliert und mit der Schlussformel und der Unterschrift den Brief zum Abschluss bringt.

Die große Variationsbreite der Anredeformen machte gedruckte Regularien in Gestalt von Briefstellern und Formularbüchern notwendig, da sich wohl kaum ein Schreiber in der Lage sah, über alle Varianten und Titel ad hoc zu verfügen. Die Herausgeber der medizinischen Gutachten umgingen diese Problematik häufig, indem sie die *salutationes* tilgten oder in einer stark verkürzten Version wiedergaben. Ein Beispiel für eine solch reduzierte Begrüßung ist der Beleg aus Zittmanns *Medicina Forensis*, bei der die Titel auf den ersten Teil beschränkt bleiben und nur ein & *c.*, für *et cetera* hinzugefügt wurde.

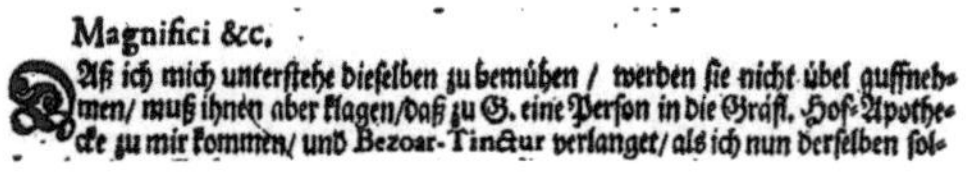
Magnifici &c.
DAß ich mich unterstehe dieselben zu bemühen / werden sie nicht übel auffnehmen/ muß ihnen aber klagen/daß zu G. eine Person in die Gräfl. Hof-Apothecke zu mir kommen/ und Bezoar-Tinctur verlanget/ als ich nun derselben sol-

Abb. 10: Abgekürzter Titel aus Zittmann (1706: 541)

Neben diesen gekürzten Versionen finden sich im Korpus aber auch die für die Zeit typischen zweiteiligen Begrüßungen, die aus dem ausführlichen Titel des Adressaten und einer standesspezifischen Anrede bestehen:

> 1) *Edle/ WohlEhrenveſte/ Hoch und Wohlweiſe/*
> *Großgůnſtige Herrn/ und Freunde/* [...]
> (AMC, Casus XXXIX, 1623, 218)
>
> 2) *UNſer freundliche Dienſte zuvor / Ehrenveſter / Achtbarer/ in=ſonders guter Freund / uns iſt euer Schreiben eingehåndiget wordeñ/ dariñen ihr berichtet/ wie das einer geſtochen / und nach ſeinem Tode bey der Beſichtigung befunden worden* [...]
> (AMC, Casus XLI, 1635, 222)
>
> 3) *WohlEhrwůrdiger / Vorachtbahrer und Wohl=*
> *gelahrter gůnſtiger Herr und Freund /* [...]
> (AMC, Casus XV, 1621, 113)
>
> 4) *PRORECTOR MAGNIFICE,*
> *Hoch=Ehrwůrdige, Hochachtbare und Hochgelahrte,*
> *Gůnſtige Herren und Freunde.*
> (HMC II, Dec. I, Casus VII, 1715, 43)
>
> 5) *Durchlauchtigſter Churfůrſt,*
> *Gnådigſter Herr Herr!*
> (RUC, Abt. 4, 1771, 124)

Betrachtet man die Beispiele (1) bis (5) so fällt auf, dass die Verfasser sich offenbar des ganzen, eben beschriebenen Spektrums an differenzierten Formulierungen für *salutationes* bedienten: Von der graphischen Markierung durch Kapitälchen

(4)[35], über Superlative (5) bis zur Bildung von Augmentativa durch Präfigierung der auszeichnenden adjektivischen Basen mit {*wohl-*}, {*hoch-*} oder {*groß-*} (vgl. 1, 3, 4). Und das Beispiel (2), das mit der Devotionsformel *UNſer freundliche Dienſte zuvor* einleitet, entspricht Formen der Brieferöffnung, wie sie Furger zu Folge vornehme Personen pflegten. Solche initialen Devotionsformeln verloren gegen Ende des 17. Jahrhunderts an Bedeutung. Man stellte zunehmend nur noch Anreden an den Anfang und verlagerte die Anerbietung der Dienste an den Schluss des Briefes (vgl. Furger 2010: 150).

Dass die Namen des Briefempfängers ungenannt bleiben, entspricht dem Schreibusus der Zeit – und nicht dem Bemühen um Anonymisierung, das ansonsten maßgeblich war. Furger erklärt diesen Namensverzicht wieder mit den sozialen Mechanismen der Distinktion:

> Das Individuum definierte sich im barocken Briefzeremoniell demnach über seine Position in der Gesellschaft und nicht über seinen Namen. Gerade in einer Gesellschaft, in der im persönlichen Umgang stets auf den sozialen Status einer Person geachtet werden musste, konnte [...] schon die geringste Ungenauigkeit in der Formulierung der Anrede zur Abweisung eines Briefes führen.
> (Furger 2010: 110)

Aus Angst, einen Korrespondenzpartner mit einem unstandesgemäßen Titel zu verärgern, verzichteten manche Briefschreiber ganz auf die Angabe von Titeln und setzten stattdessen den Vermerk *Tit.* (vgl. Furger 2010: 110). Ein solches Verhalten ist bei den Anreden im Korpus nicht nachweisbar, kommt aber bisweilen im Fließtext vor.

> 6) *Nachdem uns Decano, Doctoribus und Profeſſoribus bey der löblich Nürnbergiſchen Univerſitæt Altdorff ein Schreiben von Tit Herrn J. C. M. Med. Doct. und wohlbeſtellten Phyſico Seniore E. communiciret worden, worinnen wohl ermeldter Herr D. M. ſo wohl für ſich, als im Nahmen ſeines Herrn Mit-Collegœ Tit. Herrn D. Fr. F. L. unſer Reſponſum und Gutachten verlanget auf nachgeſezte fünf Fragen:*
> (BIM, Casus 1, 1706, 40)

35 Eine Unterscheidung in markierte und unmarkierte Salutationsformen, wie das Rössler (2007: 72 f.) für die österreichischen Adelsbriefe unternahm, scheint hier nur bedingt sinnvoll. Zu groß ist die Wahrscheinlichkeit, dass Setzer und Herausgeber die ursprüngliche Textgliederung verändert haben. Rössler konnte anhand des von ihm untersuchten Korpus von handschriftlichen Adelsbriefen zeigen, dass die Begrüßungsformeln zunächst nicht vom Haupttext abgesetzt, also unmarkiert waren und die Adeligen erst allmählich dazu übergingen, die *salutatio* durch Leerzeilen etc. abzuheben und damit als Makrostrukturelement zu markieren.

Mit dem Erstarken des Bürgertums gegen Ende des 18. Jahrhunderts reduzierten sich die Anrede-Forderungen, und aus dem primär sozial markierenden System entwickelte sich allmählich eine duale Beziehungsmarkierung (vgl. Besch 2003: 2601). Diese Veränderungen lassen sich in den Anreden der Gutachten aber nicht nachweisen. Auch am Ende des Untersuchungszeitraumes wählen die Verfasser Distanzformen mit dem Demonstrativum *Derselbe* und Titeln (vgl. Beleg 5). Das Festhalten ist wohl mit der nach wie vor häufig asymmetrischen Kommunikationssituation zwischen der das Gutachten beauftragenden Obrigkeit und dem verfassenden Arzt zu erklären.

9.3.2 *Antecedens & Consequens* – Textmusterkonventionen in den *narrationes*

Wie die Sektionsberichte setzen auch die gerichtsmedizinischen Gutachten direkt mit der *narratio* ein. Deren Funktion ist es auch hier, dem Adressaten die Rezeption zu erleichtern, indem in erwartbarer Form angegeben wird, auf welchen Gegenstand oder Sachverhalt sich die Ausführungen beziehen. Zwar können die Gutachter ein Vorwissen unterstellen, schließlich geht immer eine entsprechende behördliche Auseinandersetzung voraus; dennoch darf in der Regel eine kurze Orientierung über den konkreten Fall nicht fehlen, vor allem Schreibanlass und der Bezug zum Auftraggeber werden festgehalten. Die sprachliche Ausgestaltung der *narratio* weist dabei einen hohen Grad an Formalisierung auf. Auf unterschiedlichen Ebenen und in unterschiedlicher Intensität lassen sich Muster identifizieren, die den Verfassern als Grundlage der Textproduktion dienen. Die folgenden Belege aus dem 17. (7 und 8) und 18. Jahrhundert (9 bis 12) zeigen darüber hinaus, wie konstant diese Schreibroutinen gewesen sind.

> 7) ***Demnach*** *Ihr uns eine Frage / nebſt der damals zu B. geweſe=nen Baders Gerichtlichen Auſſage zugeſchicket / und darbey ʒu wiſſen begehret /* ***ob*** *aus gedachten Baders nuda, externa & ſuper-ficiali conjectura ʒu ſchlieſſen ſey / daß der verwundete Jacob R. von gemeldeten Wunden / gewiß / unfehlbahr und neceſſariò habe ſterben můſſen.*
> ***Als*** *erachten wir nach fleiſſiger* [...]
> (ZMF, Centuriae I, Casus II, 1650, 3)

> 8) ***NAchdem*** *E. E. Hochw. Rahts Hochlǒbl. Hn. Stadt= Gerichte alhier / mir unter=ſchriebenen allbereit vor 3. Wochen aufgetra=gen / die bey dem Stockmeiſter verhafftete N. ʒu beſichtigen und ʒu erforſchen /* ***ob*** *ſie ſchwan=ger ſey :* ***So*** *berichte Hochgedachten Hrn. Stadt=Gerichten / daß* [...]
> (PCM II, Casus IIX, 1689, 66)

> 9) ***Als*** *Euer Magnificenz und Dieſelbe uns die acta betreffend einen Sectionem uteri & extractionem fœtus mortui, die der Med. Doctor Herr M. M. einer Kindbetterin L. Frau verrichtet, ʒuge=ſendet, und unſer in arte & ſcientia medica & chirurgica gegrůnde=tes Bedencken ůber*

folgende puncta verlanget: I) ***ob*** *durch die an be=ſagter L. geſchehener Section bey derſelben Brechen verurſachet, oder* ***ob*** *ſolches durch beſagten Herrn D.M. der L. an dem Tag, da ſie geſtorben gereichten Artzneyen befördert worden, auch* ***ob*** *und wie ferne er hierdurch eine culpam bekommen,* ***ſo*** *berichten wir hierauf nach* [...]
(HMC II, Decadis I, Casus VII, 1715, 43)

10) ***Nachdem*** *Unſerm Collegio ein Caſus mit drey beſondern Fragen zuge=ſchicket worden, um hierüber deſſen Meinung zu vernehmen;* ***ſo*** *haben wir denſelben Collegialiter wohl eingeſehen und reifflich erwogen.*
(ASI, Casus XIV, 1719, 145)

11) ***Als*** *Uns Derſelbe, das in Schlägerey=Sachen der Gebrüdere S.= = mit dem Maurer Geſellen P.= = von dem C. = =ſchen Land=Phyſico, Herrn Dr. R. = = ausge=ſtellte Atteſtatum Medicum zugeſendet und über nachſtehende Fragen von unſerer Facultät ein Reſponſum Informatorium anverlanget:*

Quœſtiones

1.) ***Ob*** *das Atteſtatum Medicum denen Re-gulis Artis Scientiœ Medicœ gemås?*
2.) ***Ob*** *ſelbiges unpartheyiſch abgefaſſet? und*
3.) ***Ob*** *ſonſt noch etwas daran zu deſideri=ren ſey?*
Gutachten über obige Fragen.
So *haben Wir oberwehntes* [...]
(PSF, Abteilung 1, Casus VI, 1747, 100)

12) *Es hat Einem Wohllöbl. Stadtgericht hieſiger Reſi=denzien beliebet, mir unterm 6ten & prœſ. d. 13ten hujus Acta wider die Inquiſitin A. Fr. Måkern mit dem Erſuchen zuzuſenden, über folgende Punkte:*
Ob *der Umſtand, daß das Kind an die drey Stunden mit ununterbundener Nabelſchnur gele=gen, eine Miturſache ſeines Todes abgeben kön=nen? und* ***ob*** *jetzt in Actis mehrere Umſtände ent=halten ſeyen, welche zur nähern Beſtimmung des Gutachtens vom 26ten Sept. 1786 beſonders Beobacht. 6te Samml. in Rückſicht auf die muthmaßliche Lebensdauer des Kindes beytragen könnten?*
mein Gutachten abzugeben..
Ich habe zu dem Ende die ſämmtlichen Acten mit der größten Aufmerkſamkeit durchgeleſen, und [...]
(PAB, Abteilung 1, Fall 1, 1788, 1)

Wieder lassen sich die uns schon bekannten *elementa narrationis*[36] identifizieren, die den einleitenden Teil des Gutachtens inhaltlich strukturieren und als Schablone fungieren. Auftraggeber, agierende Personen, zu beantwortende Fragen, Ort und Zeit werden genannt. Bei der sprachlichen Ausgestaltung kommen weitere Muster hinzu. So sind die einleitenden Passagen der Gutachen sowohl syntak-

36 Zur Erinnerung *quis, quid, cur, ubi, quibus auxiliis, quomodo und quando*, bzw. bei Cicero: *persona, factum, causa, locus, tempus, modus, facultas* (vgl. Lausberg 2008: § 328).

tisch als auch hinsichtlich ihrer Logik auffallend ähnlich gestaltet. Es handelt sich um komplexe Satzgefüge mit mehreren neben- und untergeordneten, teilweise afiniten Nebensätzen[37], die vorzugsweise mit temporalen Subjunktionen wie *Nachdem* (8 und 10), *Demnach* (7) oder *Als* (9 und 11) eingeleitet werden. Das Geschilderte wird temporal situiert, und zwar als zeitlich dem Begutachtungsprozess vorangegangen. Gleichzeitig werden aber auch der Schreibanlass und der zur Diskussion stehende Sachverhalt expliziert. Die im Gutachten zu behandelnden Fragen werden in allen Beispielen, außer in (10), durch Interrogativnebensätze/indirekte Fragen wiedergegeben, die mit *ob* eingeleitet sind. Wie ist diese einheitliche Gestaltung zu erklären? Es spricht vieles dafür, dass die Gutachter den Empfehlungen aus zeitgenössischen Rhetoriklehren folgten. Bei Weise, Hallbauer und Gottsched finden sich nämlich Vorschläge zur Reden- und Briefgestaltung, die den hier im Korpus beobachteten Konstruktionen bemerkenswert ähneln. Eine zentrale Rolle spielt die Aufteilung der Argumente in *Antecedens* und *Consequens*, also in das Vorangegangene und das daraus Folgende. Sie kann geradezu als d a s zentrale Ordnungsprinzip für Brief und Rede gelten. Weise kommt bei der Etablierung dieses Modells offenbar eine besondere Bedeutung zu, er scheint derjenige gewesen zu sein, der die Benennung und Lancierung des Musters gegen Ende des 17. Jahrhunderts vorangetrieben hat.[38] In seinem *Neu-Erleuterte*[n] *Politische*[n] *Redner* empfiehlt er seinen Lesern:

> *XIV. Derohalben wer ſich auf viel derglei=chen Reden befleißigen wil / der beſinne ſich nur auf galante Argumenta, damit ſich die Worte beweiſen und verʒuckern laſſen / und im ůbrigen ſetʒe er die Connexiones und allʒeit ein Ante-cedens und Conſeqvens nach einander / wie es ihm beliebet. Ich weiß er wird im Ausgange nicht betrogen ſeyn.*
> (Weise 1684: 189)

Hinsichtlich der Frage, was unter *Antecedens* und *Consequens* denn genau zu verstehen sei, bleibt Weise allerdings recht vage.

> *Was Antecedens und Conſeqvens heiſt / das låſſet ſich etlicher maßen aus den oban=geführten Connexionibus urtheilen. Denn es iſt eine Rede/ da ein Theil aus dem andern fleuſt/ und da alles gleichſam durch ein heimliches Band an einander geſåſſelt iſt / ungeachtet die Gattung des Bandes nicht ſo gar vor Augen liegt.*
> (Weise 1684: 167)

37 Zu den afiniten Nebensätzen vgl. Kap. 9, FN 13.

38 So jedenfalls auch Hallbauer (1725: 443).

Wichtig sind Weise, das wird an dieser und weiteren Stellen deutlich[39], die in einer Rede verwendeten Verknüpfungsmittel. Besonders geeignet scheinen ihm die folgenden Verknüpfungen zu sein:

> *Da merkete ich leicht/ daß die meiſte Zierlichkeit auff dieſen Connexionibus beſtůnde*
> *I. Nachdem; 4. So.*
> *2. Und gleichwie: 5. Alſo.*
> *3. Inmaſſen / 6. Im ůbrigen.*
> (Weise 1684: 31)

Dieser Auflistung der Verknüpfungsmittel folgen in Weises Lehrbuch elf Mustertexte (vgl. Weise 1684: 31–40), die, jeweils für unterschiedliche Anlässe[40] konzipiert, mit der Subjunktion *Nachdem* einen Nebensatz einleiten, in dem das *Antecedens* genannt wird, bevor sich der Hauptsatz mit *ſo* anschließt als das *Consequens*. Die Belege (8) und (10) entsprechen vollkommen den von Weise als vorbildlich ausgewiesenen Darstellungsformen mit *Nachdem* und *ſo*, und auch wenn sich die Verfasser anderer Verknüpfungsmittel bedienen (7, 9, 11 und 12), so lässt sich dennoch die Orientierung am Konzept von *Antecedens-Consequens* unschwer erkennen.

Die Anwendung des Musters auf medizinische Fachtexte ist im Übrigen ganz im Sinne Weises, denn er erklärt ausdrücklich, dass sich auch ein *Medicus* [...] *in das Antecedens und Conſequens wol finden lernet/ weñ er etwan durch Brieffe ſeine Medicamente fortſchicken und recommendirē / oder auch ein Concilium Medicum ſtellen ſoll* (Weise 1684: 114).

Dass das Konzept über das 17. Jahrhundert hinaus Bestand hat, zeigt seine Erwähnung und Fortführung in den Rhetoriklehren des 18. Jahrhunderts. Diese greifen das Muster auf und empfehlen es ihren Lesern für Komplimentierreden, Briefe und kleinere Vorträge bei Hofe. So liest man bei Hallbauer: *Chriſtian Weiſe hat dieſe Wőrter eingeführet: die Diſpoſition an ſich iſt so alt, als die Welt* (Hallbauer 1725: 443), und weiter: diese sei in *Briefen* [...] *durchaus gut,* so dass sich *einige Brief=Steller derſelben ganz allein* [bedienten] (Hallbauer 1725: 443). Und auch Gottsched empfiehlt das Muster, [d]*enn das Kunſtſtůck per Antecedens & Conſequens iſt ſo allgemein, daß es ſich sogar in Briefen brauchen lǻßt* (Gottsched 1759: 678); es sei das *Gerippe,* [...] *welches auf allerley Art, erweitert und ausgeputzet werden kann und muß* (Gottsched 1759: 677). In der Praxis ist das Konzept nach Meinung Gottscheds leicht anwendbar:

---

39 Weise widmet den *connexionibus* ein ganzes Kapitel in seinem Lehrbuch *Neu=Erleuterter Politischer Redner* (Weise 1684: 29–58).

40 Darunter finden sich Kondolenz- sowie verschiedene Gratulations-, Einladungs- und Bittschreiben.

> *Wer nun ſolche Hofreden machen ſoll, der darf nur gleich auf den Hauptȝweck ſeiner Rede denken, und daraus gleich das Conſequens derſelben machen. Den Grund davon oder die Veranlaſſung daȝu, nennet er das Antecedens, und die beſondere Verbindung von beyden die Connexion: ſo iſt der Entwurf oder Grundriß von ſeiner Hofrede fertig.*
> (Gottsched 1759: 676)

Hinsichtlich des semantischen Gehalts sind Hallbauer und Gottsched genauer als Weise. Hallbauer erklärt: Das *Antecedens* [ist], *entweder der Beweis oder die Gelegenheit des conſequentis, und* [...] *daher von einigen bald aetiologia oder ratio, bald factum genennet. Das conſequens aber leget den Satȝ vor, und heiſʒt deswegen auch propoſitio oder thema* (Hallbauer 1725: 444). Außerdem lässt der Theologe Hallbauer seinen Ausführungen Mustertexte folgen, die den medizinischen Gutachten strukturell sehr ähnlich sind. Als *Antwort auf die in vorhergehende Not. befindliche Diſpoſition eines Briefes* schlägt er z. B. folgende Konzeption vor:

> *Antecedens ſiue occaſio, Sie verlangen, daß ihnen meine Meinung von dem Urtheil, das einige von der Diſposition per antecedens & conſequens fällen, entdecken ſoll.*
> [...]
> *Conſequens ſiue propoſitio I. So melde, daß man die Diſpoſition an ſich nicht zu verwerfen, ſondern ſich ſelbiger ſo oft ȝu bedienen habe, als die Materie es erfordert, und ſie einem freywillig in die Feder flieſſet.*
> (Hallbauer 1725: 444 f.)

Zwar wählt Hallbauer hier eine andere syntaktische Konstruktion – zwei komplexe Aussagesätze ohne einleitende Subjunktion, wie sie etwa Weise vorsieht –, aber auch er beginnt den Brief mit dem Schreibanlass, setzt also mit dem *Antecedens* ein und schließt mit einem *So* das *Consequens* an. Genauso hat die in den Gutachten so frequente Wiedergabe der zu diskutierenden Fragen in einem mit *ob* eingeleiteten Interrogativsatz ihre Entsprechung in Hallbauers Rhetoriklehre:

> *Die Antwort könnte alſo eingerichtet werden.*
> *Antecedens ſiue occaſio, Dieſelben ſind begierig, meine Meinung von der Frage,* ***ob*** *es auch nöthig, die Diſpoſition per antecedens & conſequens, als eine beſondere Chrie in der Schul=Oratorie abȝuhandeln? ȝu ver=nehmen.*
> (Hallbauer 1725: 445)

Hier erscheinen generell noch einige Bemerkungen zu den *ob*-Sätzen angebracht. Wie die Belege (7) bis (12) aus dem Korpus schon gezeigt haben, verwenden die Gutachter diese Konstruktion ausgesprochen häufig. Ohne Mühe lassen sich weitere Beispiele aus dem Korpus anführen (13 bis 17).

> 13) *AUff die von E. E. Wohlweiſen Raht in Keyſer Carls=bade mir proponirte Frage /* ***Ob*** *nehmlich das Tŏchterlein / wel-ches Eltern den 13. Julii. Anno 1614. ihren offentlichen Kirchgang ge=halten / ſo demnach den 26. Febr. Anno 1614. Zur H. Tauffe gebracht worden / rechte*

natůrliche GeburtsZeit / dieſer Land=Art nach / allbe=reit vorůber geweſen oder nicht ? gebe ich ʒur Antwort.
(AMC, Casus VII, 1615, 30)

14) *DEroſelben an Uns abgelaſſenes Schreiben haben wir wol er=halten/ und unter andern erſehen/ wie daß Sie auff nachge=ſetʒte Frage begehren informiret ʒu ſeyn.* ***Ob****/ nemlich/ ein beſchnittner Jude/ die Vorhaut durch natůrliche Kunſt/ kŏnne wieder ander Haut ʒiehen/ daß kein Merckmahl der Beſchneidung ver=bleibe/ und Er fůr einen unbeſchnittnen kŏnne gehal=ten werden? alles nach Inhalt ihrer Frage.*
Als antwortten wir hierauff grůndlich/ daß [...]
(AMC, Casus XXXIX, 1623, 218)

15) *NAchdem E. E. Hochw. Rahts Hochlŏbl. Hn. Stadt= Gerichte alhier / mir unter=ſchriebenen allbereit vor 3. Wochen aufgetra=gen / die bey dem Stockmeiſter verhafftete N. ʒu beſichtigen und ʒu erforſchen /* ***ob*** *ſie ſchwan=ger ſey :* ***So*** *berichte Hochgedachten Hrn. Stadt=Gerichten / daß* [...]
(PCM II, Casus IIX, 1689, 66)

16) [...] *mein mediciniſches Be=dencken erŏffnen / und dieſe 3. Fragen ſecun-dum principia Phyſico Medica beantwor=ten mŏchte: Nehmlich:*
(1) ***Ob*** *dieſer ʒu denen Actis gehåftete Gifft ſo beſchaffen / daß dadurch ein Menſch / wenn davon ihm etwas beygebracht / ſchleunig des Todes ſeyn můſſe?*
(2) ***Ob*** *von der Doſi des Giffts/ wie ſolche die Inquiſita Möllerin in den Actis angege=ben und ihrem Ehe=Mann auf dem Ku=chen und in den Bier=Suppen gereichet/ die gantʒe Suppe dergeſtalt afficiret / daß von etlichen wenig Lŏffeln voll der Mann ha=be ſterben můſſen?*
(3) ***Ob*** *aus des Verſtorbenen Můllers Kranckheit und deſſen Umbſtånden verſi= chert ʒu ſchlieſſen / daß derſelbe von dem berůhrten Gifft verſtorben / oder nur eine wůrckliche operation des Giffts daraus abʒunehmen / oder ob er vielmehr an ſei=nen Bruch= und Stein= Beſchwerungen geſtorben ſeyn můſſe?*
(FRP, Casus XXVII, 1713, 105 f.)

17) *Als Dieſelben uns die in puncto deſer-tionis & Sodomiæ entgegen den unter der Leib=Compagnie des Lŏbl. Ge=neral Major Z. = = ſchen Infanterie=Regiments ſtehenden Mouſquetier G. = = V. = = abgefaſte Acta Inquiſitionalia ʒugeſendet und ůber nach= ſtehende Fragen unſer in Medicina gegrůndetes Gutachten anverlanget:*

Quaeſtiones.

I. ***Ob*** *Inquiſit V.= = wegen der in denen Actis befindlichen Rapports und eydli=chen Zeugen=Ausſagen, welche ſich contradiciren, pro homine dilucida in-tervalla habende, melancholico vel sanæ mentis ʒu halten ſeye; Ingleichen*
II. ***Ob*** *mŏglich, daß Inquiſit bey ſo jungen Jahren, mit denen Schaafen und der braunen Stude nefandam venerem exer=ciren kŏnnen; Und* ***ob*** *die fol. Actor. 10. Art. 74. fol. 12. Actor. Art. 104.fol.13. Art. 164. fol. 51. Art. 307. 316. angegebe=ne Abſchlagung des ſ. V. Urins in die Schaafe pro ipſa ſeminis immiſſione ʒu halten?*

Gutachten ůber obige Fragen.

So *haben wir fŏrderſamſt erſtbeſagte* [...]
(PSF, Ab. I, Casus V, 1748, 71 f.)

Die im Gutachten zu diskutierenden Fragen der Auftraggeber werden offenbar bevorzugt durch einen mit der Subjunktion *ob* eingeleiteten Nebensatz wiedergegeben. Bei den Fragen handelt es sich im Allgemeinen um Entscheidungsfragen. Formal erfüllen die Konstruktionen die Merkmale von Interrogativnebensätzen[41], weisen also eine Einleitung mit *ob* auf, ein nach Weinrich „auf indirekte Fragen spezialisiertes Fragemorphem" (Weinrich 2007: 903) sowie die für Nebensätze typische Verbletztstellung.[42] Semantisch zeichnen sich Interrogativnebensätze durch die ‚Offenheit des Sachverhaltes' aus (vgl. Zimmermann 2013).

Typisch sind die im weiteren Sinne als Kommunikationsverben[43] zu bezeichnenden Formen *ʒu wiſſen begehret /* ***ob*** (7) und *aufgetra=gen /* [...] *ʒu erforſchen /* ***ob*** (8). Auch Nomina, die von Kommunikationsverben abgeleitet sind, wie in *Bedencken ůber folgende puncta verlanget: I)* ***ob*** *durch die* [...] (9), oder *ůber nachſtehende Fragen von unſerer Facultåt ein Reſponſum Informatorium anverlanget:* [...] *1.)* ***Ob*** *das Atteſtatum Medicum* [...] (11) unterstreichen die Indirektheit. Als Referenzsignal ist aber auch *ůber folgende Punkte:* ***Ob*** *der Umſtand,* [...] *mein Gutachten abʒugeben* (12) zu interpretieren. Als distanzierend bzw. die Geltung einschränkend im Sinne Weinrichs wirken die Konjunktivformen (vgl. 7, 8, 11, 12, 14, 15), bei denen „der Sprecher die Verantwortung für die referierte Nachricht von sich fernhält und sie in diesem Sinne einschränkt" (Weinrich 2007: 905).

Im Gegenwartsdeutschen existieren zwei unterschiedliche Typen von *Ob*-Verbletzt-Interrogativsätzen, nämlich der syntaktisch eingebettete oder unselbständige und der syntaktisch selbständige Typus.[44] Auch die Belege im Korpus variieren nicht unerheblich hinsichtlich ihrer syntaktischen Eingebundenheit. Es lassen sich drei prototypische Konstruktionen feststellen:

41 Zum Teil werden sie auch als indirekte Fragen bezeichnet. Die Frühneuhochdeutsche Grammatik fasst sie, zusammen mit den durch Interrogativpronomina oder -adverbien *wer, was, wo*, ebenfalls unter die indirekten Fragesätze und behandelt sie unter Subjekt- und Objektsätzen.

42 Vgl. zu selbständigen *Ob*-VL-Interrogativsätzen in der Gegenwartssprache Zimmermann (2013).

43 Die hier vorliegenden Verben sind nicht untypisch, denn „es handelt sich dabei meist um ungewisse Zustände oder Vorgänge, deren mangelnde Gewißheit nicht allein in der Semantik des Prädikats zu liegen braucht, denn solche Nebensätze begegnen nicht nur bei Prädikaten wie *fragen, nicht wissen, prüfen, zweifeln* sondern auch bei *sagen, sehen, erkennen, merken* u. ä." (Ebert et al. 1993: 452).

44 Die Existenz dieses selbständigen Typus ist von verschiedener Seite angezweifelt worden, da sich die uneingebetteten *Ob*-VL-Interrogativsätze in ihrer Satzstruktur nicht von den eingebetteten unterscheiden. Mittlerweile hat sich aber wohl die Ansicht durchgesetzt, dass diese in formaler Hinsicht durchaus systematisch von unselbständigen, eingebetteten *Ob*-VL-Interrogativsätzen differieren (vgl. Zimmermann 2013: 88f).

Prototyp I: Die diesem Typus zuzuordnenden Sätze sind in einen übergeordneten Matrixsatz eingebettet. Die *ob*-Sätze haben hier den Status von Komplementsätzen und fungieren im Allgemeinen als Akkusativergänzung (vgl. 7, 8 und 15).

Prototyp II: In dieser Verwendung ist der *ob*-Satz ein Attributsatz wie in (13), in dem der Nukleus *Frage* präzisiert wird.

Prototyp III: Bei diesem dritten Typus unterscheiden sich die *ob*-Sätze zwar nicht strukturell von Nebensätzen, sie fungieren aber als syntaktisch selbständige Einheiten. Semantisch verhalten sie sich ganz ähnlich wie die Attributsätze des Prototyps II, da sie im Allgemeinen ein Satzglied des vorangegangenen Satzes präzisieren, durch das die Fragen bereits formelhaft kataphorisch und über die Satzgrenze hinweg angekündigt werden: *ůber folgende puncta* (9), *ůber nachſtehende Fragen* (11) *auff nachge=ſetzte Frage* (14), *dieſe 3. Fragen ſecun-dum principia Phyſico Medica beantwor=ten mőchte* (16), *ůber nach= ſtehende Fragen* (17)

Auch textstrukturell kommen den *ob*-Sätzen wichtige Funktionen zu. Bei allen drei Typen wird der Bezug zum Auftragsschreiben hergestellt, das Gutachten also in einen Kommunikationszusammenhang eingebettet. Die Rezeption der Texte wird dadurch erleichtert, dass dem Leser gleich zu Beginn Thema und Kommunikationsziel der Gutachten vor Augen geführt werden; die Fragen dienen also der Verständnissicherung. Nicht nur, aber besonders beim dritten Typus, bei dem die *ob*-Sätze häufig auch graphisch hervorgehoben werden, tritt noch eine weitere Funktion hinzu: Durch Einrückungen, Absätze oder Ordinalzahlen markiert, fungieren die *ob*-Sätze als Textgliederungssignale, die die inhaltliche und formale Struktur des Gutachtens abbilden und vorwegnehmen (vgl. 11, 12, 16 und 17). Der Leser wird also auf den Hauptteil vorbereitet, kann sich darauf einstellen und die neue Information anschließend besser aufnehmen und verarbeiten.

Wenn man in diese Überlegungen noch einmal das Konzept von *Antecedens-Consequens* einbezieht, dann wird die Brückenfunktion der *narratio* ganz deutlich: Einerseits stellt sie Bezug zum Vorangegangenen her, ja sie ist geradezu deckungsgleich mit dem *Antecedens*, andererseits weist sie bereits auf das Folgende, das *Consequens*, hin.

9.3.3 *Argumentatio*

9.3.3.1 Mikrostruktur

Das *Consequens* wiederum, dessen Anfang in der Regel mit dem Beginn des Hauptteils zusammenfällt, wird oft mit einem konsekutiven *so* markiert (vgl. 8, 9, 10,

11, 15, 17). In den hier aufgeführten Belegen leitet dieses Adverb außerdem meist die jeweiligen Hauptsätze ein. Das *Antecedens-Consequens*-Konzept deckt sich so auch mit der Informationsstruktur der Sätze: Das bekannte, vom Textproduzenten also als weniger wichtig akzentuierte Vorwissen, das *Antecedens* (Thema), steht zu Beginn des Satzes in den einleitenden (teilweise afiniten) Nebensätzen, während die neue und ‚relevante' Information weiter hinten, nämlich im Hauptsatz vermittelt wird (Rhema). Das Adverb *so* dient in dieser Konstruktion als Scharnier, das den neuen Gesichtspunkt, also einen Themenwechsel, markiert.

Die finiten Verben des mit *so* eingeleiteten Hauptsatzes sind typischerweise Verben der Kommunikation: *berichten* (8, 9, 15), *zur Antwort geben* (13), *beantworten* (16) *antworten* (14); die Verfasser betonen mit der Wahl dieser Verben den reaktiven Charakter ihres Gutachtens und damit indirekt die Legitimität ihrer Stellungnahme durch obrigkeitliche Aufforderung.

Um die Verlässlichkeit der Informationen und ihres Urteils zu betonen und damit die Akzeptanz beim Rezipienten zu erhöhen, lassen die Textproduzenten Glaubwürdigkeitssignale in ihren Text einfließen. Über den gesamten Untersuchungszeitraum hinweg versichern die Mediziner – meist gleich zu Anfang ihrer eigentlichen Ausführungen – dass sie alle Umstände bedacht und gründlich erwogen haben. Sie bedienen sich dabei der immer gleichen Formulierungen mit nur geringfügiger Variation wie die folgenden Beispiele zeigen:

> *Als haben wir ihrem ſuchen ſtatt gegeben / uñ nach fleiſſiger Beſichtigung ſo viel befunden* [...]
> (AMC, Casus XXVII, 1629, 168)

> *Als erachten wir nach fleiſſiger Durchleſung und genauer Er=wegung aller und jeder darbey namhafft gemachten Umbſtånde;* [...]
> (ZMF, Cent. I, Casus II, 1650, 3)

> *Demnach wir nun ſolches alles nicht allein accuratè und ge=nau ableſen hören / ſondern auch ſelbſt es fleiſſig durchgeleſen / und darbey alle und jede Circumſtantien reifflich erwogen* [...]
> (ZMF, Cent. I, Casus III, 1651, 11)

> *So iſt demnach / nach reifflicher Collegialiſcher Uberlegung / aus deſſelben gethanem Be=richt / und denen dabey angeführten Umſtånden /* [...]
> (ZMF, Cent. II, Casus LXXVIII, 1678, 556)

> [...] *ſo geben wir ihnen nach gepflogener Uberlegung aller und jeden Umſtånde / zu ver=langter Antwort*
> (ZMF, Cent. III, Casus LXXXVI, 1684, 829)

> *So geben wir nach ſattſamer Durchleſung [...], nebenſt reifflicher Uberlegung derer fol. 180. 231. 291. beygebrachten deductionen und Remonſtrationen [...] wir denenſelben zu verlangter Antwort:*
> (ZMF, Cent. III, Casus LXXXV, 1684, 826)

Als habe nach reifflicher Erwegung aller Umſtånde / auf vor=gelegte Frage: [...]
(FCM II, Consilium L, 1691, 272)

Ertheilen wir, zur Facultate Medica beſtellet Decanus und Pro-feſſores, nach collegialiſcher reiflicher Uberlegung hiermit in Antwort:
(HMC II, Dec. I, Casus V, 1705, 38)

[...] *nach reiffer Uberlegung und Erwägung der Sache, nach unſern Wiſſen und Gewiſſen, zu Steurung der Wahrheit* [...]
(BIM, Casus I, 1705, 41)

[...] *ſo berichten wir hierauf nach fleiſiger und ge=nauer Durchleſung der acten, auch Uberlegung der Sache, daß* [...]
(HMC II, Dec. I, Casus VII, 1715, 43)

Wir haben demnach die hierbey zurůckgehende Acta mit Fleiß durchleſen, die in unſer Forum laufende Momenta wohl bemerket, und nach collegialiſcher Ueberlegung befunden, daß [...]
(HMR I, Casus II, 1737, 6)

[...], *nach Erwågung aller dabey vorkommender Umſtånde bloß* [...]
(DSG, Casus XXVII, 1757, 92)

Ich habe zu dem Ende die ſåmmtlichen Acten mit der grőßten Aufmerkſamkeit durchgeleſen, und alle Um=ſtånde [...] *reiflich erwogen,* [...]
(PAB, Abt. 1, Fall 1, 1788, 1)

Die Versicherungen sind dabei oft recht ähnlich konstruiert, nämlich in Form einer Präpositionalphrase nach dem folgenden Muster: Präposition (*nach*) + positiv besetztes Adjektivattribut (*fleißiger / reiflicher / reifer / genauer*) + deverbales Nomen actionis, das einen mentalen Prozess bezeichnet (*Durchleſung/ Erwågung / Uberlegung*) + Genitivattribut, das das Patiens des Prozesses darstellt (*Umbſtånde/ Circumſtantien/ deductionen und Remonſtrationen/ acten/ Sachen*).

Es handelt sich dabei zwar nicht um vollständig lexikalisierte sprachliche Routinen – dafür ist das Variantenspektrum zu groß – aber doch um recht stark formalisierte Formulierungsstereotypen. Die für formelhafte Wendungen geltenden Kriterien, nämlich ähnliche kommunikative Funktion, syntaktische Konstruktion und Positionierung innerhalb der Texte, werden von den ärztlichen Beteuerungen, gewissenhaft begutachtet zu haben, erfüllt.

Weitgehend formalisiert ist auch die Mikrostruktur der *argumentationes*. Wie bereits dargestellt nutzen die Textproduzenten die Fragen ihrer Auftraggeber sowohl dazu, Bezug zum Auftragsschreiben herzustellen, als auch, um ihren eigenen Text zu strukturieren. Letzteres setzen sie in unterschiedlicher Art und Weise um. Sind alle Fragen bereits in der *narratio* ausformuliert (beispielsweise 16 und 17), dann bietet es sich an, die Frage nicht unbedingt noch einmal wörtlich wiederzugeben, sondern durch anaphorische Verweise auf diese zu rekurrieren:

und ʒwar was die 1) Erſtere Frage betrifft, weilen die von
(ASI, Casus I, 1721, 10)

Nemlich / daß / was die erſte Frage anlanget / nicht eben nő=thig ſey / daß ʒu [...]
(ZMF, LXXV, 1678, 546)

Und ʒwar auf die erſte Frage antworten Wir mit Nein, [...]
(BIM, Casus I, 1705, 40)

Die andere Frage beantworten Wir ebenmäſſig mit Nein, [...]
(BIM, Casus I, 1705, 41)

So wird man obige Frage allerdings nicht an=ders als affirmative beantworten / [...]
(FSR I, Casus I, 1751, 12)

und ʒwar iſt quoad (1) nicht ʒu lằugnen/ daß die [...]
(FRP, Consilium XXVII, 1713, 106)

Diese Art des Verweisens hat den Nachteil, dass der Leser, will er die Frage noch einmal lesen, innerhalb des Textes springen muss.

Leserfreundlicher ist es, die Frage in unmittelbaren Zusammenhang zu ihrer Antwort zu positionieren und dabei syntaktisch-textuell zu integrieren. Das geschieht vor allem dann, wenn die Fragen in der *narratio* noch nicht ausformuliert, sondern nur kursorisch angekündigt wurden wie im folgenden Beleg:

Was nun aber betrifft die Frage: ob durch die ſection oder durch die medicamenta des Medici D. M. das Brechen bey der verſtorbenen L. verurſachet worden, ſo kőnnen wir darauf ſo poſitive nicht antwor=ten, weil die medicamenta, die ʒuletʒt gebrauchet worden, uns nicht bekannt ſind.
(HMC II, Decadis II, Casus VII, 1715, 43 f.)

Auf eine optimale Rezeption zielen auch Versionen, bei denen die Leitfragen durch Absätze, Nummerierungen etc. eigens markiert und hervorgehoben werden. So nutzt der Verfasser des Belegs (18) die Frage als Überschrift, so dass auf sie auch gleich ihre Beantwortung folgt.

18) *Um alſo ſolcher Beſorgung einiger Maſſen beyʒuſtehen, wird nőthig ſeyn, wie es verlanget worden, von Punct ʒu Punct die vorgelegte Fragen ʒu be=antworten:*
1.) Ob ein in Pflichten ſtehender Medicus einen Men=ſchen, den er niemahlen weder geſehen noch ſeines Ʒuſtandes ſich erkundiget, ſondern pure aus einer Relatione des Defenſoris, der Inquiſiten nie=mahls contrair ſeyn wird, mit gutem Gewiſſen nicht nur ʒu einem Melancholicum, ſondern auch Furioſum machen kőnnen?
Gleichwie dieſe Frage ſich ſelbſt beantwortet, ſo iſt doch allen [...]
(TDM, Decadis II, Casus II, 1724, 57 f.)

In den Sammlungen werden die Fragen manchmal auch nur noch verkürzt wiedergegeben, beispielweise mit *& c.* und einem Verweis auf die Seite, auf der die Fragen in ausführlicher Form zu finden sind:

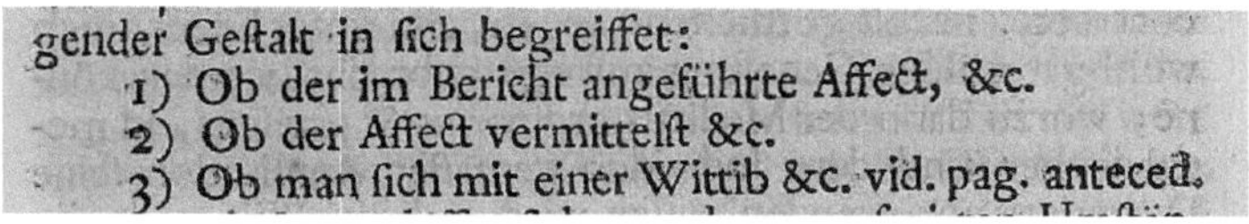
gender Geſtalt in ſich begreiffet:
1) Ob der im Bericht angeführte Affect, &c.
2) Ob der Affect vermittelſt &c.
3) Ob man ſich mit einer Wittib &c. vid. pag. anteced.

Abb. 11: Abgekürzte Fragen aus Baier (1748: 89)

Es ist bereits deutlich geworden, dass diese Darstellung in Form von Fragen ihre Entsprechung in den Rhetoriklehren der Zeit hat.[45] Aber auch die Nähe zu anderen nicht nur[46], aber vor allem an den Universitäten gepflegten dialogischen Textsorten ist unverkennbar.

Parallelen lassen sich beispielsweise zu den Fachdialogen ziehen. Diese waren, so Haßler (2008: 2450), eine in der Aufklärung[47] besonders häufig genutzte Textsorte. Da sich diese gut eignet, um zwei unterschiedliche Standpunkte auch graphisch deutlich zu präsentieren, wurde sie häufig für die Dokumentation von Polemiken verwendet (vgl. Haßler 2008: 2450). Hoppe (1989) zählt dazu das Wortgefecht über wissenschaftliche Streitfragen zwischen zwei oder mehreren mehr oder weniger gleichrangigen Personen unterschiedlicher Lehrmeinung oder auch Gespräche und Dialoge zur Verteidigung von Religion und Moral unter Einbeziehung der Naturwissenschaften.[48] Den Erfolg dieser Darstellungsform erklärt Schlieben-Lange so: Dialogische Formen

---

45 Zur Erinnerung sei noch einmal der Vorschlag von Hallbauer wiederholt: *Die Antwort könnte alſo eingerichtet werden. Antecedens ſiue occaſio, Dieſelben ſind begierig, meine Meinung von der Frage,* ***ob*** *es auch nöthig, die Diſpoſition per antecedens & conſequens, als eine beſondere Chrie in der Schul=Oratorie abʒuhandeln? ʒu ver=nehmen* (Hallbauer 1725: 445).

46 Dialogische Strukturen wurden auch in fiktiven Texten genutzt, zum Beispiel in mittelalterlichen (meist fiktiven) Lehrgesprächen zwischen einem (unwissenden) *educandus* und einem (wissenden) *praeceptor*. Ähnlichkeiten zwischen den Gutachten und den Lehrgesprächen bestehen etwa im Hinblick auf den von Kästner als *interrogatio* bezeichneten Redetypus, bei dem „in der überwiegenden Zahl der Textbeispiele [...] die Aufforderung zum Informationstransfer [...] vom Educandus aus[geht], der zumeist auch die Gesprächssteuerung übernimmt. Die relativ häufigen Sprecherwechsel [...] lassen auf eine extensive Verwendung eines Redetyps für Interview-ähnliche Redeszenen schließen" (Kästner 1978: 76). Für diese Art von Dialogen ist das asymmetrische Wissensverhältnis zwischen dem Fragenden und dem Beratenden typisch.

47 Dialogische Textsorten gab es freilich schon viel früher und bereits in der Antike, wie Schlieben-Lange (1989c: 9) dargestellt hat. Platos literarische Überarbeitung und Weiterführung der sokratischen Gespräche, „die maieutisch (in der Art der Hebammen) die Gesprächspartner zur Wahrheit führen sollen" (Schlieben-Lange 1989c: 9), sei das philosophisch-literarische Werk in Dialogform, mit dem die abendländische Philosophie einsetze.

48 Vgl. hierzu auch die Arbeiten zu Kontroversen von Gloning (2005) und Fritz (2016b; 2016c).

> dienen einerseits dazu, den Prozeß der Erkenntnisgewinnung sichtbar zu machen, auch die Perspektivität und den Schwebezustand von dialogisch verfertigter Erkenntnis. Andererseits können sie eingesetzt werden, um bereits Gewußtes, als gesichert Geltendes in elementarisierter und stereotypisierter Form „unters Volk" zu bringen.
> (Schlieben-Lange 1989c: 13)

Unverkennbar ist auch die Ähnlichkeit der eben beschriebenen Gutachtenstrukturen zu den an den mittelalterlichen und frühneuzeitlichen Universitäten gehaltenen *disputationes*, die, zusammen mit den *lectiones*, eine ganz zentrale Rolle im Lehrbetrieb der Hochschulen spielten. Das Gespräch wurde – ganz bestimmten Regeln folgend – über eine *quaestio* gehalten, die im weiteren Verlauf in mehrere Teilfragen zerlegt wurde, wodurch das Wissen entfaltet und weiterentwickelt werden sollte. Schlieben-Lange weist darauf hin, dass die in diesem Zusammenhang üblichen Techniken bis in die Neuzeit hinein häufig auch die Struktur von Lehrbüchern bestimmten.[49] Ergänzend weist Schlieben-Lange noch auf die Verfahren der polizeilichen und inquisitorischen Befragung hin, die der Aufdeckung einer noch verschwiegenen Meinung diente (vgl. Schlieben-Lange 1989c: 11f).

9.3.3.2 Sprachliche Ausgestaltung

Welcher sprachlicher Mittel bedienen sich nun die Ärzte bei der Beantwortung der Fragen? Wie bereits festgehalten, besteht eine zentrale Textfunktion der Gutachten darin, einen bestimmten Sachverhalt zu bewerten. Über den gesamten Zeitraum verteilt finden sich im Korpus Belege für Verben, die die Einschätzung der Textproduzenten explizit versprachlichen. Der Meinungsausdruck steht dabei typischerweise im Trägersatz, die Aussage selbst in einer Nebensatzkonstruktion. Häufigere Ausdrücke, mit denen Aussagen als eigene Meinung bzw. Einschätzung gekennzeichnet werden, sind etwa:

> *ſo* ***befinden*** *wir*
> (AMC, Casus XVI, 1623, 117)

> ***halten*** *wir unſers Theils* ***dafů̊r***
> (AMC, Casus XLI, 1635, 223)

---

49 Dazu zählen beispielsweise die Wissenschaftssystematik des Jesuiten Sebastiano Izquierdo *Pharus Scientiarum*, das in *tractatus* und *disputationes* aufgeteilt ist, oder die in der Renaissance sehr beliebten, als Gespräche konzipierten und die griechische Tradition wieder aufnehmenden Abhandlungen *Quaestione della Lingua*, „in denen die verschiedenen Personen idealisierte Positionen im Sprachenstreit repräsentieren" (Schlieben-Lange 1989c: 11). Daneben entstand eine neue Tradition der Katechismen, die ausschließlich das Abfragen des als gesichert geltenden Wissens zum Ziel hatte.

Dannenhero auch diefe Apotheckers Tinctur, ***unferer Meynung nach*** */ von denen Patienten ohne Gefahr*
(ZMF, Centuriae II, Casus LXXV, 1678, 546)

Was viertens das Specificum Cephalicum anlanget / ***finden*** *wir nicht / warumb*
(ZMF, Centuriae II, Casus LXXV, 1678, 547)

wie ich nehm=lich nicht ***davor halte*** */ daß*
(FCM II, Consilium L, 1691, 272)

Die andere Frage betreffend, ***halten*** *Wir* ***dafür****, dafs*
(BIM, Casus VIII, 1708, 86)

fo ***halten*** *wir* ***vor*** *gut die characteres effentiales und veras caufas melancholicœ infaniœ herbey zufetzen*
(HMC I, Decadis I, Casus IV, 1717, 20)

Vielmehr ***glauben*** *wir, daß diefer*
(HMR I, Casus II, 1737, 10)

kǒnnen wir fo genau nicht abfehen; noch viel weniger ***glauben****, daß*
(PSF, Abteilung 1, Casus VI, 1747, 105)

So ***finden*** *wir nǒthig, bevor*
(PSF, Abteilung I, Casus IV, vor 1750, 59)

halten *wir* ***dafůr****, daß*
(KSG, Kapitel 2, Fall 1, 1786, 33)

Positiv wie negativ wertende lexikalische Mittel, die nicht zwingend fachsprachlich geprägt sein müssen, tragen gleichfalls zur dominant bewertenden Funktion der Texte bei. Die folgenden Beispiele stammen aus Gutachten, die den Behandlungen und Therapien von Kollegen gelten:

19) [...] *daß der Medicinæ Practicus, der bey der Section zugegen gewefen, und weder examinatus noch promotus ift, wohl der gefchicktefte nicht fey zu derglei=chen Verrichtung, maffen deffen beygefügte raifonnements gar fchlecht gefallen, wie denn auch der Verwundete bey der Cur wohl beffer und gefchickter tractiret werden kǒnnen.*
(HMC V, Decadis I, Casus X, 1725, 81)

20) [...] *befagter Peftilentz-Arzt, der fich nicht entblödet fo verwegen, un-bedächtlich und gefährlich in den Tag hinein zu curiren andern zur Warnung und Exempel mit einer empfindlichen Straff möge angefehen, und die auffer feinem Beruff ihme nicht zukommende innerlicher Kranckheit Curen, um ferners Unheil zu verhüten, gäntzlich und ernftlich verboten wer-den.*
(BIM, Casus VI, 1706, 75)

21) *Hat der Chirurgus fich diefer guten Gelegenheit fchlecht bedienet* [...]
(PSF, Abteilung 1, Casus IV, vor 1750, 66)

22) *Ungeachtet es nun freylich beſſer geweſen wåre, wenn der Chirurgus die Oef=nung dieſes Geſchwulſtes unterlaſſen und behutſamer darinne verfahren håtte:*
(DSG, Casus XXVIII, 1756, 97)

23) *Ferner ſind ſeine Gifft-Pillen* [...] *als ſtarck angreiffende Mit-tel bey ſothaner geringen Kranckheit gantz ohnnöthig, und vielmehr ſchädlich und gefährlich geweſen, und hätte die Cur durch gelindere und ſichere Mittel können und ſollen verrichtet werden:*
(BIM, Casus VI, 1706, 71)

24) [...] *und was vor groß Unheil der Hannß Seuden=berger mit dieſem Recept ſchon mag angeſtellet haben und noch anſtellen dårf=te, wenn ihme nicht, ohne Maaßvorſchreibung, auf das nachdrůcklichſte, der=gleichen Gift = gleiche Medicin weder wider Stein und Grieß, noch unter keinerley Praetext, ʒu rathen, unterſaget wůrde.*
(HMR I, Casus I, 1736, 5)

In den hier ausgewählten Belegen überwiegen negativ wertende Einschätzungen: So finden sich Adjektive wie *ſchlecht* (19 und 21), *unbedåchtlich* (20), *gefåhrlich* (20 und 23), *ſchådlich* (23), oder etwas schwächer *ohnnǒthig* (23). Substantive wie *Unheil* (20 und 24), *Gift* (24) sowie *Gifft-Pillen* (24) und Verben wie *entblǒden* (20) verstärken den negativen Eindruck noch. Ausdrucksmittel mit positiver Konnotation, die durchaus auch zu finden sind, werden in der Regel entweder negiert (*der geſchickteſte nicht ſey* (19)) oder in Kontrast zu den negativen Wertungen gesetzt, um deren Wirkung noch zu verstärken (19, 21 und 23).

Zur Erklärung dieses Befundes sei hier kurz an die kommunikativen Umstände des Untersuchungszeitraumes erinnert: Auf dem hart umkämpften medizinischen Markt nutzten Ärzte jede sich bietende Gelegenheit, um ihre eigenen Kompetenzen gegenüber Konkurrenten und vor allen solchen nichtakademischer Ausbildung, zu betonen. Die Gutachten sind für eine solche Profilierung bestens geeignet: Ein obrigkeitlicher Auftrag legitimiert die Meinungsäußerung und verleiht dem Gutachter Sozialprestige und Autorität. Auch die zu behandelnden Sachverhalte spielten den Ärzten in die Hände. Häufig waren es nämlich die Behandlungsfehler eines (nichtakademischen) Kollegen, die ein Gutachten erforderten. Aus der Position des im Nachhinein Urteilenden, der den unglücklichen Behandlungsverlauf bereits kannte, war es ein Leichtes, die Therapie eines anderen als falsch zu bezeichnen und zu verwerfen. Und da viele Gutachten erst nach dem Ableben eines Patienten angefragt wurden, stand auch kaum zu befürchten, dass die Therapievorschläge, die alternativ unterbreitet wurden, den Praxistest zu bestehen hatten.

Ein geläufiges textliches Verfahren, die Glaubwürdigkeit und den Expertenstatus des Gutachters zu unterstreichen und die Akzeptanzbedingungen für die eigene Einschätzung zu verbessern, bestand darin, abweichende Einschätzungen als wohl erwogene, aber letztlich verworfene Deutungsangebote aufzugreifen und dem eigenen Urteil voranzustellen:

25) *Wann etwan jemand vermeinen wolte / dieſes Tôchterlein konte unter dem partu ſeptimeſtri mit durchlauffen / den gebe ich ietzo dieſe 3. ſolcher Opinion wiederwertige Motiven zu betrachten.*
(AMC, Casus VII, 1615, 31)

26) *Nun iſt zwar nicht zu lâugnen, daß ſich zuweilen beede morbi, ſo wohl je=ner Gallicus, als dieſer Scorbuticus, in einerley Geſtalt verſtellen, daß man einen vor den andern anſehen und ausgeben môchte: jedennoch* [...]
(ASI, Casus XVIII, 1718, 182)

27) [...] *ſo kônnen wir zwar nicht lâugnen / daß verſchie=dene momenta ſich ereignen / welche die Inquiſi-tin Anſehung des beſchuldigten Verbrechens in Verdacht ſetzen.*
(FSR I, Casus III, 1751, 31)

28) [...] *denn, wenn gleich jene, die commotio cerebri deswegen von einigen in Zweifel gezogen werden môchte, weil gar keine Ver=letzungen am Kopfe deſſelben wahrzunehmen geweſen, ſo kann ſolches doch nur von* [...]
(PAB, Abteilung 1, Fall 1, 1788)

Die Konzessivität realisieren die Gutachter formal in unterschiedlicher Art und Weise. Einschränkend fungieren *Wann* (25), *zwar* (26 und 27), *jedennoch* (27) und *wenn gleich* (28). Auffallend ist darüber hinaus die Häufung unpersönlicher Satzkonstruktionen (vgl. 26 und 28). Diese verstärken einerseits den Eindruck von Neutralität und Expertise, andererseits kann dies auch als Höflichkeitsstrategie interpretiert werden: Niemand wird direkt angegriffen, dadurch können alle Beteiligten, auch diejenigen mit abweichender Meinung, das Gesicht wahren.

9.3.3.3 Glaubwürdigkeitssignale – Referenzen, Paraphrasen und Zitate

Bei der Erzeugung von Glaubwürdigkeit spielen außerdem Verweise auf antike oder zeitgenössische Autoritäten eine zentrale Rolle, wie das schon in mittelalterlichen Texten der Fall war. Fanden sich viele und vor allem die ‚richtigen' Gewährsleute für das dargebotene Wissen, galt es als verbürgt und anerkannt und trug so zur Glaubwürdigkeit des Kompilators bei (vgl. Habermann 2011: 275; Gloning 2011).

In unserem Untersuchungszeitraum beginnt sich allerdings die Praxis des Zitierens zu verändern. Die *auctoritas* wird zu einem Gesichtspunkt neben anderen und fachspezifische Kriterien[50], die zur Ausdifferenzierung von Wissen-

50 Zu den historischen Rahmenbedingungen vgl. Kapitel 5; zu Formen und Strategien der Autorisierung allgemein Oesterreicher, Regn & Schulze (2003) und zur Medizin Stolberg (2003).

schaftssprachen führen, gewinnen mehr und mehr an Bedeutung.[51] So attestiert Haßler den Verfassern aufklärerischer Fachtexte eine

> neue Haltung zum fremden Text, die Verweise auf bereits Formuliertes nicht nur wegen der Achtung geistigen Eigentums zu einem gebotenen Grundsatz der Textproduktion werden ließ. Der Nachweis der Quellen ist über ein Merkmal der Erudition hinaus zu einem wesentlichen Moment der Unterscheidung fachlicher Texte und auf allgemeiner Bildung und Konversation beruhender Texte geworden.
> (Haßler 2008: 2447)

Schon bei flüchtiger Durchsicht der Fallsammlungen stößt man immer wieder auf Verweise und Zitate. Es stellt sich aber die Frage, welche Formen des Zitierens verwendet werden, wen die Verfasser vorzugsweise wiedergeben, welche Funktionen diese Bezugnahmen in den unterschiedlichen Kontexten haben und ob es sich in der Diskurstradition der medizinischen Gutachten um ein obligatorisches oder eher fakultatives Element handelt.

Nähern wir uns dem Gegenstand einmal mehr über die diesbezüglichen zeitgenössischen Einschätzungen. Diese sind sich in der Bewertung von Zitaten erstaunlich einig. Man warnt eindringlich davor, sich ausschließlich auf Autoritäten zu beziehen. Verweise sollten das eigene Urteil illustrieren, keinesfalls jedoch dessen Basis darstellen. So rät etwa Friedrich Hoffmann davon ab, *aus Opinionibus und Allegatis die Sache decidiren* zu wollen. Er begründet diese Ablehnung damit, dass [...] *die Autoritates in Medicinifchen und Phyficalifchen Dingen wenig Nutzen haben, und nichts erweifen* [...], erst wenn die Ausführungen in einem Gutachten *gegrůndet und demonftriret* [sind], *fo kan man fie her=nach wohl durch Allegata und Aliorum auctoritates illuftriren und bekråfftigen* (Troppanneger 1733: Vorrede, unpaginiert). Und auch Büttner lehnt Gutachten, die mit *ůbermåßigen und mit dem Cafu quæft. nicht ůbereinkommenden citatis unterfchiedener Autorum oder fich felbft widerfprechender Umftånden und Beurtheilungen angefůllet* (Büttner 1786: 2f.) sind, grundsätzlich ab. Die Habsburger Instruktion argumentiert in ähnlicher Art und Weise:

> *Uebrigens fo gut und ʒweckmåßig das Nach=fchlagen und das Vergleichen åhnlicher Fålle bey guten Schriftftellern der gerichtlichen Arʒneykunde ift, fo důrfen doch Autoritåten für fich allein nie als volle Beweife angefehen und angeführt werden; fondern es ift davon nur in fo fern Gebrauch zu machen, als die angeführten Schriftfteller gewiffe Såtze ausführlicher und grůndlicher beweifen, als es der Verfaffer des Gutachtens ůberhaupt, oder doch ohne unʒweck=måffige Weitlåufigkeit in feiner Ausarbeitung nicht ʒu thun im Stande ift.*
> (Vietz 1814: 13)

51 Für gegenwartssprachliche wissenschaftliche Texte ist das Zitieren anderer geradezu konstitutiv geworden, vgl. hierzu Jakobs (1999) und Gläser (1990).

Erscheinen die Sorgen und Mahnungen eines Hoffmann, Büttner oder Vietz überhaupt berechtigt? Es ist ja schon festgestellt worden, dass sich in den Fallsammlungen auf Anhieb allenthalben Verweise und Zitate finden. Lindner (2015: 415 f.) hat aber anhand von Fallbeschreibungen des 17. und 18. Jahrhunderts zeigen können, dass viele Verfasser auch ohne Zitate auskommen. Obwohl die Zahl der Referenzen im Laufe des Untersuchungszeitraumes deutlich steigt,[52] bleiben wie auch immer geartete Quellenkennzeichnungen ein fakultatives Element.

Um die Verlässlichkeit der Informationen zu betonen und deren Akzeptierbarkeit zu erhöhen, setzen die Gutachter oft auf kollektive Nennung von Gewährsleuten wie in den folgenden Belegen.

29) *So iſt nach Beypflichtung aller Caſuiſten in foro medico bey dieſem Fall allerdings gebråuchlich und nôthig, daß* [...]
(ASI, Casus I, 1721, 12)

30) *Ferner iſt ex obſervationibus Medicorum Clariſſimorum, als des Valeriolæ Fallo- pii, Schenckii, Paræi, Fabricii, Glandor-pii, Sennerti & c. genugſam bekandt / daß* [...]
(FCM II, Consilium L, 1691, 272)

31) [...] *zu deſſen Erweiſung aus vielfåltigen Hiſtorien / Exempeln und Ob-ſervationen berůhmter Medicorum viel dergleichen Fålle angefůh=ret werden kônten* [...]
(ZMF, Centuriae I, Casus XV, 1657, 53)

32) [...] *ſo iſt zwar aus ålterer Medicorum als; Avicennœ, Averrhoes, Mer-curialis, Nancetii Trachyeni (conf. P. Zacch qv. med. leg. Lib. 7. 7 tit.3. qv. 3.n. 11.) Meinung ſo viel bekannt, daß* [...]
(ASI, Casus XVI, 1723, 162)

33) *Welche Frage wir ex ratione & experientia, mit Einſtimmung der berůhmteſt= und erfahrenſten Medicorum, ja ganzer mediciniſchen Facul-tœten, billig negative beantworten, daß* [...]
(HMR I, Casus II, 1737, 7)

34) [...] *dergleichen letzteres von gedachten Inquiſiten mit Grund dieſer Wahrheit, u. ex principiis medici-næ dogamtico forenſis cum conſenſu Medicorum harmonico vollkom=men zu beſtårcken.*
(TDM, Decadis II, Casus VIII, 1725, 105)

35) [...] *wann man der der gewôhnlichen Hippocratiſchen Meinung nach / welche alhier muß gehalten werden / 30. Tage für 1. Monat zehlet* [...]
(AMC, Casus VII, 1615, 30)

52 Im 17. Jahrhundert weisen 8 von 33, im 18. Jahrhundet immerhin 36 von 64 Fallbeschreibungen wie auch immer geartete Verweise auf andere Texte auf.

36) [...] *und von ſolchen allen Hippoc. redet / ſolche tȯdtliche Lun=gen=Beſchȧdigungen aber* [...]
(ZMF, Centuriae I, Casus III, 1651, 10)

37) *Worauf wir in ſo ferne mit ja antworten, daß ſolcherley vicariœ Hœmor- rhagiœ nach einhelliger Ubereinſtimmung antiquiorum & recentiorum Medicorum unter ſolchen concurrirenden Umſtånden zu geſchehen pfle=gen;*
(ASI, Casus XIV, 1719, 146)

38) [...] *wie ſolches die Autores faſt einmůthig bekråfftigen:*
Conf. Heister Chirurg.p.m. 171.173.175.
Hild. Cent.5.obſ. 86.
Bohnii Chirurg. pract. C. I. art.I.p 98
Guil. Fabricii Cent. 5. obſ. 86.
Andr. Vesal. Chirurg. libr. 2. Cap. 14.
Dan. Sennert Pract.Med.Libr.V.part. V.cap.XI.p.563.
Joh. de Vigo libr. VI. Cap. 14.
Guido de Cauli. Tract. 5. Doctrin.I. cap.7.
Avicen.Libr. 4.fen.5. tract. 3. cap. 14.
Peccet. lib. 4. Cap. 24.
Cels. libr. 8. Cap. 10. und andere mehr.
(PSF, Ab. 1, Casus IV, vor 1750, 63)

Die Quellenangaben unterstreichen die Seriosität und Genauigkeit der gebotenen Informationen. Der Leser wird so in ganz knapper Form auf das in anderen Texten verfügbare Wissen aufmerksam gemacht. Als Zusatz- und Hintergrundinformationen werden die Gedanken anderer quasi präsent und verfügbar gehalten. Das Anführen von Zitaten trägt damit dazu bei, den Informationsgehalt der Gutachten zu verdichten.

Eine schon im 17. Jahrhundert bewährte und beliebte Strategie ist dabei die Aufwertung der Quelle (vgl. *Medicorum Clariſſimorum* (30); *berůhmter Medicorum* (31); *der berůhmteſt= und erfahrenſten Medicorum, ja ganʒer mediciniſchen Facultœten* (33)). Auch quantitative Aspekte scheinen eine Rolle gespielt zu haben: Je mehr Ärzte die vertretene Meinung teilten, als desto glaubwürdiger wurde diese offenbar eingeschätzt. In diesem Sinne sind die Belege *aller Caſuiſten* (29), *viel dergleichen Fålle* (31), *ja ganʒer mediciniſchen Facul-tœten* (33) und die Aufzählung im Beispiel (38) zu interpretieren.

Die Belege (32) und (38) zeugen außerdem von der zunehmenden Präzision der Quellenangaben, einer Tendenz, welche auch wiederum die Vertrauenswürdigkeit des Textes steigert: Die gebotene Information wird nachprüfbar, die Argumentation transparenter und dadurch überzeugender. Außerdem zeichnen präzise Referenzen ihren Verfasser als Kenner der Fachliteratur aus. Die Reihe der Belege mit detaillierten bibliographischen Angaben ist lang und fast beliebig zu erweitern:

39) *WEil man bey der Verſtorbenen nicht ein einiges von oberwehnten Zei=chen / welche ſonſten in dergleichen Fäl=len befindlich ſind / angemercket;*
Vid. Hippocrat, Aphor.43.Sect.2.
Benedict. Veronenſ.lib.7.C.2.decurat.
prœfocat.
P.Ægineta lib.4.c.27.
(FCM II, Consilium LII, 1691, 281 f.)

40) *Conf. Bohn. Libr. Cit.p.594.*
Teichmayer Libr. Cit. C.22. Quœſt. 4.p.193.
(PSF, Abt. 1, Casus VI, 1747, 112)

41) [...] *worinnen die Experinz und die Einſtimmung derer Medicorum ein genugſames Zeugniß abſtatten conf. Borell. Cent. 2. obſ. 30.Foreſtus Lib. 28. obſ. 3. in Scholio Lib. 10. obſ. 24. Primeroſius: Plose-rus. A. N. C. Dec. I. an 9. &10. obſ. 58. Bartholinus Act. Haffn. Vol. 4. obſ.95. Conringius de Melancholia & plures alii:*
(ASI, Casus XIV, 1719, 149)

42) *Zu denen auch noch kommt ein groſſes Maa=gen brennen / Bråune im Halſe / unlőſchlicher Durſt/ Entʒůndung der Gedårme/ Nieren und Blaſe/ Verſtopffung des Harns / Blutharnen/ nebſt groſſen Reiſſen und Brandt in denen ůbri=gen Theilen des Leibs. vid.*
Tulp. lib. 3. Obſervat. 41. &43.
Tim. a Gulden Klee loc.c.
(FRP, Consilium XXVII, 1713, 108 f.)

43) [...] *dahin auch mag geʒogen werden was Warlitz de morb. biblicis p. 374. aus dem Frankenau anführet,*
(ASI, Casus XVI, 1723, 162)

Wie die Quellenangaben formal umgesetzt und welche Informationen für den Leser bereitgehalten werden, divergiert dabei erheblich. Während die meisten Belege (32, 37, 39, 41 und 42) auch auf die Abschnitte, also Kapitel, *Sectiones*, *Centuriae* und/oder *Observationes*, verweisen, begnügt sich der Verfasser in (43) mit der Seitenangabe.

Augenfällig ist die Praxis, die Quellenangaben abzukürzen. Regeln, welche Teile wie stark gekappt werden dürfen, scheint es aber nicht gegeben zu haben. Jeder einzelne Teil der Referenz konnte offenbar abbreviiert werden. Nicht einmal vor dem Namen des Zitierten machte man Halt, auch dieser konnte auf wenige Buchstaben zusammenschmelzen (vgl. 36, 39 und 41). Im Allgemeinen handelt es sich dabei aber um sehr bekannte Verfasser wie die antiken Autoritäten Hippokrates oder Galen oder zeitgenössische Koriphäen wie Friedrich Hoffmann oder Nicolaeus Tulpius. Ist ein Werk im Text schon mehrfach genannt worden, setzen die Mediziner eine Abbreviatur für lateinisch *loco citato* (z. B. 40 und 42).

Die bisher aufgeführten Quellennachweise dienten den Gutachtern aber wohl weniger dazu, dem Leser den Urheber einer Idee oder Äußerung zu nennen, als vielmehr eine Art ‚Zeugenliste' mit weiteren Vertretern der gleichen Meinung zu bieten. Wenn es um die Wiedergabe ganz konkreter Äußerungen oder Formulierungen ging, gebrauchten die Ärzte direkte oder indirekte Rede.[53]

Das direkte Zitat wird als die prototypischste Form des Zitierens angesehen (Brendel, Meibauer & Steinbach 2011: 2). Im Gegenwartsdeutschen signalisieren Kommata und Anführungszeichen, dass es sich bei einer Äußerung um ein direktes Zitat handelt. Eine so markierte Äußerung wird meist wörtlich wiedergegeben.[54] Da das direkte Zitat in modernen wissenschaftlichen Texten nicht die häufigste Art des Bezugnehmens auf einen anderen Text ist, überrascht es kaum, dass wir auch im Korpus nur wenige markierte direkte Zitate finden. Das mag zum einen an tradierten, aus Mittelalter und Frühneuzeit stammenden Gewohnheiten liegen, die im Allgemeinen, von Bibelversen einmal abgesehen, wohl keine wörtliche Wiedergabe und deren Markierung vorsahen, zum anderen an der auch gegen Ende des Untersuchungszeitraumes längst noch nicht vollständig abgeschlossenen Standardisierung der Interpunktion.[55] Das Beispiel (Abb. 12) ist einer der wenigen Belege für ein markiertes direktes Zitat. Es stammt aus einem 1724 von der medizinischen Fakultät in Halle verfassten gerichtsmedizinischen Gutachten, das den Meinungsstreit zwischen zwei Ärzten beilegen sollte. Um zu klären, wer von beiden im Recht sei, zitiert die Fakultät Johann Bohn, einen frühen Vertreter der Gerichtsmedizin:

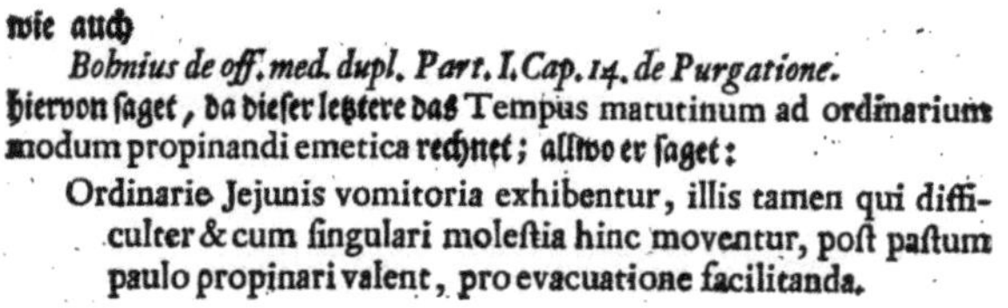
wie auch
Bohnius de off. med. dupl. Part. I. Cap. 14. de Purgatione.
hiervon saget, da dieser letztere das Tempus matutinum ad ordinarium
modum propinandi emetica rechnet; allwo er saget:
Ordinarie Jejunis vomitoria exhibentur, illis tamen qui diffi-
culter & cum singulari molestia hinc moventur, post pastum
paulo propinari valent, pro evacuatione facilitanda.

Abb. 12: Beispiel für ein markiertes direktes Zitat aus Troppanneger (1733: 68)

Da hier auf die Angabe von Seitenzahlen verzichtet wird, kostet es einige Mühe, die betreffende Stelle zu identifizieren. Es handelt sich offenbar um die nahezu wörtliche Wiedergabe des folgenden Abschnitts aus Bohns *De officio Medici Duplici*, eines Lehrwerks, das 1704 in Leipzig erschienen ist:

53 Die Frage, ob es sich um ein direktes oder indirektes Zitat handelt, ist allerdings nicht immer ohne weiteres zu beantworten, wie Lindner (2015: 406 f.) anhand weiterer Beispiele gezeigt hat. Erst die genaue Untersuchung der zitierten Quelle gebe schließlich darüber Aufschluss, ob direkt oder indirekt zitiert worden sei.

54 Vgl. zu Ausnahmen Brendel, Meibauer & Steinbach (2011: 12–14).

55 Zur Geschichte der Interpunktion vgl. Simmler (2003) und Magalon (2014).

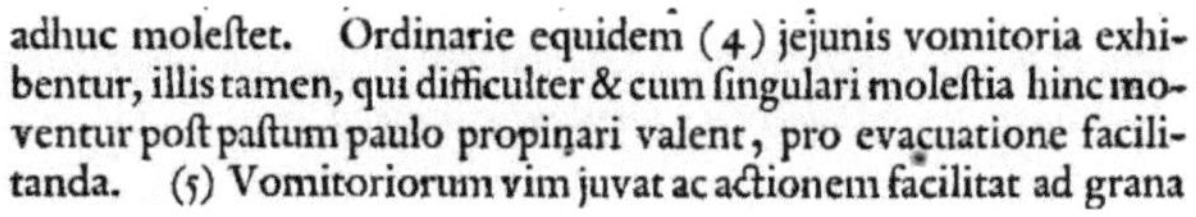
adhuc moleſtet. Ordinarie equidem (4) jejunis vomitoria exhibentur, illis tamen, qui difficulter & cum ſingulari moleſtia hinc moventur poſt paſtum paulo propinari valent, pro evacuatione facilitanda. (5) Vomitoriorum vim juvat ac actionem facilitat ad grana

Abb. 13: Die Äußerung im Original aus Bohn (1704: 279)

Der Abgleich der beiden Abschnitte zeigt, dass die Gutachter das konzessive Adverb *equidem* und die den Ursprungstext gliedernde Nummerierung tilgten, freilich ohne diese Auslassung als solche zu kennzeichnen. Wie in modernen direkten Zitaten markiert das Verbum dicendi *ſaget* und der Doppelpunkt in der Abbildung 12, dass die folgende Äußerung aus einem anderen Kontext stammt. An Stelle von Anführungszeichen zeigen Typenwechsel von Fraktur zu Antiqua und die Einrückung an, dass es sich um ein Zitat handelt. Das war, so Weyers (1992: 19), zwischen 1600 und 1800 die üblichste Art der Heraushebung von Äußerungen anderer Herkunft in zweisprachigen Ausgaben. Dass der Typenwechsel von Fraktur zu Antiqua sehr häufig für „zitathafte" (Schulz 2012) Einschübe verwendet wurde, zeigen nicht nur weitere Belege aus dem Korpus, sondern auch die auf breiterer Datenbasis beruhende Untersuchung von Schulz. Er belegt, dass bei zitathaften Einschüben und bei nichtindigenen Personen- und Ortsnamen die Zahl der Typenwechsel von Fraktur zu Antiqua ab der zweiten Hälfte des 17. Jahrhunderts deutlich ansteigt. Diese Entwicklung sei durch eine größere Sensibilität der Zeitgenossen gegenüber fremden Einflüssen auf die Volkssprache verursacht. Auch dass auf Latein zitiert wird, ist alles andere als ungewöhnlich, bedenkt man die immer noch vorherrschende Dominanz des Lateinischen in Wissenschaft und Universität.[56]

Ausgesprochen selten sind auch die indirekten Zitate. Das Neuhochdeutsche hat spezifische grammatische Marker entwickelt, die dem Leser signalisieren, dass ein bestimmter Inhalt eine indirekte Wiedergabe darstellt. Brendel, Meibauer & Steinbach (2011: 11) und der Duden (2009: 523–543) nennen als typische, allerdings auch vom syntaktischen Kontext abhängende Kennzeichen: *Verba dicendi*, die Subjunktion *dass*, die Verbstellung und die Benutzung des Konjunktivs. Ein Teil dieser Merkmale lässt sich auch am Beleg (45) ablesen:

45) *Fernelius in Methodi medendi Lib. III. Cap. IV. p. m. 96. ſetzet ſie unter die purgantia maligna & venenoſa; und der alte Herr Doctor Wedel in ſeinen Amoenitatibus materiæ medicæ pag. 249. nennet ſie ein infame medicamentum, und ſchreibet demſelben die Würkung einer raſionis inteſtinorum torminum immanium & prolectionis ſanguinis zu; ja er erzehlet aus dem Tulpio, daß jemand in grauſames Reiſſen und Blutſturz und zugleich in die gröſte Lebensge-*

56 Vgl. hierzu Kapitel 7.1.

fahr gerathen, als er von einem Trank, in welchem nur 3. Coloquinten Aepfel (die doch kaum 2. Loth, geſchweige dann 8. Loth ausmachten) gekochet worden, getrunken.
(HMR I, Casus 1, 1736, 4)

Die Gutachter verwenden typische Indikatoren indirekter Rede, nämlich die *verba dicendi, nennet, schreibet zu,* und *erzehlet* sowie die Subjunktion *daß*. Da, wie für die Zeit nicht unüblich, die finiten Verbformen des Verbalkomplexes ausgelassen sind, kann nicht festgestellt werden, ob es sich um Indikativ oder Konjunktiv handelt. Darüber hinaus geben die Autoren auch Informationen über die Quelle, aus der die Zitate ursprünglich stammen, nämlich Fernelius' *Methodi medendi* und Dr. Wedels *Amoenitates materiae medicae* (1684). Die Identifikation der erstgenannten Quelle erweist sich als gar nicht so einfach, denn es ist kein Werk Fernels unter dieser Bezeichnung erschienen. Der Titel ist offenbar eine Angabe für mit der Materie vertraute Mediziner, denn sie bezieht sich aller Wahrscheinlichkeit nach auf Fernels 1571 erstmals veröffentlichtes Werk *Therapeutices universalis libri septem*[57], in dessen dritten Buch im vierten Kapitel Seite 97 wie in (45) angegeben, Coloquinten zu den Purgantien gezählt werden (Fernel 1574: 96). Hier offenbart sich eine Eigenart frühneuzeitlicher Quellenangaben: Sie setzen im Allgemeinen recht fundierte Kenntnisse der Fachliteratur voraus. Damit wird einmal mehr deutlich, dass die Gutachter primär für ein Fachpublikum schrieben, das mit den zitierten Werken vertraut war. Präzise Angaben schienen verzichtbar, nicht nur weil die Leser die Werke kannten, sondern wohl auch, weil die Zahl der zum Thema veröffentlichten Bücher und Arbeiten noch verhältnismäßig überschaubar war. Die stark steigende Buchproduktion in der zweiten Hälfte des 18. Jahrhunderts,[58] durch die immer mehr thematisch einschlägige Werke auf den Buchmarkt drängten, machte dann aber genauere bibliographische Angaben erforderlich. Diese Entwicklung lässt sich auch anhand von Korpusbelegen nachweisen:

---

57 1571 erschien die erste Ausgabe in Lyon, deren Seitenzählung sich aber nicht mit den Angaben bei Hasenest deckt. Er dürfte vielmehr die drei Jahre später erschienene Frankfurter Ausgabe gemeint haben, denn hier stimmen die bibliographischen Informationen überein.

58 Die Kataloge für die Buchmessen in Frankfurt und Leipzig bilden diese Produktionssteigerung (allerdings nur für den protestantischen Norden) ab. Um 1740 rechnete man mit etwa 750 jährlichen Neuerscheinungen im deutschen Sprachraum (ohne Habsburger Reich), in den 1780er und 1790er Jahren sollen es schon um die 5000 Neuerscheinungen gewesen sein. Der Anteil der Sachgebiete blieb dabei konstant, die Medizin machte etwa 8 % der gesamten Buchproduktion aus (vgl. Wittmann 1999: 122), d. h., 1740 kamen jährlich etwa 60 neue medizinische Bücher auf den Markt, in den 1780er Jahren hingegen schon ca. 400.

46) *Hebenſtreit gedenkt dieſer Todesart ganz kurz in ſeiner Anthropologia forenſi, pag. 434. §. 47. Edit. 2da, Lipſ. 1753.*
(PAB, Abteilung 1, Casus 1, 1788, 9)

47) *Lommius in Obſ. medic. Edit. Jenens. p.63.*
(PSF, Abteilung 1, Casus V, 1748, 76)

In diesen jüngeren bibliographischen Angaben finden sich zusätzliche Informationen zu Erscheinungsort und Auflage der zitierten Werke.

Von besonderem Interesse ist die Frage, wer überhaupt zitiert wird. Im 17. Jahrhundert sind es antike Autoritäten wie Hippokrates, Galen oder Platon, aber auch zeitgenössische Fachliteratur. Gerne berief man sich beispielweise auf Hippokrates:

Welches auch Hippocrates ſelbſten bezeu=get Aph 509. Coac. Prænot. [...]
(FCM II, Consilium L, 1691, 272)

Da dann das Prognoſticum Hippocratis lib. de cap. vulneribus eingetroffen [...]
(FCM II, Consilium L, 1691, 276)

Vid. Hippocrat, Aphor.43.Sect.2.
(FCM II, Consilium LII, 1691, 281)

[...] *ſolches auch ohne dem/ juxta Hippocr. Sect. V. Aphor. 70. poſt annum* [...]
(PCM II, Casus I, 1687, 19)

Die neuzeitlichen Quellenangaben gelten Ärzten des 16. und 17. Jahrhunderts, wie beispielsweise Daniel Sennert[59], Domenico Leonis[60] oder Thomas Willis[61] (vgl. hierzu auch Lindner 2015: 412 f.).

In der zweiten Hälfte des Untersuchungszeitraumes stammen die Belege dann mehrheitlich aus Fachliteratur des 17. und des 18. Jahrhunderts. Zwar finden sich auch weiterhin Angaben, die auf antike Literatur oder Fachtexte des 13. bis 16. Jahrhunderts verweisen, ihr Anteil geht aber zurück (vgl. Lindner 2015: 412). Neu ist auch die Berücksichtigung medizinisch-naturwissenschaftlicher Fachzeitschriften wie der *Miscellanea Curiosa Medico-Physica Academiae Naturae Curiosorum* [...][62] oder des *Commercium Litterarum*[63]:

---

59 Vgl. z. B. [...] *(ſunt verba Sennerti prax. l.I.p.r. Cap. 31.)*[...] aus PCM II, Casus I, 1687, 12.

60 Vgl. *Vid.Dominic.Leon.Art.medend. pag. 622.* aus FCM II, Consilium LI, 1691, 279.

61 Vgl. [...] *ſchreibet Willis. de Morb. Convulſ. cap.3. alia nimirum a morbo* [...] aus PCM II, Casus I, 1691, 12.

62 Das Periodikum gehört zu den ersten seiner Art und erschien 1670–1706.

63 Die von dem Arzt Christoph Jacob Trew herausgegebene Wochenschrift erschien 1731–1745, vgl. hierzu Rau (2009).

Mifcell. Act. Nat. Cur. Dec.I.an. 8. obf.94.
(ASI, Casus I, 1721, 13)

Mifcellanea Nat. Curiof. Dec. I. Anni IV. Obf. 88. pag. 75
(HMR I, Casus I, 1736, 4)

Mifcell. Nat. Curiofor. Dec. III. A. I.&Obf. 104
(HMC I, Decadis I, Casus III, 1720, 14)

M. N. C. D. I. A.3.Obf. 283. geben.
(TDM, Decadis I, Casus IX, 1724, 33)

Commercii Littera-rii Norici Anno 1736. pag. 107.
(HMR II, Casus XVI, 1741, 180)

Diese Entwicklung zeugt von dem zunehmenden Bestreben der Mediziner, aktuellere Forschungsergebnisse in ihrer Argumentation zu berücksichtigen. Gleichzeitig finden sich aber auch viele Verweise auf bereits gut etablierte Fallsammlungen bekannter Mediziner wie Paul Zacchias *Quaestiones medico legales* von 1557, Paul Ammans *Medicina Critica* (1670) oder Friedrich Hoffmanns *Medicina consultatoria* aus den Jahren 1721 bis 1733.

Zitiert wird darüber hinaus auch noch ein dezidiert akademisches Format, nämlich die *Disputationes*, die junge Ärzte veröffentlichten, um den Doktorgrad zu erlangen. Aus pragmatischer Sicht besonders interessant ist die Tatsache, dass alle im Korpus belegten Titel von Disputationsschriften nicht unter dem Namen des Doktoranden zitiert wurden, sondern unter dem des Vorsitzenden der Disputation:

Dergleichen fehr notable Exempel in einer ȝu Wittenberg AO. 1726. unter dem Prœfidio Dr. Lœfchens gehaltenen Difputation: de Judicio circa abortum concitatum ferendo, viele angefůhret werden, und in der ganȝen Differtation die bißhero erǒrterte Negativa, ex ratione, experientia, auctoritate, mit Allegirung gar vieler auctorum, und derer dahin gehǒrigen Stellen, weitlåuftig ausgefůhret wird.
(HMR I, Casus II, 1737, 6 f.)

Stahlii Differt. de Difpof. hœred. ad va-rios affectus pag. 26.
(PSF, Abteilung 1, Casus V, 1748, 74)

Wedelius in difp. de Vomitoriis rite adhibendis Cap. 3. §.
(TDM, Decadis II, Casus III, 1724, 68)

Die Doktoranden werden nicht namentlich erwähnt, stattdessen aber die gesellschaftlich höher gestellten Dekane der medizinischen Fakultäten. Da es in der Frühen Neuzeit nicht unüblich war, für den Universitätsabschluss zu bezahlen, der Doktorand also nicht einmal zwingend der Verfasser der Disputationsschrift gewesen sein muss (vgl. Marti 2001: 13–17), ist das Zitieren des Disputationsvorsitzenden nachvollziehbar.

Nach diesen Überlegungen lassen sich der Praxis des Zitierens noch weitere Funktionen zuschreiben: Referenzen und Zitate dienen nicht nur als Glaubwürdigkeitssignal, sie tragen auch zur Verdichtung der im Text gebotenen Information bei, helfen den Verfassern, die Überlegenheit der akademischen Medizin hervorzuheben, sich selbst in das rechte Licht zu rücken und einen forciert wissenschaftlichen Eindruck zu erzeugen.

9.3.4 *Conclusio*

Waren die Fragen beantwortet und alle Argumente vorgebracht, konnte man das Ergebnis in einer *conclusio* noch einmal pointiert resümieren. Wie bei den Sektionsberichten handelt es sich dabei um ein fakultatives Element, das sich hinsichtlich des Umfangs und der sprachlichen Ausgestaltung unterschiedlich gestalten ließ:

48) *Dahero denn gar leicht erfolgen kan (bevor wenn es in der Jugend ge=ſchiehet) daß / wenn die verſchnittene Haut mit der obern wieder ver=wachſen iſt / kein Merckmahl der Beſchnidung hernachmahl in alten Perſonen geſpůret/ und ſub hoc prœtextu mancher Muthwill verůbet wird.*
(AMC, Casus XXXIX, 1623, 219)

49) *Daß alſo bloß nach ob=angefůhrten Umſtånden und ůberſandten Mediciniſchen Bericht/ nicht ſchlieſſen kan / daß ſubjectum quæ-ſtionis von dem geſchehenen Tretten noth=wendig habe ſterben můſſen.*
(FCM II, Consilium LI, 1691, 281)

50) *So erachte ich dafůr / daß dieſe Inquiſtin nicht ſchwanger ſey.*
(PCM II, IIX, 1689, 67)

51) *So hat noch dieſe Repoſition nach ietziger angeſtellten Beſichtigung nicht Stich gehalten, dahero gåntzlichen zu glauben, daß alle Euren, welche in derglei=chen Fällen palliativ, bey dieſer Perſon umſonſt und vergebnes ſeyn, auch in Ewigkeit keine NB. beſtåndige Geneſung, ob ſie ihr wohl zu gönnen und zu wůnſchen iſt, zu hoffen.*
(TDM, Decadis I, Casus III, 1727, 183)

52) *Und dieſes iſt es alſo, was ich Eingangs ermeldter Phyſicus Provincialis ordinarius, nebſt dem gleichfalls ſchon gedachten Chirurgo P.= =, als die beeden zu dieſer genauen Viſitation und umſtåndlichen Inſpection: auch zur můhſamſten Curirung dieſes ganz beſondern Fleiß erforderenden Zuſtandes des ſo ůbel zugerichteten und leichtlich darůber zu Grunde gehen kønnenden J. = = G. = = P. = =, requirirte Perſonen obſerviret; und zu Rettung ſeines vor menſchlichen Augen ohnehin vor verlohren geachteten hieſigen Lebens, unter offenbahrem Gőttlichen Seegen und deſſen Beyſtand ordinirt= und in der Application gut befunden habe, nebſt unſerm in Arte Medico-Chirurgica beſtens gegrůndetes Gutachten, auch kůrzlich ſummariſch berůhrten Methodo medendi gewiſſenhafft und Pflichtmåßig; jedoch ohne alle Paſſiones Animi, anzeigen,*
(PSF, Abs. 1, Casus VI, 1747, 98)

53) *Theils Vernachlåſſigung, theils Gewalt haben ihm den Tod zuwege gebracht. Ohne menſchliche Hůlfe håtte dieſes Kind in dem Zuſtande, in welchem es die Mutter ließ, ohnehin ſchon umkommen můſſen. Es kam aber noch dazu die Gewalt des aufgelegten Brettes, durch welche das Gehirn gequetſcht, die Bruſt gedrůckt, und das wenige Leben ihm vollends benommen wurde.*
(PAB, Abteilung 1, Fall 4, 1786, 28)

54) *Dieſes Kind iſt demnach bloß an dieſer Wunde am Halſe und zwar an der Verblutung geſtorben; es haben auch nothwendig convulſiones von der Leerheit der Gefåße das Ende machen můſſen, da nicht gleich die Erſtickung hat erfolgen kønnen, weil die Luftrøhre ſich nicht in die Bruſthøhle zurůckgezogen hatte, da die Hålfte des Adams= Apfels es verhindert. Die Farbe der Lunge aber gab Muthmaßung, daß Inquiſite der defunctae etwas vor Mund und Naſe anfånglich gehalten, um das Schreyen zu verhindern.*
(KSG, Kapitel III, Casus III, 1789, 71)

Auch hier galt es also, die gezogenen Schlüsse zu begründen und überzeugend wirken zu lassen. Kausale Konnektoren *demnach* (54), *dahero* (48, 51) und das konsekutive Adverb *alſo* (49) stellen Kausalzusammenhänge her. Hinzu kommen die uns schon aus den *conclusiones* der Sektionsberichte bekannten Formulierungen mit den Modalverben *můſſen* und *kønnen*: *ohnehin ſchon umkommen můſſen* (53), *das Ende machen můſſen* (54), *da nicht gleich die Erſtickung hat erfolgen kønnen* (54) *nicht ſchlieſſen kan / daß* (49). Sie erzeugen den Eindruck von Eindeutigkeit und Objektivität.

Auffallend sind die Bezeichnungen für die untersuchten Personen: *ſubjectum quæ-ſtionis* (49), *Inquiſtin* (50, 54), *requirirte Perſonen* (52), *dieſer Perſon* (51) und *defunctae* (54). Die Textproduzenten bevorzugen fremdsprachige Bezeichnungen, die, wie (49) zeigt, die Tatsache in den Hintergrund treten lassen, dass es sich um einen Menschen handelt. Zwei Aspekte dürften bei Formulierungen dieser Art eine Rolle gespielt haben: Die Bezeichnungen wirken erstens distanzierend und unterstreichen den intendierten objektiven und professionellen Eindruck. Sich auf den Sachverhalt zurückzuziehen, erleichtert aber zweitens auch den Umgang mit den oft moralisch-ethisch schwierigen Problemen.

Von diesen Gemeinsamkeiten abgesehen, hängt die sprachliche Ausgestaltung ganz erheblich von individuellen Formulierungsvorlieben der Textproduzenten ab. Die von Gottsched ausgegebene Maxime, dass der kluge Redner sich am Schluss seiner Ausführungen *aller beſtåndigen Formeln enthalten* solle (Gottsched 1759: 202) wirkt auch hier. Während der Beleg (52) auffallend viele erweiterte Partizipialattribute[64] gebraucht, verzichtet der Verfasser des Belegs (54) nahezu ganz auf Attribute, insbesondere Adjektive.

64 Vgl. Beleg (52): *ganz beſondern Fleiß erforderenden Zuſtandes des ſo ůbel zugerichteten und leichtlich darůber zu Grunde gehen kønnenden J. = = G. = = P. = =; ſeines vor menſchlichen Augen ohnehin vor verlohren geachteten hieſigen Lebens.*

9.3.5 *Corroboratio*

Dass die Übergänge zwischen den Textsorten fließend sind, wird einmal mehr an den in vielen, aber längst nicht allen gerichtsmedizinischen Gutachten vorzufindenden Corroborationsformeln deutlich. Im 18. Jahrhundert ist eine solche Angabe der Beglaubigungsmittel weit üblicher als noch im 17. Jahrhundert. So weisen nur sieben von 28 Textexemplaren des 17. Jahrhunderts dieses Element auf, im 18. sind es dagegen 52 von 73 Gutachten.[65] Wie ist dieser Befund nun zu interpretieren? Einiges spricht dafür, diese Entwicklung als Indiz zunehmender Verbindlichkeit zu deuten. Wie bereits dargestellt wurde das Hinzuziehen ärztlicher Experten vor Gericht seit dem 17. Jahrhundert immer üblicher und im Rahmen von Verwaltungsreformen wurden Institutionen geschaffen, die diese Aufgaben professionell übernahmen.[66] Siegel, Petschaft, Unterschrift sowie deren Ankündigung im Gutachten waren Zeichen dieser Institutionalisierung und Professionalisierung, die dem Leser den autoritativen Charakter auf Anhieb sichtbar machten.

55) *Atteſtire hiermit ſolches mit meiner eigenen Hand und Pettſchafft. So geſchehen, L. = = den 4. Oct 1747. (L. S.) J. = = P. = = Chirurgus u. Land=Geſchworner.*
(PSG, Abt. 1, Casus VI, 1747, Teil 2, 99)

56) *Daß dieſes unſer gegr̊undetes Reſponſum denen Principiis Scientiœ Medicœ & imprimis Medicinœ Legalis gem̊aß ausgefertiget ſey, bekr̊afftigen Wir mit unſerem Facult̊ats=Innſiegel.*
(PSG, Abteilung 1, Casus VI, 1747, Teil 3, 112)

57) *Zu mehrer Gewißheit iſt dieſes von mir geẘohnlich beſiegelt und eigenh̊andig unterſchrieben.*
(PCM II, Casus IIX, 1689, 67)

58) [...] *und mit unſerer Unterſchrifft, auch Beſieglung corroboriren ſollen. So geſchehen C. = = den 9ten October A. 1747. (L. S.) D. G. F. R. (L. S.) J. P. Chirurgus und Geſchwohrener auf dem Lande.*
(PSF, Abteilung 1, Casus VI, 1747, Teil 1, 98)

59) *Dieſes iſt unſer Pflichtm̊aßiges auf Wiſſenſchaft und Erfahrung gegr̊undetes Gutachten hier̊uber, welches wir mit unſerer Namens Unterſchrift und beygedrucktem Phyſikatsſiegel beſt̊atigen.*
(PAB, Abteilung 1, Fall 2, 1787, 17)

---

65 Allerdings neigen einige Herausgeber dazu, den Schlussteil ihres Gutachtens nur anzudeuten, vgl. Belege wie *Ich verharre rc.rc.* (MGB, Fall 4, 1778, 28), *Dieſes iſt rc.* (PAB, Abteilung 1, Fall 3, 1788, 25); quantifizierende Angaben sind also nur bedingt aussagekräftig.

66 Dazu zählen die vereidigten Amtsärzte genauso wie *Collegia Medica* oder die Medizinischen Fakultäten.

Wie bei den Sektionsberichten ist das Formulierungsspektrum hinsichtlich der gebrauchten Verben, Satzbaupläne und Beglaubigungsmittel breit: Die Verfasser wählen zwischen *atteſtiren, bekråfftigen, beſiegeln, beſtåtigen* oder *corroboriren*, bevorzugen Aktivkonstruktionen (55, 56, 58 und 59) und kündigen ein Petschaft, Siegel oder ihre Unterschrift an. Die Belege (56) und (59) entsprechen darüber hinaus recht genau den in der Anweisung von Vietz formulierten Empfehlungen, wie der Schluss eines Gutachtens zu gestalten sei.[67]

9.3.6 Tempusgebrauch

Hinsichtlich des Tempusgebrauchs präsentieren sich die gerichtsmedizinischen Gutachten wesentlich homogener als die Sektionsberichte. Perfekt und Präsens sind die in allen Makrostrukturelementen präferierten Tempora. In der *narratio* überwiegt, wie schon in den Sektionsberichten, das Perfekt. In allen anderen Strukturelementen wechseln sich Präsens und Perfekt ab. Im Vordergrund steht in den gerichtsmedizinischen Gutachten also offenbar die Betonung der Relevanz des Dargestellten für die Gegenwart. Der Tempusgebrauch passt zur argumentativ-evaluativen Funktion der Gutachten, denn der Sprecher erklärt sich ja, wie schon dargestellt, mit der Verwendung dieser Formen dazu bereit, die Geltung der mit dem Verb ausgedrückten Prädikation gegen einen etwaigen Einspruch argumentativ zu vertreten.

9.3.7 Fazit

Insgesamt handelt es sich bei den gerichtsmedizinischen Gutachten um eine Fachtextsorte, die sich weniger durch lexikalisierte sprachliche Routinen auszeichnet als vielmehr durch ihre Orientierung an konzeptionellen Routinen. Diese basieren auf den rhetorischen Grundmustern der Zeit, wie das *Antecedens-Consequens*-Konzept, das durch die Rhetoriklehren Weises, Hallbauers oder Gottscheds offenbar weite Verbreitung gefunden hat. Das breite Themenspektrum der Gutachten, das von Letalitätseinschätzungen bis zur Naturphänomenbe-

67 Zur Erinnerung: *Der Schluß enthålt die Verſicherung, daß der ganze Fund=ſchein nach genau gepflogener Unterſuchung und nach reifer Ueberle=gung ganz den Grundſåtzen der mediciniſchen Wiſſenſchaften enſpre=chend abgefaßt ſey. Hierauf folgt die Benennung des Ortes, und das Datum der Ausfertigung; zuletzt die Namensunterſchrift des gericht=lichen Arztes und Wundarztes, die die Leichenſchau vorgenommen haben, mit ihren beygedruckten Siegeln.* (Vietz 1814, 13).

schreibung reicht, dürfte der Grund dafür sein, dass sich Formulierungsroutinen nur eingeschränkt ausgebildet haben. Die folgende Tabelle fasst die Ergebnisse kompakt zusammen:

Tabelle 17: Dispositionsschema Gerichtsmedizinisches Gutachten

Dispositionsschema Gerichtsmedizinisches Gutachten				
Struktur-element	Obligat./ Fakult.	Prototypische Formulierungs muster	Sprachliche Merkmale	Dominierendes Tempus
Salutatio	Fakult.	–	–	–
Narratio	Obligat.	**Antecedens**: Nachdem x unser Gutachten über folgende Frage anverlanget I. Ob [...] sey?	Afinite Nebensatzkonstruktionen Indirekte Fragesätze	Perfekt
Argumentatio	Obligat.	**Consequens**: So haben wir nach reifer, collegialischer Ueberlegung aller Umstände befunden, daß I. II. III.	Verben des Meinens und Einschätzens Wertende lexikalische Mittel Glaubwürdigkeitssignale Zitate, Referenzen	Präsens/ Perfekt
Conclusio	Fakult.	–	Kausale und konsekutive Konnektoren Modalverben	Perfekt/ Präsens
Corroboratio	Fakult.	–		Präsens/ Perfekt
Subscriptiones	Obligat.			–
Actum und Datum	Obligat.			(Präsens)

9.4 Medizinische Consilia

Die dritte Gruppe von Texten, deren Untersuchung noch aussteht, sind die *Consilia medica*. Auch sie teilen einige Eigenschaften mit Sektionsberichten und Gutachten, weisen aber auch spezifische Merkmale auf. Dabei handelt es sich um eine Textsorte, bei der immer eine bestimmte Grundkonstellation gegeben ist: Ein

Ratsuchender wendet sich an einen Arzt oder medizinische Institution und bittet diese um Hilfestellung hinsichtlich einer bestimmten medizinischen Problemstellung – im Allgemeinen einer Krankheit. Von den Ratgebenden wird ein konkreter Handlungsplan erwartet, die Grundfunktion der Texte kann demnach als eine instruktive beschrieben werden. Je nach Ausgangssituation und intendiertem Leserkreis lassen sich zwei Textsortenvarianten unterscheiden, nämlich *Consilia praeservatoria* und *Consilia curatoria*. Die präventiven Gutachten richten sich überwiegend an einen großen Leserkreis, dem sie Strategien zur Ansteckungsvermeidung nahe legen. Sie wurden oft von Obrigkeiten in Auftrag gegeben, konnten aber auch ohne explizite Aufforderung verfasst werden. *Consilia curatoria* hingegen wurden prototypischerweise auf die Anfrage eines Patienten oder Kollegen hin verfasst. Es handelt sich dabei um diätetische und pharmazeutische Empfehlungen zur Heilung eines bestimmten Krankheitsbildes. Die Instruktionen sind in der Regel aber nicht bindend; die Entscheidung, ob die Ratschläge umgesetzt werden, liegt im Ermessen der Rezipienten.

Innerhalb des Korpus bilden die *Consilia* mit 29 Textexemplaren die zweitgrößte Gruppe, davon können 4 den *Consilia praeservatoria* und 25 den *Consilia curatoria* zugeordnet werden, auch wenn solche Zuschreibungen nicht immer ganz eindeutig sind. Jene stammen bis auf ein Textexemplar aus dem 17. Jahrhundert, diese aus der ersten Hälfte des 18. Jahrhunderts.

9.4.1 Initialbereich

Die Sammlungsherausgeber druckten bei keinem der *Consilia praeservatoria* und nur bei 9 von 25 *Consilia curatoria* Begrüßungen. Wie schon bei Sektionsberichten und Gerichtsgutachten heißt das aber nicht, dass diese in den handschriftlichen Vorlagen nicht enthalten gewesen wären. Gerade bei den *Consilia curatoria* darf man annehmen, dass die Auftraggeber, die schließlich nicht wenig für den Ratschlag zahlten, persönlich und standesgemäß begrüßt wurden. Es ist sogar wahrscheinlich, dass diese Texte generell mehr nähesprachliche Merkmale aufweisen als Sektionsberichte und Gerichtsgutachten. Ein Blick auf die sprachliche Ausgestaltung der Texte wird näheren Aufschluss über diese Frage geben.

9.4.2 *Narratio*

Um den Bezug zum Auftragsschreiben herzustellen und den Leser über die Erkrankung, ihre Symptome und die damit verbundenen Fragen zu informieren, formulieren auch die Konsiliarverfasser eine *narratio*. Dabei sind, wie gleich gezeigt wird, dieselben Textmuster wie in Sektionsbericht und Gutachten wirksam.

Wie ja schon von Christian Weise vorgeschlagen[68] strukturieren die Mediziner auch die *narrationes* der *Consilia* nach dem Muster von *Antecedens* und *Consequens*. Der Schreibanlass, bei den *Consilia curatoria* in der Regel das Anschreiben eines Patienten oder eines anderen Mediziners, wird vorangestellt, die Beantwortung der Fragen schließt sich an. Alle schon beschriebenen sprachlichen Merkmale, wie die afiniten, mit temporalen Subjunktionen eingeleiteten Nebensatzkonstruktionen, die indirekten, mit *ob* eingeleiteten Fragesätze oder die *elementa narrationis*, finden sich im einleitenden Teil wieder (vgl. 1 bis 3):

> 1) ***ALß*** *uns derſelbe* **[quis?]** *jüngſthin* **[quando?]** *einen Caſum Practicum einer Hoch=adlichen Frauen Zuſtand und Kranckheit betreffend zugeſendet, und darůber Unſer Collegialiſches Bedencken begehret,* ***ob*** *und wie nehmlich ſolchem Malo abzuhelffen; Inſonderheit aber* ***ob*** *bey die=ſer Patientin die Salivatio Mercurialis nebſt gewŏhnlicher Diœt und Ge=brauch eines Decocti Lignorum wohl und ſicher angeordnet; auch* ***ob*** *ſelbige nochmahls zu Erwårmung und Stårckung der geſchwåchten Glieder und des Hauptes in Balneo laconico ſchwitzen oder Thermarum Tœplicenſium aut Carolinarum ſich bedienen dŭrffe* **[quid?]**.
> ***So*** *geben wir demſelben zu verlangter Antwort, daß* [...]
> (BMM V, Casus I, 1696, 4)

> 2) ***NAchdem*** *Ihr* **[quis?]** *von uns zu wiſſen begehret/* ***ob*** *die Beſchaffenheit/ ſo eurem Sohn von Natur in den Membris genitalibus zugeſtoſſen / alſo bewandt / daß ſie das Matrimonium hindere? Oder/* ***ob****/ und wie / Er kŏnne davon befreyet werden? Auch zu beſſerer Deciſion dieſes Zweiffels / euren Sohn ſelbſt zu uns geſchicket / und zu beſichtigen gebethen* **[quid?]***:* ***So*** *berichten wir euch / daß* [...]
> (AMC, Casus XV, 1621, 113)

> 3) ***Als*** *mir* **[quis?]** *ein gewiſſer caſus medicus eingehåndiget worden, ů=ber denſelben mein mediciniſches Bedencken und heilſamen Rath zu ertheilen, was etwa vor Mittel zu denen Beſchwerungen, damit der Herr Patient behafftet, dienlich und nůtzlich ſeyn mŏchten* **[quid?]***;* ***ſo*** *habe denſelben fleiſſig durchleſen und wohlbedåchtig erwogen, und befinde demnach, daß der Herr Patient* [...]
> (HMC V, Decadis II, Casus VII, 146)

Wie sehr das einleitende Strukturelement auf den Individualfall zugeschnitten ist, variiert offenbar. Während (1) und (2) sich ganz deutlich auf einen bestimmten Fall beziehen, ist die *narratio* in (3) so offen und unbestimmt formuliert (vgl. *ein gewiſſer caſus medicus; Mittel zu denen Beſchwerungen*; *Herr Patient behafftet*), dass sie im Prinzip auf jeden Patienten männlichen Geschlechts anwendbar wäre.

68 Zur Erinnerung: Weise schreibt, dass sich auch ein *Medicus* [...] *in das Antecedens und Conſequens wol finden lernet/ weñ er etwan durch Brieffe ſeine Medicamente fortſchicken und recommendirē / oder auch ein Concilium Medicum ſtellen ſoll* (Weise 1684, 114).

Es gibt aber natürlich auch einige Unterschiede zu den Gutachten: So dienen die indirekten Fragen in den *narrationes* nicht im selben Maße der Textstrukturierung wie in den Gerichtsgutachten. Zwar bereiten sie auch hier auf die Themenführung der *argumentatio* vor, werden aber in keinem der hier untersuchten *Consilia* durch Einrückungen, Leerzeilen etc. markiert. Vielmehr sind sie im Allgemeinen syntaktisch gut integriert (vgl. Prototypen I und II) und werden im Hauptteil des *Consiliums* nicht noch einmal aufgenommen.

Strukturell ähneln die *Consilia praeservatoria* ihrer Schwestertextsorte, der Anlass ist aber meist ein anderer, nämlich eine ansteckende Krankheit, deren Ausbreitung verhindert werden soll. Der epidemische Charakter wird, wie die untenstehenden Belege zeigen, typischerweise mit dem Verb *graffiren* umschrieben:

> *Daß die bisher graffirende Kranckheit,* [...]
> (BMM VI, Casus V, 1675, 68)

> [...] *wenn Morbi epidemii graffiren* [...]
> (BMM VI, Casus VI, 1675, 71)

> [...] *die anjetzo hier graffirende Ruhr anlanget* [...]
> (BMM VI, Casus VII, 1676, 75)

> [...] *anhero diese Kranckheit graffiret* [...]
> (TDM, Decadis II, Casus VII, 1727, 97)

> *Gleichwie aber ietzt graffirende Fieber* [...]
> (TDM, Decadis II, Casus VII, 1725, 97)

9.4.3 *Argumentatio*

In der *argumentatio* folgt der Lösungsvorschlag des beratenden Arztes, ein therapeutischer Handlungsplan, der dem Patienten empfohlen wird. Bei der sprachlichen Ausgestaltung dieses Plans lassen sich weitere Gemeinsamkeiten mit den anderen Fachtextsorten feststellen: Die *argumentatio* beginnt nämlich in der Regel mit einem konsekutiven *so* (vgl. Belege 1 bis 3), das einen Hauptsatz einleitet und dem ein finites Kommunikationsverb folgt: *zu verlangter Antwort geben* (1), *berichten* (2), *befinden* (3, 5, 6, 8) oder *davor halten* (4). Ähnlich ist daher auch die Informationsstruktur der Sätze: Wieder steht das Bekannte am Anfang der *narratio* (Thema) und das Neue am Ende (Rhema) bzw. am Beginn des neuen Makrostrukturelements.

Gleich zu Anfang, also entweder in der *narratio* oder der *argumentatio*, dienen formelhafte Beteuerungen, den Fall und die Umstände gründlich und manchmal auch in der Gruppe durchdacht zu haben, der Erzeugung von Glaubwürdigkeit:

(4) *Als halten wir, nach Collegialiſcher Uberlegung aller und ieder Umſtånde, davor, daß* [...]
(BMM V, Casus I, 1696, 7)

(5) *Wenn ich des Herrn Patienten Zuſtand nach reiffer Uberlegung betrach=te, ſo befinde,* [...]
(GMP, Sektion I, Casus XII, 1701, 47)

(6) *WAs derſelbe wegen ſeines Ehe=Weibes an mich gelangen laſſen, habe reiflich ůberleget, und befunden, daß* [...]
(FRP, Consilium XI, 1708, 32)

(7) [...] *ſo haben wir dieſelbe geleſen und wohl erwogen* [...]
(FSR I, Casus VI, 1753, 47)

(8) *Nachdem wir ſeines Herrn Sohnes beklagten Zuſtand, darůber unſer ſentiment verlanget worden, denen uns communicirten Umſtånden nach reiflich erwogen: befinden wir, daß* [...]
(GMP, Section I, Casus XXI, 1704, 238)

(9) *Nachdeme Unſerer Facultät vorſtehender Caſus theils ſchrifftlich communiciret; theils daraus in einem deshalb ange=ſtellten Conſeſſu eine můndliche Relation erſtat=tet: wie nicht weniger bey eben dieſer Gelegen=heit alle und jede darinnen enthaltene Umſtånde von Uns in eine reife Collegialiſche Erwegung gezogen worden; So gehet* [...]
(PSF, Abteilung 2, Casus I, vor 1750, 165)

Die zentrale beratende Funktion der *Consilia* konkretisiert sich in Sprachhandlungen instruktiven Charakters. Wie schon erwähnt sind es Handlungsangebote, die für den Patienten nicht bindend sind. Dem entsprechend findet sich eine breite Palette von Formulierungen, die für Ratschläge und Anweisungen gebräuchlich sind:

10) *Dargegen aber recommendiren wir vielmehr medicamenta Antimonium, Spießglas oder Zinnober* [...]
(BMM V, Casus I, 1696, 5)

11) *Es wird auch insgemein Tinct. Antiphthiſ. Grammanni von vie=len recommendiret* [...]
(BMM V, Casus, II, 1692, 16)

12) [...] *wozu ich ſon=derlich recommendiren wolte, daß man durch eine kleine Spritze őffters ein=ſpritze ein wenig Wein* [...]
(GMP, Sectio I, Casus XII, 1701, 48)

13) [...] *ſo recommendire aquam chelidonii majo-ris ůber den crocum metallorum etwas digerirt* [...]
(GMP, Sectio I, Casus XIII, 1721, 51)

14) *Zu dem Ende finde nun nůtz=lich und nőthig, daß der Patiente durch Oeffnung der Ader eine Verminderung des Geblůths anſtelle,* [...]
(HMC II, Decadis I, Casus III, 1720, 31)

15) *Wann nun mit der Hůlf=ſe GOttes der Herr Patient recht aus den Grunde ſoll curiret werden, ſo muß ſolches auf folgende Art geſchehen.*
I. Muß der Herr Patient beykommendes Laxier-Trånckgen gebrauchen.
(HMC III, Decadis II, Casus VI, 1721, 96)

16) *In der Diæt muß man ſich hüten vor alle ſaure, ſtarck geſaltzene, ſůchtige, mit Zwiebeln bereitete, gepfefferte und unverdauliche Speiſen:*
(GMP, Section I, Casus XIII, 1721, 61)

17) [...] *der Herr Patient muß bey der application in Bette liegen bleiben, und ſich ſtille halten.*
(GMP, Section I, Casus XXXI, 1704, 242)

18) [...] *ſo will ich auch gar ſehr rathen, daß ſie mit dem Spaa=Waſſer ein gleiches thun, und zwar alſo, daß wenn ſie 14. Tage daſſelbe allein getruncken, ſie alsdenn noch etwa 3. Wochen ſolches mit der Milch vermiſcht gebrauchen.*
(GMP, Section I, Casus XIII, 1721, 67)

19) *Mein unmaßgeblicher Rath wåre, man ließe noch an beyden Fůßen biß 12. Untzen insgeſammt zur Ader poſt ſolſtitium,* [...]
(GMP, Section I, Casus XXII, 1714, 95)

20) *Die Medica-menta welche bey der Cur der Båder zu gebrauchen, werden der direction de=rer allda ſich befindenden Herrn Medicorum zu committieren ſeyn: unter We=ges indeſſen ſind zum Vorſchlag zu bringen: 1) das Gall= temperirende Pul=ver, davon ein bis zwey Meſſerſpitzen Morgens in Thee, und Abends in ordinai-ren Getrånck oder Waſſer zu nehmen. 2) die befördernde Tropffen, weil ſie zu Beförderung der gůldenen Ader eingerichtet,* [...]
(GMP, Section I, Casus XIII, 1721, 60)

21) [...] *die Haupt=ſtårckende Tropffen ſind zur Zeit, wenn der Schwindel attaquirt, ein bis zweymahl des Tages in etwas Wein zu nehmen,* [...]
(GMP, Section I, Casus XIII, 1721, 61)

Obwohl Imperativformen die stärkste direktive Kraft aufweisen und damit eigentlich besonders geeignet erscheinen, eine Handlungsanweisung zu formulieren, verzichten die Mediziner weitgehend darauf,[69] da sie nicht den Höflichkeitskonventionen der Zeit entsprechen (vgl. Besch 2003: 2600). Man bevorzugt indirekte Formen, die die soziale Distanz darzustellen geeignet sind. Dazu zählen die Varianten mit dem Modalverb *můſſen* (vgl. 16 und 17), Konjunktivformen wie in (19) oder die Sprachhandlung des Vorschlagens und Ratens explizit versprachlichende Belege wie *recommendiren* (11 bis 13), *rathen* (18), *zum Vorſchlag bringen* (20).

In diesem, auf Höflichkeit berechneten Sinne sind auch die unpersönlichen Satzkonstruktionen zu verstehen wie zum Beispiel Sätze mit *sein* + *zu* + Infini-

69 Zu Imperativformen siehe unten den Abschnitt zu den Rezepten.

tiv, die ähnlich wie die Imperativformen auf Handlungsbeeinflussung zielen. (*Medica-menta welche bey der Cur der Båder zu gebrauchen* und *ſind zum Vorſchlag zu bringen* in (20) und *die Haupt=ſtårckende Tropffen ſind* [...] *ein bis zweymahl des Tages in etwas Wein zu nehmen* in (21)). Aber auch Konstruktionen mit dem Indefinitpronomen *man* (vgl. 12, 16, 19) unterstreichen den distanziert-höflichen Eindruck.

Die Textproduzenten sind natürlich auch in den *Consilia* darum bemüht, die Leser von den unterbreiteten Vorschlägen zu überzeugen. Zu diesem Zweck greifen die Mediziner immer wieder auf Wendungen zurück, die den positiven Effekt ihrer Therapievorschläge pointieren:

> [...] *nicht ohne Nutzen, gebrauchten acidulis und thermis,* [...]
> (BMM V, Casus I, 1696, 8)

> [...] *aber opiata in moderata doſi mit gutem Nutzen können verſetzet werden.*
> (BMM V, Casus I, 1696, 5)

> [...] *ohne das geringſte Beden=cken mit groſſen Nutzen gegen die Zehrung* [...]
> (FRP, Consilium III, 1715, 7)

> [...] *ſondern ihr Nutzen weit gröſſer zu vermuthen, wenn die humores durch vor=gångige Cur der Bader zuvor würden hierzu præparirt ſeyn,* [...]
> (GMP, Section I, Casus XIII, 1721, 60)

> [...] *dienlich und nützlich ſeyn möchten* [...]
> (HMC V, Decadis II, Casus VII, 1726, 146)

Der Überzeugung der Rezipienten dienen auch Erfahrungsberichte, die mögliche Vorbehalte des Patienten zerstreuen sollen. Dafür werden Referenzgeschichten in das *Consilium* eingeflochten, die zeigen sollen, dass die vorgeschlagene Behandlung in anderen Fällen bereits erfolgreich angewendet wurde und/oder als unbedenklich gelten kann:

> *Selbſt iſt allhier in Riga vor einigen Wochen einem jungen Mahler, der vertigine und cephalalgia frontali, und daher imbecillitate viſus laborirt hat, die arteria temporalis externa mit einem Laß=Eiſen geſchlagen, und 7. Untzen Blut gelaſſen worden mit Hebung des mali.*
> (GMP, Section I, Casus XIII, 1724, 59)

> [...] *in der angemerckten ſcorbutischen Schårffe* [...], *gegen welche dieſe Medicin ein ausbündig Specificum iſt, ſo auch de=nen Wochen=Kindern ohne das geringſte Beden=cken mit groſſen Nutzen gegen die Zehrung und convulſiones epilepticas gebraucht werden kan,* [...]
> (FRP, Consilium III, 1715, 7)

9.4.4 Fachterminologie

Für die *Consilia* typisch ist auch die Verwendung von Fachtermini. Einige davon sind eindeutig der Humoralpathologie oder Viersäftelehre zuzuordnen, der im Untersuchungszeitraum immer noch gültigen medizinischen Theorie (vgl. Kapitel 5):

> *und alſo die humores wiederum verſüßet werden*
> (BMM V, Casus I, 1691, 5)
>
> *wenn die humores durch vor=gångige Cur der Bader ȝuvor wůrden hierȝu præparirt ſeyn*
> (GMP, Section I, Casus XIII, 1721, 60)
>
> *Die ůbrigen humores ȝu temperiren und in ein beſſer Geſchick ȝu bringen*
> (GMP, Section I, Casus XXXI, 1704, 241)
>
> *harte Zufålle und Salivation ausſtehen můſſen*
> (BMM V, Casus I, 1696, 6)
>
> *ander=ſeits gar eine ſalivations-Cur vorgeſchlagen worden*
> (GMP, Section I, Casus XIII, 1721, 62)
>
> *Purgiren und Aderlaſſen*
> (BMM VI, Casus V, 1675, 70)
>
> *braucht man wieder 3. Tage den Purgier=Tranck*
> (HMC II, Decadis I, Casus III, 1720, 31)
>
> *durch dienliche Mittel corrigiret und evacuiret*
> (BMM V, Casus I, 1696, 5)

Darüber hinaus finden sich aber noch andere Fachbegriffe lateinischen oder griechischen Ursprungs, die Krankheiten, Symptome, anatomische Gegegebenheiten, Anomalien, Pharmazeutica oder Therapien bezeichnen:

> 22) *eurem Sohn von Natur in den* Membris genitalibus *ȝugeſtoſſen /*
> (AMC, Casus XV, 1621, 113)
>
> 23) *So geben wir demſelben ȝu verlangter Antwort, daß gedachter Frau* Patientin *ietȝiger* Affectus *nichts anders, als* Arthritis *und* Con-tractura a ſero ſangvinis viſcido & acido- acri oriunda *ȝu nennen:*
> (BMM V, Casus I, 1696, 4)
>
> 24) [...] *oder an ſtatt deſſen etliche Tropffen von* balſamo ſulphuris the-rebinthinato *etwas warm gemacht* [...]
> (GMP, Section I, Casus XII, 1701, 48)

25) [...] *hat es leicht geſchehen können, daß einige* ſubtiliſſima vaſa lymphatica dilacerir*t und eine* extravaſir*te* lympha circa thalamos nervorum opticorum *aufgetreten, welche, nachdem ſie durch Weile der Zeit eine* arſcidi-*tåt* acquiri*rt, durch Drůckung des* nervi optici *ʒu Anfangs eine Dunckelheit, und nachmahlen gar die* amauroſin oculi ſiniſtri *verurſachet.*
(GMP, Section I, Casus XIII, 1721, 59 f.)

26) *Was den* Spiritum Materiœ Perlatœ *anlanget, iſt ſolcher als ein ſonderbahres* roborans ventri-culi, *und aller Fåulung kråfftig widerſtehend Mit=tel, ʒu 5.7.9.11. bis 13. Tropffen mit ein wenig Zu=cker oder warmer lind geſaltʒener Fleiſch=Brůh* [...]
(FRP, Consilium III, 1715, 8)

Wie die Belege (22) bis (26) zeigen, handelt es sich meist um lexikalische Transferenzen, d. h., die Textproduzenten gebrauchten die fremdsprachlichen Lexeme und Phraseologismen nur kursorisch in ihren deutschen Sätzen. Die fremdsprachige Flexion wird teils beibehalten und der Syntax angepasst (z. B. *Tropffen von* balſamo ſulphuris), teils durch indigene Morpheme ersetzt (z. B. arſcidi-*tåt*, acquiri*rt*, dilacerir*t* (25)). Auch hier sind die als fremdsprachlich empfundenen Elemente typographisch in Antiqua ausgezeichnet (in obigen Belegen recto), die Type wechselt zum Teil mitten im Wort (vgl. hierzu Schulz 2012; v. Polenz 2013: 65).

Die medizinische Terminologie wurde erst gegen Ende des 19. Jahrhunderts definiert und vereinheitlicht. Der Gebrauch lateinischer und griechischer Fremdwörter im Untersuchungszeitraum ist also nicht unbedingt im Dienste präziserer Benennungen zu sehen, sondern einmal mehr vor allem als Distinktionsmerkmal, das die Zugehörigkeit zu einer bestimmten medizinischen Schule demonstriert und überhaupt Fachkompetenz beweisen soll. Der Beleg (22) zeugt aber noch von einer weiteren Funktion des Sprachenwechsels: Werden beschämende Fragen tangiert, kann die fremdsprachige Benennung und Beschreibung der betreffenden anatomischen Stellen und Leiden der Dezenz geschuldet sein und es so dem Patienten ermöglichen, das Gesicht zu wahren.

9.4.5 Rezepte

Die Textsorte ‚Rezept' ist mittlerweile gut erforscht: Mediaevistik, Sprachwissenschaft und auch die Pharmaziegeschichte widmeten ihr mehrere Arbeiten (vgl. Giesecke 1992b, Telle 2003, Habermann 2007). Vereinzelt wurden auch in Fallsammlungen veröffentlichte Rezepte Gegenstand pharmaziegeschichtlicher Arbeiten. So hat Lanz (1995) den Arzneimittelbestand und -einsatz in Friedrich Hoffmanns *Medicina Consultatoria* untersucht.

Bei den Rezepten handelt es sich, so Habermann (2007: 209), um textuelle Kleinformen, die als Teiltexte innerhalb von Textganzen entweder vereinzelt oder zu Serien zusammengefasst auftreten können. In den *Consilia* senden die Ärzte fast immer detaillierte Rezepte sowie Anweisungen, wie mit diesen zu verfahren sei. Ja, dieses Element ist so verbreitet, dass es für die *Consilia curatoria* als ein geradezu prototypisches zu gelten hat.

Dass Rezepte zum Teil in hohem Maße textlich eingebunden sind (vgl. 27), ist also nicht untypisch, sind sie doch „eine Form von Textallianz, die im engeren Sinn die gesamte heilkundliche Literatur der Frühen Neuzeit durchzieht" (Habermann 2007: 210). Betrachten wir einige der Korpusbelege genauer:

27) *Welche intentiones, unter göttlichen Seegen, ʒu erlangen, dienet 1.) eine öffnende und reinigende Viſceral-Tinctur, Rec. Tinct. Martis pomat. l. Cydon. Arcan. Tartar. d. liqu. a Zß. davon 40. 50. Tropfen in dem Decocto Viſcerali pugillari ſ. Theez'ante einʒunehmen.*
(BMM V, Casus II, 1692, 16)

28) *Aeuſſerlich iſt, wenn der Herr Patient nur dahin ʒu bringen wåre, daß er ihm das Haar abnehmen lieſſe, ſehr offt folgendes experiment in der=gleichen Schwachheit des Gehirns ſehr gut befunden worden: Recipe her-bœ betonicœ, verbenœm, ſalviœ, ſerpilli, majoranœ ana manipulum unum, lavendulœ, ſpicœ ana manipulum dimidium, foliorum rorismarini pugillos tres, lauri manipulum dimidium. M. D.ſ. Kråuter ʒur Lauge: wel=che in Brunnen=Waſſer gekocht, daß faſt eine Lauge daraus werde: Recipe baccarum lauri, radicis hellebori nigri contuſœ ana drachmas tres M. vermache es in einem leinen Såckgen, ſo creutʒweiſe unternehet, einer guten Hand breit und einer Spannen lang iſt, doch daß es nicht gar ʒu ſehr gefůllet, ſondern nur etwa eines Fingers dicke werde. Dieſes Såcklein wird in obge=ſetʒter Kråuter=Laugen ein wenig gekocht, unterdeſſen das Haar von Haupt abgenommen, und das beſchorne Haupt mit leinen Tůchern, ſo in die warme Kråuter=Lauge eingetaucht, und wieder etwas gelinde ausgedrůckt, und auf das Haupt, ſo warm es leidlich iſt, aufgelegt; wenn die Tůcher beginnen et=was kůhle ʒu werden, die erſten wieder eingetaucht, ausgedruckt, und warm aufgelegt, und alſo das Haupt wechſelweiſe eine gantʒe Stunde gebåhet.*
(GMP, Section I, Casus XXXI, 1704, 242 f.)

29) *2) Muß der Herr Patient von allen Wein und Biere etliche Wochen, auch wohl Monath abſtrahiren, und an ſtatt des ordinairen Trancks ſich beykommendes decocti bedienen: Recipe rad. ſarſapar. uncias duas chinœ ſcorzon. ana unciam unam ſem. fœniculi drachm. ſemis. conc. & cort. d.ſ. ſpecies, davon 3. Loth in 2. Maaß Waſſer eine gute halbe Stunde in einem ʒugemachten Gefåß ʒu kochen, davon trin=cke der Herr Patient kalt, ſo viel als er wil, und trincke des Morgens warm davon an ſtatt des Thees 8. bis 10. Schålgen.*
(HMC II, Decadis I, Casus III, 1720, 31)

30) *I. Muß der Herr Patient beykommendes Laxier-Trånckgen gebrauchen.*
Recipe mannœ electœ uncias duas ſemis, foliorum ſennœ, rha-barbari Alexandrini, ana drachmam ſemis, cremoris tartari, ſa-lis Ebſhamenſis, ana drachmam unam, coque leni calore in a-quœ florum acaciœ unciis quinque; colaturœ adde aquœ cinna-momi unciam ſemis, ſirupi de cichorio cum rhabarbaro drach-mas tres, olei de cedro guttas duas: miſce.
Dieſes Trâncklein theilet er in ʒwey Theile, und des Morgens nimmt er davon erſtlich einen Theil, und trincket etwas Habergrůtʒe da=rauff, in der viertel Stunde nimmt er das ůbrige, und wieder Habergrůtʒe. Er kann auch dieſes Trånckgen den andern Tag wieder gebrauchen.
(HMC III, Decadis II, Casus VI, 1721, 96)

31) *Zu dem Ende recommandiren wir ſo wohl den fleißigen Gebrauch der auf der Scheda Lit. B. angezeigten Arzeneyen, als auch den håufigen Genuß des ſeri lactis, nach der ſub Lit. C. mitgetheilten Beſchrei=bung, womit wenigſtens drey bis vier Wochen zu continuiren.*
(PSF, Abteilung II, Casus I, vor 1750, 175)

32) Lit. B.
Recipe Radicis Scorzoneræ Liquiriti Chinæ, ſarſæparillæ, pimpinellæ albæ, gra-minis, ana unciam unam, Raſuræ Cornu Cervi, Eboris, ana drachmas tres, Corti-cum Citri recentium, Aniſiſtellati, ana drach-mas duas, Seminis fœniculi, drachmam unam & dimidiam. Conciſa & Contuſa groſſo modo, Miſceantur, Dentur ad Chartam Signen-tur. Species zum Decocto, wovon 2½. Loth mit zwey Maas Waſſer ſtarck zu kochen, und da=von Vor und Nachmittags kalt und warm zu trincken.
(PSF, Abteilung II, Casus I, vor 1750, 179)

33) [...] *ſondern der Fuß muß nur warm gehalten werden, nach vier=zehn Tage getruncknen Brunnen aber kônnen Sie das ſub lit. B. bey=kommende Pflaſter drauf legen, welches die Hitze und Feuchtigkeit auszіehet.*
(HMC VII, Decadis I, Casus II, 17)

Die Textproduzenten integrieren Rezept und Anweisung entweder in den Fließtext der *argumentatio* (27, 28, 29) oder sie beziehen sich durch kataphorische Verweise (vgl. 30: *ſub Lit. C.*) auf die Rezepte, die im Anschluss an das Gutachten folgen. In beiden Fällen bestehen enge textliche Bezüge zwischen *Consilium* und Rezept. Die Rezepturen sind, das legt ihre sprachliche Ausgestaltung nahe, im Allgemeinen nicht für den Adressaten des Ratschlags gedacht, sondern für den Apotheker, der sie zubereiten soll (siehe unten).

Da sich die Rezepte sowohl in ihrer Struktur als auch in der sprachlichen Ausgestaltung ähneln, ist davon auszugehen, dass auch hier Schreibroutinen zur Geltung gelangen und ein längst schon stabiles Textmuster reproduziert wird. So gebrauchen alle Ärzte die Rezeptinitiale *Recipe* (vgl. 28, 29, 30, 32) zum Teil allerdings in abgekürzter Form *Rec* (vgl. 27). Des Weiteren stimmen die Abfolge der Strukturelemente sowie die Sprachwahl überein: Alle Textproduzenten lassen der Initiale Angaben zu den zu verwendenden Ingredienzen und Mengen folgen, und zwar auf Latein (vgl. zum Beispiel (30): *Radicis Scorzoneræ Liquiriti Chinæ* und *ana unciam unam*), und zum Teil auch hier in gekürzter Form (vgl. (27): *Tinct. Martis pomat.*). Die Herstellungsanweisung kann dann wahlweise in der Volkssprache (27, 28, 29) oder in Latein erfolgen (30 und 32). Zwar finden sich vereinzelt Imperativformen, mit denen der Apotheker instruiert wird (vgl. *miſce* (30) und *vermache es in einem leinen Såckgen* (28)), insgesamt bevorzugt man aber im Deutschen wie im Lateinischen unpersönliche Satzmuster mit Passivkonstruktionen oder die Form mit sein (meist ausgelassen) + zu + Infinitiv.

Tabelle 18: Unpersönliche Satzkonstruktionen in Rezepten

Unpersönliche Satzkonstruktionen	**Belege**
Passivkonstruktionen	*Diefes Såcklein wird* [...] *gekocht,* [...] *das Haar von Haupt abgenommen* (28) *Mifceantur* (32)
sein + zu + Infinitiv	*davon 3. Loth in 2. Maaß Waffer eine gute halbe Stunde in einem zugemachten Gefåß zu kochen* (29) *wovon 2½. Loth mit zwey Maas Waffer ftarck zu kochen, und da=von Vor und Nachmittags kalt und warm zu trincken* (32)

Für das Rezept eigentlich typische Strukturelemente, wie Indikation und Anwendungsvorschriften muss der Rezipient teils aus *historia morbi* bzw. *narratio*, teils aus der *argumentatio* entnehmen.

Mit dieser Gliederung in Rezeptinitiale, Ingredienzen, Herstellungsanweisung und Anwendungsvorschrift entsprechen die hier ausgestellten Rezepte exakt der Beschreibung, die Christian Gottfried Gruner in der zweiten Auflage seiner *Anleitung Arzneien zu verfchreiben* von 1786 gibt – ein weiterer Beleg für den hohen Grad der Formalisierung, der dieser Textsorte eigen ist:

> *Unten der Art der Namen (modus nominum) wird die Form verftanden, welche die Aerzte in Verfchreibung der Rezepte befolgen, hiezu gehöret*
>
> *I. Die Ueberfchrift (infcriptio), das ift, man fetzt einige Buchftaben oder fonstige Zeichen oben auf das Papier, gleichfam zur glůcklichen Vorbedeutung, z. B. ufw + CD. ID. II. n.a.m.; allein da keine Bedeutung mit dergleichen Zeichen verknůpft ift, fo ift es rathfamer, felbe gånzlich wegzulaffen.*
>
> *2. Das Vorwort (præpofitio), oder der auf der erften Zeile gefetzte Befehl an den Apotheker, daß er aufmerkfam werde, was zu thun fei, z. B. Rec. R. Nimm.*
>
> *3. Die Bezeichnung der Mitteln (defignatio materiæ), das ift, die Anfetzung der Arzneien, was fůr, und wie fie befchaffen fein follen, in welcher Menge und Geftalt u.d.gl. Dieses ift das vorzůglichfte und faft einzige Stůck eines Rezeptes.*
>
> *4. Die Unterfchrift (fubfcriptio) giebt die Art und Weife an, wie das Arzneimittel gemifcht und gereicht werden folle, damit von Seiten des Apothekers kein Fehler vorgehe.*
>
> *5. Auffchrift (fignatura) zeigt an, in wel=cher Menge, zu welcher Zeit, und in was die Arznei eingenommen werden můffe, dergleichen die Le=bensordnung, welche die Umftånde erheifchen.* (Gruner 1786: 4 f.)

Neben diesen Gemeinsamkeiten bestehen aber auch Unterschiede hinsichtlich des Umfangs und der syntaktischen Integration der Rezepte. Während in (27) die Rezeptur recht kompakt ausfällt und als Attributsatz zum Nukleus *reinigende Vifceral-Tinctur* interpretiert werden kann, beansprucht die Anweisung (28) mehr Raum und ist darüber hinaus syntaktisch weitgehend selbständig.

Dass es sich in allererster Linie um Kommunikation zwischen Experten handelt, zeigen die pharmazeutischen Symbole in der folgenden Abbildung. Sie stellen eine weitere Möglichkeit dar, die Ingredienzen eines Rezeptes zu vermitteln. Die Symbole sind nicht für sich genommen evident, sondern nur mit entsprechendem Wissen zu entschlüsseln:

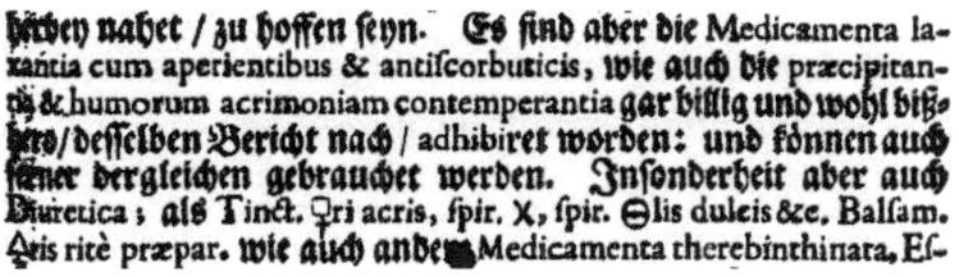
hitzen nahet / zu hoffen seyn. Es sind aber die Medicamenta laxantia cum aperientibus & antiscorbuticis, wie auch die præcipitantia & humorum acrimoniam contemperantia gar billig und wohl bißhero / desselben Bericht nach / adhibiret worden: und können auch ferner dergleichen gebrauchet werden. Insonderheit aber auch Diuretica; als Tinct. ri acris, spir. X, spir. lis dulcis &c. Balsam. ris ritè præpar. wie auch andere Medicamenta therebinthinata, Es-

Abb. 14: Pharmazeutische Symbole in einem Consilium aus Zittmann (1706: 837)

Erst ein Blick in Johann Jacob Woyts *Deutsches vollständig=medicinisches Wörterbuch* von 1701, auf dessen ersten sechs Seiten eine *Erklårung der gebråuchligſten Characteren, welche ſo wol in der Chymie als Materialien kŏnnen gebrauchet werden* geboten wird, ermöglicht die Identifizierung der Symbole:

Tabelle 19: Pharmazeutische Symbole und ihre Bedeutung

Pharmazeutische Symbole	**Bedeutung**
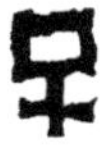	Tartarus *Weinſtein*
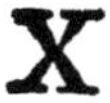	Talcum *Talck*
	Sal commune *gemein Saltʒ*
	Sulphur *Schweffel*

Mit diesen schwer aufzuschlüsselnden Symbolen weisen die Rezepte auch arkansprachliche Merkmale[70] auf.

9.4.6 *Conclusio* – Genesungswünsche und *valedictiones*

Dass der Adressatenbezug in den *Consilia* ausgeprägter ist als in den anderen hier untersuchten Textsorten, wird am Schluss besonders deutlich. Diesen nutzen die Textproduzenten nämlich häufig[71], um ihren Ausführungen Nachdruck zu verleihen, die Einhaltung der Empfehlungen anzumahnen und persönlichere, nähesprachlich geprägte Wünsche und Segnungen anzuschließen:

> 34) *Sintemahl allbreit zu ſpůren, daß deſſen Malignitas hefftiger als im vergangen Frůhling und Sommer ſich herfůhr thue.* ***Der Allerhåchſte wende alles Unheil in Gnaden ab.***
> *D. d. 7. Sept. 1676.*
> *H. E. Phyſicus*
> (BMC IV, Casus VII, 1676, 75)

> 35) *Welches meinem Hochgeehrteſten Herrn in dienſtlicher Antwort melden wollen/* ***anbey unter Empfehlung Gőttlicher Obhut/*** *allezeit zu dienen willigſt verharrend. Erford d.6.Aug. 1691. D. Johann Andreas Fiſcher.*
> (FCM II, Casus L, 1691, 276)

> 36) *Wofern nun Ew. Hoch=Edl. dieſem wohlgemeinten Conſilio nach=kommen werden; ſo lebe ich der Hoffnung, Selbige werden,* ***unter gőtt=lichen Seegen,*** *nicht allein Dero vorige Geſundheit wieder erlangen, ſon=dern auch eine geraume Zeit erhalten,* ***welches von Hertzen wůnſche*** *und verharre u. Dat. C. 1692.*
> (BMM V, Casus II, 1692, 18)

> 37) [...] *als von ihm bewåhrt befunden, tragen mir annoch Bedencken, ausfůhrlich etwas zu melden:* ***wůnſchen indeſſen Segen zu dieſer Cur.*** *Berlin d. 9. Iulii 1704.*
> (GMP, Section I, Casus XXXI, 1704, 242)

> 38) *Ubrigens* ***wůnſche, daß GOtt dieſe Medicamenta zu dero groſſen Vergnůgen kråfftig ſeegnen wolle,*** *der ich jederzeit bin Euer Hoch=Edel gebohrnen dienſtwilligſten Diener. Erffurt den 19. Febr. 1715 D. J. A. Fiſcher*
> (FRP, Consilium III, 1715, 8)

> 39) *Wenn dieſe alſo Wochen continuiret wird, und auch alle Frůh=Jahr und Herbſt angeſtellet wird, kann* ***durch Gottes Gnade*** *dieſer affect ohne fontanell leicht curiret und prœcaviret werden. Halle, 1720*
> (HMC II, Dec I, Casus III, 1720, 32)

---

70 Einen Überblick über die Arkansprachenforschung bietet Braun (2004).

71 Daneben finden sich allerdings auch *Consilia*, die mit Corroborationsformeln beendet werden.

40) ***GOtt wolle die=ſes wohlgemeynte conſilium zum groſſen Nutzen anſchlagen laſſen, welches von Hertzen wůnſchen***
Decanus, Senior, Doctores und Profeſſo- res
der medicinifchen Facultåt in Kő=nigsberg in Preußen.
(GMP, Section I, Casus XIII, 1721, 61)

41) *Wann alſo der Herr Patient dieſer vorgeſchriebenen methode in allen Stůcken nachkőmmt, und dabey die recommendirte diœt (Med. Conſult. 3.T.) obſerviret ſo zweiffle ich nicht, es werde derſelbe von dieſer Cur ein groſſes ſoulagement verſpůhren,* **welches ich auch von Hertzen will angewůnſchet haben**. *dat. Halle, d. 20.Jul.1721.*
(HMC III, Decadis II, Casus VI, 1721, 98 f.)

42) *Das letzte refugium wåre endlich fonticulus: dabey es auch vor dieſes mahl ſein Bewenden haben mag, mit Bitte daß der Herr Patient die vor=geſchlagene medicamenta in gebůhrender Ordnung an ſich wolte anwenden laſ=ſen, ſo zweiffele nicht, es werde auch ein heilſamer effect erfolgen,* ***welchen von Hertzen wůnſche.***
(GMP, Section I, Casus XIII, 1721, 53)

43) *Daß dieſes Unſer in medica praxi gegrůndetes Gutachten denen Principiis Medicinœ gemåß, bekråfftigen Wir,* ***unter dem Wunſch eines heilſamen Effects****, mit unſerem Facultåts=Innſiegel (L. S.)*
(PSF, Abteilung 2, Casus I, o. J. (vor 1750), 178)

Da aus Sicht der Verfasser der Erfolg der Therapie davon abhängt, ob die Patienten die unverbindlichen Vorschläge auch umsetzen, gebrauchen sie hier besonders gerne Konditionalgefüge (vgl. 36, 39, 41, 42, 43). Deren Struktur lässt sich in etwa so paraphrasieren: Wenn der Patient sich an alle Vorschläge hält, tritt, unter Beihilfe Gottes, vielleicht die Heilung ein, modifiziert er die Vorschläge auch nur leicht, ist der Therapieerfolg gefährdet. Die Ärzte antizipieren so mögliche Probleme und sichern sich damit gleichzeitig gegen Misserfolge ab.

Das Verfahren der textlichen Wiederaufnahme ähnelt dabei demjenigen, das uns aus *conclusiones* und *corroborationes* der Sektionsberichte und Gutachten schon bekannt ist: Die Formulierungen *dieſem wohlgemeinten Conſilio* (36 und 40), *dieſer vorgeſchriebenen methode* (41) oder *die vor=geſchlagene medicamenta* (42) dienen dazu, dem Leser die im *Consilium* gebotene Information wieder verfügbar zu machen. Auch das Relativpronomen *welches* findet sich wieder und das erneut als Teil einer Formulierung mit hohem Formalisierungsgrad: *welches von Herzen wůnſche* (vgl. 36, 40, 42). Die sprachliche Routine wird stets durch einen mit dem Relativpronomen *welches* eingeleiteten, untergeordneten Nebensatz realisiert mit dem Verb *wůnſchen* in Verbletztstellung und einer Modalangabe *von Herzen*. Daneben existieren einige inhaltlich wie formal ähnliche Alternativen (37, 38, 41, 43).

Solche an die Homiletik erinnernde Elemente wie Genesungswünsche und *valedictiones* gehören zu den formalen Elementen, um die das Dispositionsschema der Briefe in der Barockzeit erweitert wurde (siehe oben). Ihre Funktion ist es, die Leser optimistisch zu stimmen, aufzumuntern und ihnen Hoffnung zu geben.

Insgesamt bleiben die *valedictio* und andere Genesungswünsche im gesamten Untersuchungszeitraum ein fakultatives Element im Schlussteil der *Consilia*. Es hing wohl von den Formulierungsvorlieben einzelner Mediziner ab.

9.4.7 Tempusgebrauch

Zuletzt soll auch hier ein kurzer Blick auf den Tempusgebrauch geworfen werden, der wieder wichtige textuelle und strukturierende Funktionen übernimmt. Wie schon bei den Sektionsberichten und Gerichtsgutachten überwiegt bei der Darlegung des Falles in der *narratio* das Perfekt, da es sich besonders eignet, um Sachverhalte darzustellen, die für die Gegenwart noch relevant sind. Für die Handlungsanweisungen gebrauchen die Textproduzenten vor allem präsentische Formen. Für Weinrich (2007: 213) ist das Präsens das Leittempus der besprochenen Welt, mit dem sich der Sprecher auf Vergangenes, Gegenwärtiges und, für den Zusammenhang hier besonders wichtig, auf „Zukünftiges oder auch zeitlos Gültiges" (Weinrich 2007: 214) beziehen kann. Das Präsens trete außerdem mit hoher Frequenz dann auf, wenn in mehr oder weniger naher Zukunft anstehende Handlungen planend-vorwegnehmend zu besprechen seien (vgl. Weinrich 2007: 216). Der Tempusgebrauch passt also zur primär instruktiven Funktion der *Consilia*, da sie sich auf in der Zukunft liegende Handlungen beziehen. In *conclusio* und *valedictio* gebraucht man weiterhin vorzugsweise das Präsens.

9.4.8 Fazit

Wie schon die Gerichtsgutachten zeichnen sich die *Consilia* dadurch aus, dass sie bestimmten konzeptionellen Routinen folgen. Die Basis bilden wieder die rhetorischen Grundmuster der Zeit. Sprachliche Routinen lassen sich nur eingeschränkt ausmachen – was dem breiten Themenspektrum geschuldet ist. Die folgende Tabelle fasst die Ergebnisse kompakt zusammen:

Tabelle 20: Dispositionsschema Medizinisches Consilium

Dispositionsschema Medizinisches Consilium				
Struktur-element	Obligat./ Fakult.	Prototypische Formulie-rungs-muster	Sprachliche Merkmale	Dominie-rendes Tempus
Salutatio	Fakult.	–	–	–
Narratio	Obligat.	**Antecedens**: Nachdem uns derselbe einen merkwürdigen Casus zugesendet über folgende Frage anverlanget I. Ob [...] sey?	Afinite Nebensatzkonstruk-tionen Indirekte Fragesätze	Perfekt
Argumen-tatio	Obligat.	**Consequens**: So befinden nach reifer, collegialischer Ueberlegung aller Umstände, daß der Herr Patient [...]	Verben des Ratens und Ein-schätzens Aufwertung der eigenen Vorschläge Referenzgeschichten Humoralpathologische Fachtermini	Präsens Perfekt
Rezepte	Fakult.	Recipe ...	Pharmazeutische Zeichen und Fachtermini Unpersönliche Satzkonstruk-tionen mit Passiv und sein + zu + Infinitiv-Formen	Präsens
Conclusio: Gene-sungs-wünsche und valedictio-nes	Fakult.	[...], welches von Herzen wünsche.	Kausale und konsekutive Konnektoren Modalverben	Präsens
Subscrip-tiones	Obligat.			–
Actum und Datum	Obligat.			(Präsens)

9.5 Ergebnisse

Wie lassen sich die Einzelbeobachtungen nun zusammenführen? Zunächst ist festzuhalten, dass die Makrostrukturen aller hier untersuchten Textsorten sowohl Elemente aus dem rhetorischen Dispositionsschema des Briefes als auch

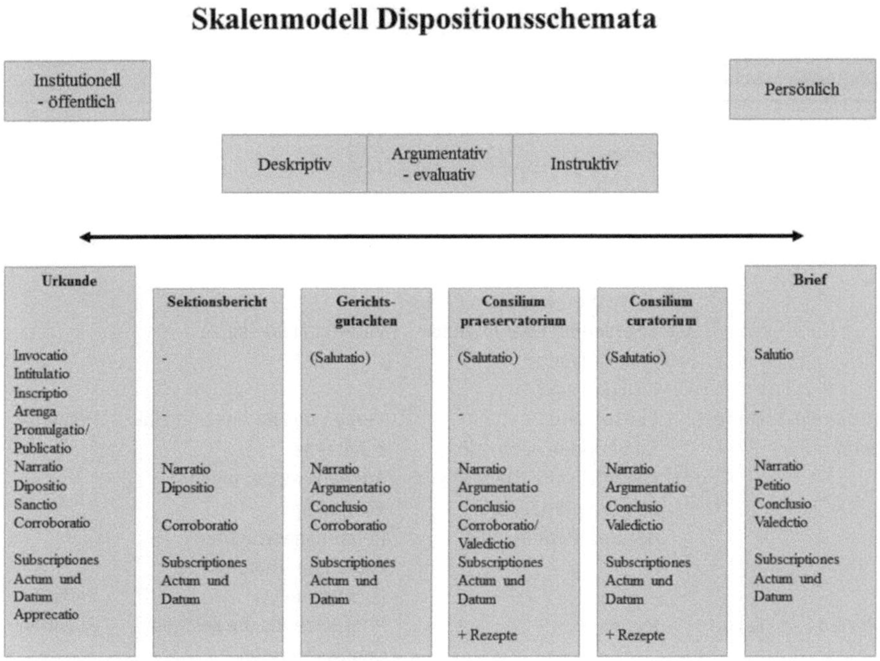

Abb. 15: Skalenmodell Dispositionsschemata

aus dem der idealen Urkunde aufweisen. Es fällt aber auf, dass nicht e i n gültiges Schema angewandt wurde, sondern verschiedene Varianten auch innerhalb einer Textsorte üblich gewesen sind. Auf eine einfache Formel gebracht, lassen sich die Tendenzen so beschreiben: Je offizieller der Charakter der Texte ist und je stärker sie in institutionelle Zusammenhänge eingebundenen sind, desto deutlicher ist die Nähe zur Urkunde – deren ideales Schema freilich kein gerichtsmedizinisches Gutachten und kein Sektionsbericht jemals ganz erfüllt. Umgekehrt gilt: Je persönlicher ein Gutachten ausfällt, desto mehr orientieren sich die Texte am brieflichen Dispositionsschema.

Das Dispositionsschema für Urkunden begrenzt die Skala (Abb. 15) nach links, das briefliche Dispositionsschema nach rechts. Von links nach rechts nimmt dementsprechend der persönliche Charakter zu. Wie gerade schon angedeutet, deckt sich keiner der Texte des Korpus mit den Polen der Skala, sie nähern sich ihnen nur graduell an. So stehen die *Consilia curatoria* dem Privatbrief relativ nahe, während die *Consilia praeservatoria* einen deutlich offizielleren Charakter haben – wurden sie doch im Allgemeinen für ein breiteres Publikum verfasst. Dennoch können sie nähesprachliche Elemente wie die *valedictiones* enthalten.

Auch die gerichtsmedizinischen Gutachten können briefliche Strukturen aufweisen, wie zum Beispiel eine *salutatio*, es finden sich aber zum Teil auch Elemente der Urkunde darin, wie die *corroboratio*. In ihrem nüchtern-dokumentierenden Duktus, in dem der Verfasser ganz hinter dem Beobachteten zurücktritt, tendieren Sektionsberichte zum Dispositionsschema der Urkunden. Letztere weisen im Übrigen auch viele Merkmale auf, die modernen Vorstellungen von Fachsprachlichkeit entsprechen (vgl. Weinrich 1988; Habermann 2011c): ein deskriptives Vertextungsmuster, unpersönliche, z. T. agenslose Satzkonstruktionen, Vermeidung von Ich-Form und Adressatenanrede sowie häufigen Gebrauch von Fachtermini. Im Vergleich dazu ist der fachsprachliche Rang der Gerichtsgutachten und *Consilia* deutlich niedriger zu veranschlagen. Liest man das Schema von links nach rechts, so wird deutlich, dass die institutionell-öffentliche Ausrichtung eines Gutachtens im selben Maße abnimmt wie sein fachsprachlicher Charakter. Dass die *Consilia* im Laufe der Zeit diese immer höher bewerteten Kriterien der Fachsprachlichkeit nicht erfüllten, dürfte dazu beigetragen haben, dass sie die Rationalisierungsschübe in der wissenschaftlichen Medizin des 19. Jahrhunderts nicht überstanden.

Neben diesen Unterschieden lassen sich aber auch eine Reihe von Gemeinsamkeiten feststellen: Insgesamt sind die vorgefundenen Strukturen und Formulierungsmuster bei allen Textsorten erstaunlich konstant, Änderungen lassen sich kaum feststellen. Vom Anfang bis zum Ende des Untersuchungszeitraumes orientieren sich die Texte in augenfälliger Art und Weise an konzeptionellen Routinen, die auf den rhetorischen Grundmustern der Zeit basieren und einen hohen Wiedererkennungswert besitzen. Zu den besonders häufig vertretenen Routinen gehören das *Antecedens-Consequens*-Konzept oder die *elementa narrationis*. Darüber hinaus ist allen Textsorten der Gebrauch von lateinischen und griechischen neben volkssprachlichen Fachtermini gemeinsam.

10 Feinanalysen

Um eine Vorstellung davon zu bekommen, wie die bisher beschriebenen Merkmale im konkreten Gutachten umgesetzt wurden, gilt es nun, jeweils ein typisches Textexemplar, also einen Sektionsbericht, ein Gerichtsgutachten und ein *Consilium* detaillierter zu analysieren.

10.1 Beispiel für einen Sektionsbericht: Gottlieb Budaeus, *Miscellanea medico-chirurgica* V, Casus XXII, 1697, 78–80

Der hier für die nähere Betrachtung bestimmte Sektionsbericht stammt aus dem fünften von sieben Bänden der *Miscellanea medico-chirurgica*, die der sächsische Leibarzt Gottlieb Budaeus (1664–1734) bzw. sein Sohn herausgegeben haben. Es handelt sich um den Fall XXII aus dem Jahr 1697, in dem es galt, den Tod eines fremden Büttelknechtes aufzuklären. Der Text ist in Fraktur gedruckt, einzelne Wortformen lateinischen Ursprungs sind in Antiqua gesetzt (hier nicht eigens ausgezeichnet; vgl. hierzu Schulz 2012). Der Bericht lautet wie folgt:

> *AUf befchehene Requifition E. E. Raths haben wir Endes ge=nannte, nebft zugeordneten zweyen Herren des Gerichts, heute dato einen Bůttel=Knecht, welcher bereits 5. Wochen im Grabe gelegen, befichtiget und befunden:*
> *1) Daß demfelben auf der lincken Seite auf dem Kopf prope futu-ram Coronalem eine Wunde eines guten Gliedes lang in die Qveer ge=fchlagen gewefen;*
> *2) War das lincke Ohr gantz dick und roth auch hinter demfelben, ja faft die gantze Seite, fehr roth und von Blute unterlaufen;*
> *3) Nach gefchehener Separation der Haut, fahe man die Haut durch= und laminam Cranii exteriorem zerfchlagen: bey Erőffnung des Cranii aber interiorem gantz und unverletzt, war auch fonften weder an denen involueris Cerebri, noch deffen fubftanz etwas befchådiget oder geqvetfchet, auffer daß das Geåder an defelben fich voller Bluts erzeigte.*
> *5) Sahe man vorne am Halfe auf der rechten und lincken Seite einen rothen Strich gleich ab, eines guten Fingers lang, und bey nahe zweyer Finger breit, mit Blut unterlauffen, auch war die Kehle einer guten Hand breit gantz braun=fchwartz.*
> *6) Uber der lincken Brust bekam man dergleichen braune Fleck, einer guten breiten hand groß, doch etwas rund, zu Geficht.*
> *7) An eben diefer Seite war es nach den kurtzen Ribben zu, bey 3 Hånde breit und einer hand lang alles braun.*
> *8) Der lincke Arm von Halfe an, biß an den Ellbogen gantz dicke und mit vielen Blut unterlaufen, und der Ramus axillaris geqvetfchet.*
> *9) Unter der rechten Bruft, nach derfelben Seite zu, fahe man auch einen braunen Fleck, einer Hand lang und breit.*
> *10) Und nachdem die Bruft erőffnet wurde, fand fich in thorace auf der rechten Seite nach der Kehlen zu, über der Lungen, als welcher lobus and das Sternum angewachfen und gantz*

https://doi.org/10.1515/9783110555080-010

ſchwartʒ war, und dem Hertʒe eine ʒiemliche menge cruoris extravaſati, dergelichen auch bey erſter Kehrung oder Bewegung des Cörpers viel aus dem Munde lief.
11) Hatte das Hertʒ an der lincken Seite, oben an der Baſi auch ʒiemliche Noth gelitten, als welches etliche Finger breit, und anderthalb Glied lang gar braun=roth ausſahe. Wenn nun nach der 5. und 8. Obſervation die venæ jugulares und ramus axillaris von denen Schlågen ſehr geqvetſchet, und hierdurch cir-culatio ſanguinis, wie in der 4ten ʒu erſehen, impediret worden, auch nach der 10. und 11. Bemerckung die vaſa ʒerriſſen, und das Hertʒ in-flammiret geweſen: Als erhellet daraus Sonnen=klar, daß dieſer Menſch hieran, und folgbar keines natůrlichen ſondern gewaltſamen Todes můſſe geſtorben ſeyn. Welches wir beʒeugen u.
M. den 30.Mart. 1697.
D. B. M.
F. S. Chir.
H. H. M. Chir.
F. J. S. Chir.
H. B. Chir.
Bey dieſem Homicidio iſt kein Thåter herausgekommen. Der Scharffrichter aber, welcher einiger maſſen graviret geweſen, hat ſich per purgatorium loß gemachet.

Dem eigentlichen Bericht geht eine Erläuterung voraus, die Informationen zu den näheren Umständen des Todes bietet und die Gründe für die vorgenommene Obduktion anführt: Ein namentlich nicht bekannter, reisender Büttelknecht fand Unterschlupf bei zwei Knechten eines Scharfrichters. Nach exzessivem Alkoholkonsum kam es wohl noch nachts im Bett zum Streit, woraufhin der Meister ihnen die Degen abnahm und einen der Knechte in einem anderen Zimmer unterbrachte. Am nächsten Morgen klagte der fremde Büttelknecht über Schmerzen und Schwierigkeiten beim Wasserlassen. Trotz diverser Heilungsbemühungen verstarb er kurze Zeit danach. Weil sich hartnäckig Gerüchte hielten, der fremde Knecht sei nicht eines natürlichen Todes gestorben, entschied man sich, ihn fünf Wochen nach seinem Ableben zu exhumieren und zu sezieren (vgl. BMM V, Casus XXII, 1697, 78).

Zunächst ist festzuhalten, dass hier die für Sektionsberichte prototypische Kommunikationssituation vorliegt: Ein Auftraggeber (vermutlich eine städtische Obrigkeit) bittet um die Dokumentation einer Leichenöffnung. Chirurg und *Physicus* berichten dann möglichst genau vom Vorgehen und den Ergebnissen. Es handelt sich um ein asymmetrisches Verhältnis, die weisungsgebundenen Mediziner berichten an die übergeordnete Obrigkeit.

Die Funktion kann als konstatierend-assertierende beschrieben werden, denn die Verfasser stellen das Beobachtete als allgemein akzeptiert bzw. faktisch gegeben dar. Sie gehen von einer hohen hörerseitigen Akzeptanz aus, und verzichten daher weitgehend darauf, argumentativ zu überzeugen.

Der die Obduktion dokumentierende Bericht umfasst etwa eineinhalb Seiten und etwa 450 laufende Wortformen und gehört damit zu den kürzeren Berichten. Untypisch ist die ansonsten wenig gebräuchliche Zwischenüberschrift *Atteſtatum*.

Die schon beschriebenen, der Textproduktion zugrunde liegenden konzeptionellen Schemata lassen sich auch im vorliegenden Sektionsbericht identifizieren: So setzt er unter Auslassung einer Begrüßung und eines *exordiums* mit der *narratio* ein, deren Aufbau sich an den *elementa narrationis* orientiert, also an den Leitfragen *quis, quid, cur, ubi, quibus auxiliis, quomodo* und *quando* :

> *AUf beſchehene Requiſition E. E. Raths* [**cur?**] *haben wir Endes ge=nannte* [**quis?**], *nebſt zugeordneten zweyen Herren des Gerichts* [**quibus auxiliis?**], *heute dato* [**quando?**] *einen Bůttel=Knecht, welcher bereits 5. Wochen im Grabe gelegen, beſichtiget und befunden* [**quid?**]*:* (BMM V, Casus XXII, 1697, 78)

Auch hinsichtlich der sprachlichen Ausgestaltung entspricht der Text den Konventionen der Zeit. Die *narratio* ist als komplexer Aussagesatz mit Verbzweitstellung konstruiert, verbaler Kern ist die analytische Verbform *haben beſichtiget.* Eingeleitet wird die *narratio* mit der formelhaften Wendung *AUf beſchehene Requiſition E. E. Raths.* Dass diese Kausalangabe das Vorfeld besetzt, also Topikalisierung vorliegt, kann als typisch für die Sektionsberichte gelten. Konform ist auch die Nennung der Textproduzenten, denn die Namen sind ausgespart und es wird stattdessen, wie in den Berichten der Zeit üblich, formelhaft auf die *subscriptiones* verwiesen (vgl. *wir Endes ge=nannte*). Selbst der Tempusgebrauch deckt sich mit den meisten anderen Berichten, typischerweise dominiert das Perfekt in diesem Makrostrukturelement. Dieser erste komplexe Aussagesatz ist durch die koordinierende Konjunktion *und* mit einem zweiten komplexen Aussagesatz verbunden, dessen finites Verb *haben* und die Nominativergänzung hier aber elliptisch getilgt sind. Dieser Hauptsatzrest hat eine Art Scharnierfunktion, denn das neue Makrostrukturelement, die *dispositio*, beginnt mit dem durch die Subjunktion *Daß* eingeleiteten Nebensatz mit Verbletztstellung. Der Übergang zwischen den Makrostrukturelementen ist also textuell dadurch markiert, dass die *dispositio* durch einen abhängigen *daß*-Satz der *narratio* syntaktisch-semantisch untergeordnet ist.

Da temporal strukturierte Texte nach der verbreiteten Meinung der Zeit besonders gut rezipierbar seien, orientiert sich die Beschreibung des Untersuchungsvorgangs auch im vorliegenden Bericht an den realen Ereignisabläufen. Die Ergebnisse der Obduktion werden also chronologisch dargestellt. Dementsprechend beschreiben die Mediziner zunächst Dinge, die ihnen äußerlich am Leichnam auffallen, bevor sie Kopf, Rumpf und schließlich den Unterleib nacheinander öffnen und die inneren Gegebenheiten notieren. Um dem Leser die Orientierung innerhalb des Berichts zu erleichtern, gliedern sie ihren Text graphisch durch Ordinalzahlen, die jede neue Einheit markieren und so außerdem als Diskursmarker fungieren. Syntaktisch verhalten sich die Ordinalzahlen wie Adverben, denn sie sind erststellenfähig:

2) War das lincke Ohr [...]
5) Sahe man vorne am Halſe [...]
11) Hatte das Hertȝ [...]
(BMM V, Casus XXII, 1697, 79)

Der zeitlichen Strukturierung dienen darüber hinaus Temporalangaben wie *4) Nach geſchehener Separation der Haut, bey Erǒffnung des Cranii* oder *10) Und nachdem die Bruſt erǒffnet wurde* (BMM V, Casus XXII, 1697, 79).

Zu den zentralen Anliegen der Textproduzenten gehört es, das Beobachtete als objektiv und nicht bestreitbar darzustellen. Die Verfasser bemühen sich daher auch hier, alles subjektiv Wirkende zurückzudrängen und das zu Beschreibende in den Vordergrund zu rücken. Sie bedienen sich deshalb vorzugsweise unpersönlicher Satzkonstruktionen: *funden ſich, ſahe man, bekam man* [...] *ȝu Geſicht* oder *fand ſich.* Verstärkt wird dieser Eindruck zusätzlich durch die schon beschriebene Passivkonstruktion in der Temporalangabe *nachdem die Bruſt erǒffnet wurde.*

Typisch für Sektionsberichte ist darüber hinaus der Gebrauch von fremdsprachigen Fachtermini, die durch volkssprachliche Bezeichnungen ergänzt werden. Ähnliches lässt sich im vorliegenden Bericht beobachten: Die Verfasser beschreiben den Ort einer Verletzung als *prope futuram Coronalem* oder sprechen von der *Separation* der Haut oder von *ſubſtanz* und *cruoris extravaſati.* Gleichzeitig finden sich aber auch zahlreiche volkssprachliche Begriffe wie *Ohr, Blut, Haut, Geåder, Hals, Brust, Ribben, Ellbogen* oder *Kehle.* Dieses Abwechseln zwischen fremdsprachigen und volkssprachlichen Ausdrücken ist wohl mit zwei sich widersprechenden Kommunikationszielen zu erklären: Zwar will man einen kompetenten und gelehrten Eindruck hinterlassen, aber natürlich nicht auf Kosten der Verständlichkeit. Lexikalische Transferenzen, bei der gelegentlich fremdsprachige Lexeme in die ansonsten deutschen Sätze eingebunden werden, erscheinen besonders geeignet, um beiden Zielen gerecht zu werden. Die fremdsprachigen Termini gefährden nicht das Textverständnis, hinterlassen aber doch den intendierten gelehrten Eindruck.

Im Dienste der Verständnissicherung stehen weiterhin präzisierende sprachliche Mittel wie zum Beispiel Lagebezeichnungen und Maßangaben. Sie sind typisch für Texte deskriptiver Prägung. Wie bereits dargestellt stammen die Vergleichsobjekte im Allgemeinen aus der alltäglichen Erfahrungswelt. Und so auch hier: Um das Ausmaß von Wunden und deren anatomische Position zu verdeutlichen, werden diese häufig zu Körperteilen, meist Händen und Fingern in Beziehung gesetzt: *einen rothen Strich gleich ab, eines guten Fingers lang, und bey nahe ȝweyer Finger breit; die Kehle einer guten Hand breit gantȝ braun=schwartȝ* (BMM V, Casus XXII, 1697, 79). Numismatische und naturkundliche Vergleiche finden sich hier hingegen keine.

Der nüchtern-neutrale Duktus der *dispositio* wird noch deutlicher durch die Verwendung des Präteritums und des Plusquamperfekts hervorgehoben, Tempora, die als Distanzformen sehr geeignet sind, um Hintergrundinformationen zu bieten: *war, sahe, bekam, hatte gelitten.*

Zwar werden nach den Regeln der klassischen Rhetorik die aus einer Rede zu ziehenden Schlüsse in einer *conclusio* zusammengeführt, es handelt sich aber nicht um ein für Berichte obligatorisches Makrostrukturelement. Entscheiden sich die Mediziner dafür, ist man darum bemüht, die gezogenen Schlüsse als begründet und eindeutig auszuweisen, und wählt adäquate sprachliche Mittel. Die Formulierung, die hier getroffen wird, kann als durchaus charakteristisch bezeichnet werden:

> *Als erhellet daraus Sonnen=klar, daß dieſer Menſch hieran, und folgbar keines natůrlichen ſondern gewaltſamen Todes můſſe geſtorben ſeyn.*
> (BMM V, Casus XXII, 1697, 80)

In diesem auf die Unbestreitbarkeit des Dargestellten zielenden Sinne ist die unpersönliche Satzkonstruktion zu verstehen. Der verbale Kern besteht aus dem agenslosen, zweiwertigen, formelhaft gebrauchten Verb *erhellen* (*x erhellet aus y*). Die Präpositionalergänzung *daraus* stellt den anaphorischen Bezug zum schon Bekannten (Thema) her, nämlich zu den bei der Sektion gemachten Beobachtungen, und kündigt gleichzeitig die neue Information (Rhema) an, also die daraus zu ziehenden Schlüsse ($x = E_{Nom}$), die dadurch besonders betont werden. Die Nominativergänzung ist der durch die Subjunktion *daß* eingeleitete Nebensatz. Hinzu kommt der Gebrauch des Modalverbs *můſſen*. Die Notwendigkeit/Möglichkeit der Schlussfolgerungen wird so als extrasubjektiv dargestellt: *gewaltſamen Todes můſſe geſtorben ſeyn*. Am Rande sei noch darauf hingewiesen, dass hier bereits das zentrale Bildfeld der Aufklärung vorweggenommen wird: das Licht als Metapher für wissenschaftliche Erkenntnis. Die Verwendung des Präsens unterstreicht den Allgemeingültigkeitsanspruch der *conclusio*.

Die Untersuchung der Makrostrukturen hat gezeigt, dass die Berichte in einigen Punkten den Urkunden ähneln. Besonders deutlich wird dies am Schluss, denn einige Verfasser geben hier Beglaubigungsmittel an, schließen also mit einer *corroboratio*. Als solche kann auch die Formulierung am Ende des hier zu analysierenden Berichts gewertet werden:

> *Welches wir bezeugen u. M. den 30.Mart. 1697.* [...]
> (BMM V, Casus XXII, 1697, 80)

Typischerweise wird gleich zu Anfang der *corroboratio* eine Überleitung von der *substantia* zum *eschatokoll* geschaffen, die Angabe der Beglaubigungsmittel hat also eine Art Scharnierfunktion. Sprachlich realisiert wird diese Überleitung durch die textuelle Wiederaufnahme des in der *dispositio* behandelten Sachverhaltes. Im vorliegenden Fall geschieht das mit dem anaphorisch verweisenden Relativpronomen *Welches*. Wie üblich scheuen sich die Mediziner dabei auch nicht, sich selbst zu nennen, und wählen eine persönliche Satzkonstruktion mit dem Personalpronomen *wir*, das als Nominativergänzung fungiert. Genauso charakteristisch ist das hier verwendete Verb *bezeugen*, und zwar sowohl hinsichtlich seiner Valenz als auch hinsichtlich des verwendeten Tempus: Man bevorzugt zweiwertige Verben, die im Allgemeinen im Präsens stehen.

Auf die Angabe der Beglaubigungsmittel folgt die Nennung der an der Untersuchung beteiligten Ärzte und Chirurgen. Das sind hier ungewöhnlich viele, neben dem Kürzel des leitenden Arztes stehen noch vier weitere Signaturen der Chirurgen. Eine Bemerkung über den Ausgang schließt die Fallbeschreibung ab. Der Leser wird in knapper Form darüber informiert, dass kein Täter ermittelt werden konnte.

Vergleicht man den hier im Detail beschriebenen Sektionsbericht mit den Texten im Korpus, so fällt auf, dass die meisten Merkmale, die als typisch für Sektionsberichte gelten können, schon Ende des 17. Jahrhunderts nachweisbar sind. Die Annahme liegt nahe, dass sich das Textmuster in dieser Form bereits um 1650 verfestigt haben muss als das passende Lösungskonzept für die kommunikative Aufgabe ‚Verschriftlichung einer Obduktion'.

10.2 Beispiel für ein Gerichtsmedizinisches Gutachten: Friedrich Hoffmann, *Medicina Consultatoria* V, Decurie III, Casus III, 1725, 180–183

Als Beispiel für ein gerichtsmedizinisches Gutachten soll eine Stellungnahme der Medizinischen Fakultät Halle aus dem Jahr 1725 genauer untersucht werden. Der Text erschien in der erfolgreichen, zwölfbändigen Sammlung *Medicina Consultatoria* von Friedrich Hoffmann und stammt aus dem 1726 publizierten fünften Band. Dem Fall sind außer dem hier zu analysierenden Gutachten keine weiteren Texte oder Kommentierungen zugeordnet. Auch hier soll der Text in voller Länge wiedergegeben werden:

> *Nachdem uns von E. Hoch=Edl. und Hoch=Weiſen Magi-ſtrat der Stadt H. die Acta Inquiſitionalia, contra Ma=rien Magdalenen H. in puncto imputati infanticidii, ů=berreichet worden, unſer collegialiſches Gutachten ʒu ertheilen;*
>
> *Ob die von Inquiſitin ʒur Welt gebohrne Leibes=Frucht pro vita-li ʒu halten ſey?*
>
> *So haben wir die Acta insgeſammt fleiſſig und wohl perluſtriret, und befunden, daß die Inquiſitin, nach offtmahliger Variation, end=lich bey und nach der peinlichen Frage fol. 81. ſqq. bey*

diesem Ge=ſtåndniß geblieben: daß ſie drey Wochen vor Martini Ao. 1723. ʒur Weinleſe=Zeit, mit einem Fleiſcher=Knecht ſich fleiſchlich vermiſchet, darauf ſchwanger geworden, die Bewegung des Kindes einige Monat hernach geſpůret, acht Tage vor Oſtern a. p. aber ſeit dem ſie ein Faß mit Trabe gehoben, ſolche nicht mehr wahrgenommen, und den Mon=tag nach Oſtern unterwegens, da ſie in die Stadt gehen wollen, in den Holtʒe ein Kind gebohren, welches auf dem Haupte Hårgen, an den Fingern aber noch keine Någel gehabt und nicht geſchrien, und da daſſelbe wohl eine viertel Stunde geʒappelt, habe ſie ſolches endlich als es todt geweſen, mit den Blut in eine Schůrʒe gewickelt und bey einem Buſch verſcharret.
Wenn wir nun auf die vorgelegte Frage: an partus hic fu-rit vitalis? unſer gegrůndetes Bedencken ertheilen ſollen; ſo můſſen wir ʒufőrderſt ʒu deſto grůndlicherer und gnugſamer Information Meldung thun: daß das prædicatum vitalis, wenn es einem foetui beygeleget wird, auf dreyerley Art kȍnne verſtanden werden. Denn erſtlich wenn ſich das punctum ſaliens ſub formatione ʒeiget, oder der motus cordis & progreſſus humorum die erſten Monate ſich an=hebet und die gantʒe Machine und deren partes ſolidæ dadurch nach und nach nutriret und expandiret werden; ſo iſt vita verhanden und der embryo vitalis, obgleich die Mutter die ihn trågt, ſelbſt davon noch nichts fůhlet und weiß. Wenn weiter die partes externæ und ar-tus ratione oſſium, muſculum, nervorum & tendinum, vȍllig ge=bildet ſind, welches meiſtentheils um die Helffte geſchehen iſt; ſo kan ſich alsdenn der formirte fœtus ſelbſt bewegen und es eråuget ſich eine em=pfindliche Bewegung im Mutterleibe, dadurch eine Frau vȍllig verſi=chert wird von der Schwangerſchafft und daß ihre Leibes=Frucht lebe, oder vitalis ſey. Wenn aber endlich das Kind nicht allein vȍllig ge=ſtaltet ſondern auch nunmehro alle partes an denſelben ʒu ſolcher Fe=ſtigkeit und Vollkommenheit gediehen, daß es nicht mehr von der Mut=ter Blut ernåhret werden darf, ſondern extra uterum in der Lufft von der ihm gereichten Milch und Speiſe leben, dauren und nach und nach wachſen und vollkommner werden kan; ſo wird ein ſolcher fœtus gleich=falls, und ʒwar im eigentlichen Verſtande, vitalis genennet.

Nun hat aber die Inquiſitin verſchiedentlich angeſtanden; daß das von ihr gebohrne Kind, ſowohl im Mutter=Leibe, als wie es ʒur Welt kommen ſich beweget und gelebet; und iſt daher die Frage: Ob daſſelbe dem letʒten Verſtande nach vitalis geweſen, daß es nemlich beym Leben bleiben und erhalten werden kȍnnen?

Dieſe alſo denen principiis Medicinæ gemåß ʒu erȍrtern und ʒu beantworten; ſo halten wir davor: daß weil von dem angegebe=nen termino concubitus an, bis auf die Zeit der Geburt, nicht viel ůber ſechs Monat, und in allen nur ſechs und ʒwantʒig Wochen ver= lauffen, folglich noch vierʒehn Wochen an dem legitimo partus tem-pore, welches neun Monat, oder vierʒig Wochen ordentlich ausma=chet, fehlen, das gebohrne Kind auch ſehr klein geweſen, keine Någel gehabt, und nicht geſchryen, dieſer partus pro immaturo & abor-tivo ʒu halten ſey, und dieſer fœtus nicht beym Leben bleiben und auf=gebracht werden kȍnnen, wenn gleich die Nabelſchnur wåre verbun=den und ſonſt alles gehȍrig in Acht genommen worden; ʒumahl da in-quiſitin nach fol. 82.b. wohl eine Stunde in der Geburt gearbeitet, die Geburt unter freyen Himmel geſchehen, auch ʒu ſeyn pfleget, mithin ſol=che Umſtånde concurriret, die dem Leben der ohnedem ʒarten und frůhʒeitigen Frucht ſehr nachtheilig geweſen. Was aber bey ſolchen Umſtänden und da kein corpus delicti verhanden weiter ʒu tun, werden die Herrn JCti hochvernůnfftig di-iudiciren und kȍnnen wir auſſer dieſem ferner kein ſubſidium ex arte medica an die Hand geben. Uhrkundlich haben wir dieſes unſer Reſponſum unter den ge=wȍhnlichen Facultæts- Siegel ausgefertiget und damit bekråfftiget.
Halle den 19. April 1725.
F. H. Decanus, Senior und ůbrige Profeſſores der Mediciniſchen Facultæt.

Zu den konstitutiven Merkmalen von Gerichtsgutachten gehört, dass sie in Auftrag gegeben wurden, das ist auch hier der Fall. Auftraggeber ist die Obrigkeit, genauer der Magistrat der Stadt Halle. Der untersuchte Text umfasst etwas über zwei Seiten und ca. 700 laufende Wortformen und entspricht damit der Länge der meisten gerichtsmedizinischen Gutachten. Der Text ist als Ganzes in Fraktur gedruckt, fremde Elemente sind im Original in Antiqua ausgezeichnet. Einzelne Passagen des Textes sind hervorgehoben, d. h. verschiedentlich graphisch markiert: durch Absätze, Leerzeilen, unterschiedliche Schriftgrößen, Nummerierungen und den gerade schon angesprochenen Typenwechsel. Inwiefern diese Markierungen und Auszeichnungen im Druckbild den originalen handschriftlichen Unterlagen entsprechen, konnte leider nicht recherchiert werden.

Anhaltspunkte, worum es im Fall geht, bietet schon die Überschrift. Sie kündigt Folgendes an:

CASVS III.
DE INFANTICIDIO SVSPECTO
CVM RESPONSO FACVLTATIS,
Ad quæſtionem
An partus fuerit vitalis?

Es geht also um ein in Texten dieser Art sehr häufig behandeltes Problem, um die Frage nämlich, ob ein Kind lebend zur Welt gekommen oder bereits im Mutterleib verstorben sei. Im Strafprozess war dieses Thema von zentraler Bedeutung, weil davon abhing, ob die Mutter als Kindsmörderin angeklagt wurde oder nicht, d. h. auch das Strafmaß hing von der Bewertung der Ärzte ab.

Die Überschrift gibt außerdem Auskunft, welcher Textsorte der Herausgeber den Text zuordnet. Er entscheidet sich, wie die meisten anderen Publizisten, für die Bezeichnung *Refponfum*, stellt also den reaktiven Charakter des Gutachtens in den Vordergrund.

Betrachten wir nun nacheinander die einzelnen Makrostrukturelemente: Die Analyse der Korpustexte hat gezeigt, dass der Textproduktion von Gutachten verschiedene, auf unterschiedlichen Ebenen angesiedelte Schablonen und Schemata zu Grunde liegen. Diese strukturieren auch den vorliegenden Gutachtentext. Die für den Abdruck Verantwortlichen haben hier die Begrüßung weggelassen. Wie schon erwähnt kann daraus aber nicht geschlossen werden, dass das auch in der Vorlage der Fall war.

Wie die Sektionsberichte setzen auch die gerichtsmedizinischen Gutachten direkt mit der *narratio* ein. Ihre Funktion ist es, dem Adressaten die Rezeption zu erleichtern, indem in erwartbarer Form angegeben wird, auf welchen Gegenstand oder Sachverhalt sich die Ausführungen beziehen. Sie bieten eine kurze Orientierung über den konkreten Fall, geben den Schreibanlass an und stellen den Bezug zum Auftraggeber her.

Der Beginn des vorliegenden Gutachtens wird mit einer verhältnismäßig kleinen Initiale markiert, die sich über drei Zeilen erstreckt. Die *narratio* kann als zweigeteilt beschrieben werden. Einem ersten allgemeinen Teil, in dem Auftraggeber, agierende und beschuldigte Personen und die zu beantwortende Frage genannt, und einem zweiten Teil, in dem Informationen zum konkreten Fall geboten werden. Dabei kommen zwei Textmuster zur Anwendung: erstens die uns nun schon vielfach bekannten *elementa narrationis*[1], die den einleitenden Teil des Gutachtens inhaltlich strukturieren und als Schablone fungieren, und zweitens das *Antecedens-Consequens*-Konzept, das in den Rhetoriklehren der Zeit für die Strukturierung von Reden und Briefen empfohlen wird.

> *Nachdem uns von E. Hoch=Edl. und Hoch=Weiſen Magi-ſtrat der Stadt H. die Acta Inquiſitionalia, contra Ma=rien Magdalenen H. in puncto imputati infanticidii, ů=berreichet worden, unſer collegialiſches Gutachten ʒu ertheilen;*
> *Ob die von Inquiſitin ʒur Welt gebohrne Leibes=Frucht pro vita-li ʒu halten ſey?*
> *So haben wir die Acta insgeſammt fleiſſig und wohl perluſtriret,*
> *und befunden, daß* [...]
> (HMC V, Dec. III, Casus III, 1725, 180)

Gleich der Anfang des Gutachtens zeigt, dass die Textproduzenten den Ratschlag zeitgenössischer Rhetoriklehren beherzigen, ihre Argumente in *Antecedens*, also das Vorangegangene, und *Consequens*, das daraus Folgende, aufzuteilen. Für die Umsetzung des Konzeptes empfehlen die Rhetoriker Weise und Hallbauer, die Argumente mit bestimmten *Connexionibus* zu verbinden. Sie exemplifizieren ihre Ausführungen an Mustertexten, die einen Nebensatz häufig mit der Subjunktion *Nachdem* einleiten, in dem das *Antecedens* genannt wird, bevor sich der Hauptsatz mit *ſo* als das *Consequens* anschließt (vgl. Weise 1684: 31–40).

Eben diese Struktur lässt sich auch hier beobachten: Die *narratio* beginnt mit einem Nebensatz ersten Grades, der mit der temporalen Subjunktion *Nachdem* eingeleitet wird. Von diesem Nebensatz sind weitere Nebensätze bzw. satzwertige Infinitive abhängig. Das Geschilderte wird temporal situiert, und zwar als zeitlich dem Begutachtungsprozess vorangegangen. Gleichzeitig werden aber auch der Schreibanlass und der zur Diskussion stehende Sachverhalt expliziert. Die im Gutachten zu behandelnde Frage wird, wie üblich, durch einen Interrogativnebensatz/indirekte Frage wiedergegeben, der/die mit *ob* eingeleitet ist. Obwohl

1 Zur Erinnerung *quis, quid, cur, ubi, quibus auxiliis, quomodo und quando*, bzw. bei Cicero: *persona, factum, causa, locus, tempus, modus, facultas* (vgl. hierzu Lausberg 2008: § 328).

sich die indirekte Frage im Satzbau nicht von Nebensätzen unterscheidet – weist sie doch ebenfalls Verbletztstellung auf – vermitteln die Großschreibung des Satzanfangs sowie ihre durch Absatz und Einrückung markierte Position innerhalb des Fließtextes den Eindruck von Selbstständigkeit. Sie entspricht dem bereits beschriebenen Prototyp III, bei dem sich die *ob*-Sätze zwar nicht strukturell von Nebensätzen unterscheiden, aber als syntaktisch selbständige Einheiten fungieren. Semantisch verhalten diese Sätze sich ähnlich wie Attributsätze: Sie präzisieren im Allgemeinen ein Satzglied des vorangegangenen Satzes, im vorliegenden Text *Gutachten.*

Gemeinsam ist den eben beschriebenen Nebensätzen außerdem die Unterordnung unter den Hauptsatz, der mit einem konsekutiven *ſo* beginnt und das *Consequens* anschließt, nämlich die formelhafte Versicherung der Mediziner, das Aktenstudium gewissenhaft betrieben zu haben. Das *ſo* markiert einen Themenwechsel, fungiert also als Diskursmarker. Die Versicherung dient insgesamt als Glaubwürdigkeitssignal an den Leser, sie soll sein Vertrauen in das Urteil stärken und so die Rezeptionsbedingungen für die kommunikativen Ziele der Textproduzenten verbessern.

Bis hierhin kann das Gutachten sowohl hinsichtlich seiner Grobstrukturierung als auch seiner sprachlichen Ausgestaltung als absolut typisch gelten. Dass die Textproduzenten sich mit dem Beginn des Hauptsatzes dann aber nicht sofort der Beantwortung der Frage zuwenden, sondern in einem zweiten koordinierten Satzgefüge in kondensierter Form die wichtigsten Informationen aus den zum Fall gehörigen Akten bieten, ist hingegen eher ungewöhnlich. Bei dieser Wiedergabe der wichtigsten Aussagen der Angeklagten in indirekter Rede[2] sind es dann die *elementa narrationis*, die als Schema fungieren:

> *So haben wir die Acta insgeſammt fleißig und wohl perluſtriret, und befunden, daß die Inquiſitin, nach offtmahliger Variation, end=lich bey und nach der peinlichen Frage fol. 81. ſqq. bey dieſem Ge=ſtåndniß geblieben: daß ſie* [**quis?**] *drey Wochen vor Martini Ao. 1723. zur Weinleſe=Zeit* [**quando?**], *mit einem Fleiſcher=Knecht ſich fleiſchlich vermiſchet* [**quibus auxiliis?**], *darauf ſchwanger geworden, die Bewegung des Kindes einige Monat hernach geſpůret, acht Tage vor Oſtern a. p. aber ſeit dem ſie ein Faß mit Trabe gehoben, ſolche nicht mehr wahrgenommen, und den Mon=tag nach Oſtern unterwegens, da ſie in die Stadt gehen wollen, in den Holtze ein Kind gebohren* [**quid?**], *welches auf dem Haupte Hårgen, an den Fingern aber noch keine Någel gehabt und nicht geſchrien, und da daſſelbe wohl eine viertel Stunde gezappelt, habe ſie ſolches endlich als es todt geweſen, mit den Blut in eine Schůrze gewickelt* [**quomodo?**] *und bey einem Buſch* [**ubi?**] *verſcharret.*
> (HMC V, Dec. III, Casus III, 1725, 180)

2 Zu Formen der Redewiedergabe in der Frühen Neuzeit vgl. u. a. Bravo (1980), Macha (2003), Wilke (2006) und Voeste (2010).

Die *narratio* besteht, obwohl sie fast eine Seite in der Sammlung einnimmt, nur aus zwei nebengeordneten komplexen Sätzen.[3] Diese aufwendigen Satzarchitekturen können als typisch für die Zeit gelten, genauso wie die häufig vorkommenden afiniten Nebensätze. Auch dass sich die Textproduzenten in der *narratio* vorzugsweise des Perfekts bedienen, entspricht den Konventionen der Zeit. Das Perfekt stellt nämlich den Bezug zur Gegenwart her und signalisiert, dass der Sachverhalt für den Adressaten noch Relevanz besitzt. Typisch ist der Gebrauch des Perfekts an Gelenkstellen zwischen besprechender und erzählender Rede (vgl. Weinrich 2007: 224), das lässt sich auch in diesem Gutachten beobachten: In den ‚rahmenden' Makrostrukturelementen, der *narratio* und der *corroboratio*, dominiert das Perfekt, in dem Allgemeingültigkeit beanspruchenden Teil der *argumentatio* das Präsens.

Wie bereits dargestellt erfolgt die eigentliche Themenbehandlung in der *argumentatio*. In den Gutachten geht es anders als in den Berichten nicht darum, etwas neutral-objektiv darzustellen, sondern die Textproduzenten wollen den Adressaten typischerweise von der vertretenen Position überzeugen. Daher wird das zu Bewertende zunächst mehr oder weniger ausführlich konstatiert und dann auf dieser Basis beurteilt. Diese Zweiteilung lässt sich auch im vorliegenden Gutachten beobachten: Bevor die Ärzte die von der Obrigkeit gestellte Entscheidungsfrage bejahen oder verneinen, informieren sie den Leser über die jeweilige Bedeutung des Adjektivs *vitalis* in unterschiedlichen Gebrauchskontexten. Bei dieser Erläuterung gebrauchen die Textproduzenten unterschiedliche textliche Verfahren, um dem Leser die Rezeption zu erleichtern. Dazu zählt etwa, die Fragestellung präsent zu halten und den Text deutlich zu gliedern oder das Erklären lateinischer Fachterminologie.

Rezeptionserleichternd ist es, das zu diskutierende Problem zu wiederholen, damit es der Leser im Gedächtnis behält: Die Mediziner repetieren die Frage im Gutachten insgesamt dreimal und zwar einmal, wie schon beschrieben, in der *narratio*, ein zweites Mal auf Latein gleich zu Anfang des Hauptteils und ein drittes Mal auf Deutsch gegen Ende ihrer Ausführungen.

Mit dem Wechsel der Sprache erfüllen sie einerseits die rhetorische Prämisse *variatio delectat*. Andererseits hat das Verfahren aber auch den Vorteil, dem Leser den Eindruck von Kompetenz zu vermitteln. Der Gebrauch fremdsprachiger Fachtermini kann also durchaus auch als Glaubwürdigkeitssignal interpre-

---

3 Es handelt sich um zwei syndetisch durch die koordinierende Konjunktion *und* verknüpfte Hauptsätze, also auf oberster hierarchischer Ebene um eine Satzreihe. Der komplexe Aussagesatz 1 reicht von *Nachdem* bis *perluftriret*, der ebenfalls komplexe Aussagesatz 2 von *befunden* bis *verſcharret*. Das finite Hilfsverb *haben*, das zusammen mit dem infiniten *befunden* den verbalen Kern von Satz 2 bildet, ist elliptisch getilgt.

tiert werden. Die Verfasser wägen dabei genau ab zwischen dem Erzeugen eines forciert wissenschaftlichen Erscheinungsbildes und der Verständlichkeit ihres Gutachtens. Die fremdsprachigen Einsprengsel sind wohl dosiert, meist handelt es sich um lexikalische Transferenz, d. h. lateinische Fachbegriffe erscheinen in ansonsten deutschsprachigen Sätzen. Der Leser kann im Allgemeinen, selbst wenn er einige Begriffe auf Anhieb nicht versteht, deren semantischen Gehalt entweder aus dem Kontext erschließen oder aus seinem Weltwissen ergänzen. So sprechen die Mediziner im Gutachten erst von *foetus*, wählen also einen lateinischen Fachbegriff, wechseln dann zu griechisch *embryo*, ergänzen aber im Anschluss: *obgleich die Mutter, die ihn trågt noch nichts von ihm fůhlet oder weiß* (HMC V, Dec. III, Casus III, 1725, 181). Durch diesen Zusatz kann auch ein medizinischer Laie, der nur rudimentäre Kenntnisse über einen Schwangerschaftsverlauf hat, schließen, dass mit *foetus* und *embryo* der menschliche Nachwuchs im Frühstadium bezeichnet wird. Spätestens durch die textliche Wiederaufnahme mit *Leibes-Frucht* und *Kind* dürfte jedem Leser klar sein, welche Bedeutung die beiden Fachtermini haben. In diesem, auf Verständlichkeit zielenden Sinne sind auch erklärende Zusätze zu interpretieren wie *und daß ihre Leibes=Frucht lebe, oder vitalis ſey* (HMC V, Dec. III, Casus III, 1725, 181) oder die Spezifizierung der Frage am Ende der Ausführungen zur Bedeutung von *vitalis*: *Ob daſſelbe dem letʒten Verſtande nach vitalis geweſen, daß es nemlich beym Leben bleiben und erhalten werde kǒnnen?* (HMC V, Dec. III, Casus III, 1725, 181).

Diesen allgemeinen Anmerkungen zur Bedeutung von *vitalis* folgt dann die Bewertung des Sachverhalts. Charakteristisch sind hier Verben, die die Einschätzung der Textproduzenten explizit versprachlichen. Der Meinungsausdruck steht dabei üblicherweise im Trägersatz, die Aussage selbst in einer Nebensatzkonstruktion. Das ist auch hier der Fall: [...] *ſo halten wir davor: daß*, [...] (HMC V, Dec. III, Casus III, 1725, 181). Typisch ist weiterhin, die so explizit versprachlichte Meinungsäußerung zu begründen, und zwar durch das Herstellen von Kausalzusammenhängen; *weil* und *folglich* dienen diesem Ziel: Weil zwischen der Zeugung und der Geburt nur sechs Monate lagen, das Kind sehr klein und keine Finger- und Fußnägel gehabt habe, komme man zu dem Ergebnis, dass dieser *partus immaturo & abortus ʒu halten ſey* (HMC V, Dec. III, Casus III, 1725, 182), also dass es sich um eine unreife Fehlgeburt handele.

Statt nun dieses Ergebnis in einer *conclusio* pointiert zusammenzufassen, fahren die Verfasser des vorliegenden Gutachtens mit einer Erklärung fort, in der sie sich von allen Fragen bezüglich des Strafmaßes und der aus dem Gutachten zu ziehenden Konsequenzen distanzieren. Diese Entscheidung überlassen sie den Juristen. Solche Gesten, mit denen man sich jeglicher Verantwortung entledigt, kommen gelegentlich auch in anderen Gutachten vor, können aber keineswegs als besonders typisch für die Textsorte gelten.

Charakteristisch ist hingegen das Angeben von Beglaubigungsmitteln. Wie die Untersuchung der Texte im Korpus gezeigt hat, verzichten nur wenige Verfasser im 18. Jahrhundert auf dieses Makrostrukturelement, das als Indiz für die zunehmende Verbindlichkeit der Texte gedeutet werden kann. Siegel, Petschaft, Unterschrift sowie deren Ankündigung im Gutachten waren Zeichen, die dem Leser den autoritativen Charakter der Texte auf Anhieb sichtbar machten. Die *corroboratio* im vorliegenden Gutachten ist als eine Satzreihe zweier einfacher Aussagesätze konstruiert, die mit der koordinierenden Konjunktion *und* miteinander verbunden sind.

> *Uhrkundlich haben wir diefes unfer Refponfum unter den ge=wőhnlichen Facultæts- Siegel ausgefertiget und damit bekråfftiget.*
> (HMC V, Dec. III, Casus III, 1725, 182)

Bemerkenswert ist, dass die Verfasser den offiziellen Charakter des Dokuments explizit versprachlichen und zwar durch das adverbial verwendete Adjektiv *Uhrkundlich*. Die Wahl einer aktivischen, persönlich wirkenden Satzkonstruktion, sowie die Verwendung der zweiwertigen Verben *ausfertigen* und *bekråfftigen* entspricht ganz den Textsortenkonventionen.

Typisch ist weiterhin, dass die Professorenschaft der gesamten medizinischen Fakultät in der kollektiven Unterschrift *Decanus, Senior und ůbrige Profeffores der Medicinifchen Facultæt* verantwortlich zeichnet. Dass Friedrich Hoffmann es für legitim und nötig erachtet, zusätzlich sein eigenes Kürzel *F. H.* unter das Gutachten zu setzen, ist wohl mit seinem ausgeprägten Selbstbewusstsein zu erklären. Alle seine Äußerungen zeugen davon, dass er sich seiner Rolle als einer der führenden medizinischen Gelehrten seiner Zeit bewusst war.

10.3 Beispiel für ein Consilium curatorium: Johann Daniel Gohl, *Medicina Practica*, Sectio I, Casus XXXI, 1704, 138–142

Aus der ersten Sectio der Sammlung *Medicina Practica*, die 1735 von Johann Daniel Gohl herausgegeben wurde, stammt das *Consilium curatorium*, das hier analysiert werden soll. Es umfasst die Seiten 138 bis 142 und ist damit länger als die meisten anderen Texte dieser Art. Die Ausführlichkeit ist wohl mit der Schwierigkeit des Falls zu erklären:

> *Nachdem wir feines Herrn Sohnes beklagten Zuftand, darůber unfer fentiment verlanget worden, denen uns communicirten Umftånden nach reiflich erwogen: befinden wir, daß es eine fpecies amentiœ fey, fo einiger maffen ad maniam inclinirt, nemliche eine Verwirrung des Verftandes,*

ſo mehr aus eine Schwachheit des Gemůths als des Leibes herrůhret: wiewohl eine und andere unnatůrliche diſpoſition des Geblůths und anderer darinnen enthaltenen humorum das ihrige mit dazu beytragen, als vornemlich der Gallen, die in etwas ſchårffer und flůchtiger, als ſie natůrlich ſeyn ſoll; der ſauren Feuchtigkeit, ſo in pancreate geſammlet und abgeſondert wird, wie auch der lymphœ in denen ůbrigen glandulis, und welche denen natůrlichen Eigenſchafften nach, ſo wohl was die Såure, als auch die Zåhigkeit und viſciditåt betrifft, die Maaß ůberſchreitet, und weil ſolche widerwårtiger Eigenſchafften ſeyn, in dem Gedårm, jedoch nicht fern von dem Magen= Schlund dem pyloro beyde aus einer Oeffnung ſtets in das Gedårm quil=len, bey ſolcher Zuſammenkunfft aber wegen der ůbermåßig contrairen Ei=genſchafften einer den andern angreifft, in einander ſtarck arbeiten, und eine ůbernatůrliche Wallung machen; woraus vielerhand ſchådliche Dåmpffe ent=ſtehen, welche aus dem Gedårm theils in den Magen ſteigen, daſelbſt den ſehr empfindlichen obern Magen=Schlund angreiffen und zwacken, hierdurch al=lerhand Verdrießlichkeit, Benautheit, Verdruß und Mißvergnůgen, ſo dem Hertzen gemeiniglich zugeſchrieben werden, verurſachen, den appetit beneh=men, die Dauung ſtőhren, und ſolchergeſtalt vielerley Ungemach dem gantzen Leibe zuziehen. Uberdas weil ſolcher Magen=Schlund mit zwey propagini-bus oder Zweigen derer nervorum paris ſextivagi, oder wie ſie gemeiniglich genennet werden, recurrentium, ſo aus dem Gehirn herſtammen, den ge=dachten obern Magen=Schlund rings umher von der rechten zur lincken, und von der lincken zur rechten Seiten umgeben, und ſolchergeſtalt deſſen Erőff=nung und Schlieſſung befőrdern, nachmahls ſich wieder in die Hőhe erhe=ben, und zu dem Haupt oberwårts ſteigen, deßhalb mit demſelben und dem Gehirn eine genaue Verwandſchafft haben: wird ſolchen Nerven von der dem orificio zugefůgten Empfindlichkeit und angreiffendem Dåmpffen gleich=falls ihr Theil mitgetheilet, ſo ſie dem Gehirn zuſchicken, wodurch daſſelbe einer maſſen verunruhiget und beſchweret wird. Theils aber gehen ſolche bőſe Dåmpffe mit dem Geblůt vermiſcht, und Krafft deſſelben circulation nicht allein denen andern Gliedern, ſondern auch dem Gehirn ſelbſt zugefůget, welches ſie, weil ſie in einem bőſen untůchtigten Zuſtand ſind, turbiren; die darin=nen generirte ſpiritus animales trůb, grob, ſchwer und untůchtig machen zu denen functionibus, wozu ſie deſtinirt ſeyn, ſenſum commu-nem confun-diren und obtundiren, das Gedåchtniß ſchwåchen, den Verſtand und Ver=nunfft verwirren, der phantaſie vielerhand ſeltzame impreſſiones mitthei=len, und die Begierde und den Willen unbåndig machen, dermaſſen, daß ſie vielfåſltig der geſchwåchten Vernunfft Meiſter werden, dieſelbe gar ůberwål=tigen, und ſo fern zu dieſer indiſpoſition, was den Leib betrifft, das ihrige bey=tragen. Was aber das Gemůth anlanget, als deſſen Schwachheit das vor=mehmſte ſubject dieſer Unpåßlichkeit, und woſelbſt die Haupt=Urſach derſel=ben zu ſuchen iſt; ſcheinet allen vernůnfftigen Muthmaßen nach dieſelbe von der allen Menſchen durch die allgemeine Verderbniß angebohrnen philautie Selbſt= oder Eigen=Liebe, Gutdůnckel und Verkehrtheit des Willens herent=ſproſſen, die eigentliche urſprůngliche Urſach der verwirrten phantaſie zu ſeyn: Weil dem Vernehmen nach eine ziemlich ſtarcke Eigenſinnigkeit und Hart=nåckigkeit jederzeit bey dem Patienten von Jugend auf ſich gefunden, welche, weil ſie nicht bald anfangs in der zarteſten Jugend, und von der Wie=gen an, (denn hier heiſts vor allen Dingen: principiis obſta) durch eine et=was ſcharffe Zucht eingezåumet, und gebeuget worden, dermaſſen mit denen Jahren zugenommen, und nach und nach ſo tieff eingewurtzelt, daß es ſchwer, wo nicht gar unmőglich fallen wird, ſelbige zu verândern und zu verbeſſern, geſchweige gar auszureuten; es mőchte denn durch des Hőchſten ſonderbahre gnâdige Schickung eine beſondere methode erſonnen werden, wodurch ſol=che verblendete Eigen=Liebe und Eigenſinnigkeit kőnte unterbrochen, der Pa-tient zur Erkåntniß ſeiner ſelbſt, und ſeiner Gemůths=Schwachheit gelan=gen, und alſo was fruchtbarliches zu Wiederbringung der verwirrten Gemůths und Verſtandes zuwege gebracht werden.

Was die Cur des Leibes anbetrifft, můſſen zufőrderſt die viſcera, in=ſonderheit digeſtioni & ſanguificationi dicata, vor allem das Haupt, und der allgemeine Koch und Verſorger der ůbrigen Theile, der Magen, als wel=cher durch die caprice des őfftern lange Faſtens und anderer unordentlicher diœt verdorben worden, damit ein jedes ſeine functiones nach Behőr ver=richten kőnne; die humores in eine beſſere Beſchaffenheit und natůrliches temperament wieder verſetzet; der Galle die groſſe Schårffe und Flůchtig=keit in etwas benommen, dem ſucco pancreatico die Såure gebrochen, der lymphœ die viſciditas einiger maſſen reſolvirt, und dieſelbe alſo flůßiger ge=macht, folglich die gantze maſſa ſanguinea behőrlich geåndert und gebeſſert werden. Zufolge ſolcher indicationum, damit ſelbige deſto fůglicher zu er=halten, wůrde zuvőrderſt der ſchådlichen humorum quantitåt durch ein oder andere gelinde Reinigung gemåchlich gemindert, und hernach einen jeden durch zureichende alterantia die verlangte und ihnen zuſtehende Verbeſſerung geſuchet und befőrdert werden můſſen: wozu denn ein gedultiger, und wie es die Nothdurfft eines ſo tieff eingewurtzelten hartnåckigen affects erfordert, ſo lange continuirter Gebrauch vielerhand dienlicher medicamenta erheiſchet werden wůrde. Dabey aber ſich ſo fort eine groſſe Schwůrigkeit und Hin=derniß dieſer intention angiebt, nemlich der beſondere Eckel und Widerwil=len, ſo der Herr Patient gegen den Gebrauch der Artzeneyen gefaſſet hat, welcher bey der ihm beywohnenden Eigenſinnigkeit ſchwerer zu ůberwinden fallen wird: weswegen wir auch die zu angeregter Cur erforderte weitlåuff=tige medicamenta zu ſpecificiren, und wie ſelbige methodice zu adpliciren als eine Sache, ſo ehe und bevor beſagte Schwůrigkeit gehoben, ůberflůßig ſeyn wůrde, vorzunehmen feſt Bedencken tragen. Unterdeſſen dennoch un=ſere Geneigtheit, demſelben zu dienen, an den Tag zu legen, wollen wir einige wenige berůhren. Den Leib zufőrderſt von denen ůberflůßig peccirenden hu-moribus bey wenigen gelinde zu entladen, wůrde folgendes gelindes emeti-cum: Recipe aquœ benedictœ Rulandi unciam dimidiam, in qua diſſol-ve extracti hellebori nigri granum unum: welches dem Herrn Patienten wohl am leichteſten beym Frůhſtůck oder ůber der Mahlzeit, und unvermerckt in einem Trunck Bier beyzubringen, und oben unten wůrcken wird, zu ge=brauchen ſeyn. Nach deſſen operation, wenn ſolche vollbracht, kan den Ma=gen wieder zu ſtårcken folgendes Pulver: Recipe pulveris ſtomachici Birckmanni, pelliculœ e ventriculis gallinarum ana ſcrupulum unum, M. f. pulvis f. Magen=Pulver: zuweilen in einer Bier=Fleiſch= oder anderer Sup=pen eingerůhrt, des morgens etwa um 10. Uhr, leicht und unvermerckt beyge=bracht werden; es muß aber der Suppen nur ſo viel ſeyn, daß er es mit ap-petit gantz auseſſen kőnne: oder auch an deſſen ſtatt folgende Magen=Eſſentz: Recipe elixir proprietatis antiſcorbutici drachmam unam, eſſentiœ camali-aromatici, abſynthii, menthœ ana drachmam dimidiam, ſpiritus nitri dulcis ſcrupulum unum, M. d. 20. Tropffen auf einmahl. Sonſten wůrde dienlich ſeyn, wenn ihm 1. 2. oder 3. Tage nach einander von dem ſale hy-drotico lunœ 2. oder 3. gran in einer guten quantitåt Bier=Suppe, darinn es gantz zergehet, des abends beygebracht werden kőnte; wiewohl, weil es ei=nen etwas herben metalliſchen Geſchmack hat, zu beſorgen, daß er deſſelben bald inne werden, und nicht weiter dran wollen mőchte: ſonſt wåre es vor den=ſelben ein gar dienliches medicament, ſo das Gehirn ſtårcket, und zu Wie=derbringung des Verſtandes mehrmahlen dienlich befunden worden, als wel=ches auch zugleich den Leib ein und andermahl des Tages hernach offen hålt. Die Galle zu dåmpffen und in etwas ſtetiger zu machen und zu binden, wůrde die eſſentia purficans Clauderi mit der eſſentia anodyna Ludovici in ſol=gender proportion, daß von jenem Untze, von dieſen ein Loth genommen werde, zu 30. Tropffen gegen den Abend gebraucht, und in einen Trunck Bier genommen, ein vieles contribuiren; wenn die eſſentz vorher in ein Glaß getropffet, und ein vollkommener Trunck Bier hernach darauf gegoſ= ſen, damit es ſich wohl vermenget, wird von dem Herrn Patienten kaum

an Geſchmack eine beſondere Verånderung geſpůret werden. Die ůbrigen humores zu temperiren und in ein beſſer Geſchick zu bringen, wird folgender ſpiritus des Mittags ůber der Mahlzeit in dem ordinairen Getrånck gegeben: Recipe ſpiritus ſalis ammoniaci cum ſale tartari parati drachmam unam cum dimidia, ſalis volatilis oleoſi aromatico cephalici drachmam dimi-diam d. zu 15. Tropffem. Das Haupt zu ſtårcken und die phantaſie in et=was zu rectificiren, wird folgende eſſentz in dem ordinairen Getrånck von 30 Tropffen kőnnen beygebracht werden: Recipe eſſentiœ florum hyperici drachmam unam, anagallidis flore purpureo, anodynœ Ludovici, tincturœ corallorum verœ ana drachmam dimidiam. M. Die Tinctur aus der luna pflegt, wenn ſie wohl und behőrlich gemacht, und in einem guten vollkommenen Trunck Bier von 5. bis 10. Tropffen des morgends etwa beym Frůhſtůck genommen wird, den Hirnſůchtigen ſehr wohl zu bekommen, das Haupt zu ſtårcken, und nechſt gőttlichen Segen den Verſtand wieder zu brin=gen, nur daß es einen metalliſchen Geſchmack hat, und etwas herbe zu neh=men iſt. Aeuſſerlich iſt, wenn der Herr Patient nur dahin zu bringen wåre, daß er ihm das Haar abnehmen lieſſe, ſehr offt folgendes experiment in der=gleichen Schwachheit des Gehirns ſehr gut befunden worden: Recipe her-bœ betonicœ, verbenœm, ſalviœ, ſerpilli, majoranœ ana manipulum unum, lavendulœ, ſpicœ ana manipulum dimidium, foliorum rorismarini pu-gillos tres, lauri manipulum dimidium. M. D. ſ. Kråuter zur Lauge: wel=che in Brunnen=Waſſer gekocht, daß faſt eine Lauge daraus werde: Recipe baccarum lauri, radicis hellebori nigri contuſœ ana drachmas tres M. vermache es in einem leinen Såckgen, ſo creutzweiſe unternehet, einer guten Hand breit und einer Spannen lang iſt, doch daß es nicht gar zu ſehr gefůllet, ſondern nur etwa eines Fingers dicke werde. Dieſes Såcklein wird in obge=ſetzter Kråuter=Laugen ein wenig gekocht, unterdeſſen das Haar von Haupt abgenommen, und das beſchorne Haupt mit leinen Tůchern, ſo in die warme Kråuter=Lauge eingetaucht, und wieder etwas gelinde ausgedrůckt, und auf das Haupt, ſo warm es leidlich iſt, aufgelegt; wenn die Tůcher beginnen et=was kůhle zu werden, die erſten wieder eingetaucht, ausgedruckt, und warm aufgelegt, und alſo das Haupt wechſelweiſe eine gantze Stunde gebåhet. Wenn ſolches geſchehen, wird das Kůßlein aus der Kråuter=Brůhe genom=men, etwas gedrůcket, und warm, biß es erleidlich abgekůhlet, dem Herrn Patienten oben ůber die Stirne, da die ſutura coronalis auf dieſelbe quer ůber von einem Schlaff zum andern gelegt, und vom dem Chirurgo mit einer geſchicklichen bandage feſt angebunden, und alſo das Haupt wohl verwah=ret, daß es warm bleibe und nicht leicht kalt werde: der Herr Patient muß bey der application in Bette liegen bleiben, und ſich ſtille halten. Alsdenn wird das Haupt und das Gehirn durch alle deſſen emunctoria mit Verwunde=rung gereiniget werden, auch der Leib zugleich etwas geőffnet werden. Von einem cauterio actuali, oder auch dem trepano, ſo in dergleichen caſibus fere deſperatis mit groſſen Nutzen pflegen adplicirt zu werden, wie auch von der gewaltigen Cur, ſo der Hellmontius als von ihm bewåhrt befunden, tragen mir annoch Bedencken, ausfůhrlich etwas zu melden: wůnſchen indeſſen Segen zu dieſer Cur. Berlin d. 9. Iulii 1704.

Collegium medicum

Dem *Consilium*, das vom *Collegium Medicum* in Berlin verfasst wurde, geht eine Schilderung des Krankheitsbildes und zahlreicher schon angestellter Heilungsversuche voran. Die Einführung bezeichnet den Patienten als einen *jungen Menſchen von 28. Jahren*, bei dem *eine groſſe Verſtopffung des Leibes* (GMP, Sectio I, Casus XXXI, 1704, 136) diagnostiziert worden sei, denn der Vater des Patienten hatte schon zuvor eine Reihe anderer Ärzte in Danzig, Hamburg, Leipzig und Wiesbaden konsultiert, darunter den prominenten Mediziner Johann Bohn. Diese Ausgangslage verlangte wohl danach, die nun vorgeschlagene Diagnose und Therapie ausführlich zu begründen.

Die für diese Textsorte typische Grundkonstellation ist gegeben: Ein Ratsuchender, hier der Vater des Patienten, wendet sich an eine medizinische Institution und bittet diese um Hilfestellung hinsichtlich einer bestimmten Krankheit. Die Grundfunktion der Texte kann als instruktiv beschrieben werden. Wie bereits festgestellt, sind die Instruktionen in der Regel nicht bindend, d. h. die Entscheidung, ob die Ratschläge umgesetzt werden, liegt im Ermessen des Rezipienten. Dass die Patienten diesen Spielraum durchaus zu nutzen wussten, wird an dem vorliegenden Fall deutlich: Der junge Mann hatte offenbar mehrfach die vorgeschlagenen Therapien abgebrochen.

Die Auswertung der Texte im Korpus hat gezeigt, dass nur ein kleinerer Teil der Sammlungsherausgeber die in den handschriftlichen Vorlagen sehr wahrscheinlich vorhandenen Begrüßungen druckte. Und auch im vorliegenden Fall wird auf eine *salutatio* verzichtet, man überschreibt das *Consilium* aber, ebenfalls in Übereinstimmung mit den anderen Casuisten, mit *Reſponſum.*

Um den Bezug zum Auftragsschreiben herzustellen, formulieren die Konsiliarverfasser eine *narratio*. Diese fällt im vorliegenden *Consilium* recht knapp aus: Nur drei Zeilen informieren den Leser darüber, dass die Verfasser den Auftrag vom Vater erhalten und die *communicirten Umſtånde reiflich erwogen* haben. Wie schon erwähnt fungieren diese formelhaften Beteuerungen als Glaubwürdigkeitssignal, die in der Regel gleich zu Anfang der *Consilia* platziert werden.

Trotz der Knappheit ist die Strukturierung nach dem Muster von *Antecedens* und *Consequens* zu erkennen. Der Schreibanlass wird vorangestellt, die Diskussion des Problems schließt sich an. Wieder findet sich die afinite, mit temporaler Subjunktion eingeleitete Nebensatzkonstruktion. Die indirekten, mit *ob* eingeleiteten Fragesätze oder die *elementa narrationis* lassen sich diesmal hingegen nicht nachweisen.

In der *argumentatio* folgen die Diagnose und ein Lösungsvorschlag der beratenden Institution. Die *argumentatio* beginnt typischerweie mit dem Hauptsatz, dessen finites Verb in der Regel ein Kommunikationsverb ist. Das ist auch im vorliegenden *Consilium* der Fall: die Mediziner wählen das nahezu als prototypisch zu bezeichnende Verb *befinden.*

Wie schon erwähnt ist die Diagnose recht ausführlich, beansprucht sie doch fast zwei Seiten. Auf der Basis der zeitgenössischen medizinischen Theorien diagnostizieren die Mediziner bei dem Patienten ein Missverhältnis der Körpersäfte als Grund für die Erkrankung. Diese Konzeptionalisierung des Körpers als eines Behälters für verschiedene Flüssigkeiten spiegelt sich auch in der von ihnen gebrauchten Fachterminologie wider: So sprechen die Verfasser von der *diſpoſition des Geblůts* und anderer *humorum*, von der *Gallen* und der *ſauren Feuchtigkeit*, von *lymphæ*, *Såure* sowie von deren Konsistenz, also von *Zåhigkeit* und *Viscidität* (GMP, Sectio I, Casus XXXI, 1705, 138). Vom Glauben an die schädliche Wirkung von Dämpfen auf den menschlichen Körper (Miasma-Theorie) zeugt die Erklärung für die Erkrankung: Solche Dämpfe seien dem Patienten aus dem Verdauungstrakt in den Kopf gestiegen. Hinsichtlich der Argumentationsstrategie nicht uninteressant ist der Umstand, dass die Mediziner die Erziehung des Patienten für die Situation mitverantwortlich machen, d. h. ihrem Auftraggeber eine Teilschuld an der Erkrankung geben.

Der Analyse mit Diagnose schließt sich ein Therapievorschlag an, der ebenfalls auf der Humoralpathologie basiert. Die beratende Funktion konkretisiert sich in Sprachhandlungen instruktiven Charakters. Für die Handlungsanweisungen gebrauchen die Textproduzenten vor allem präsentische Formen. Es finden sich einige Formulierungen, die Ratschläge und Anweisungen sprachlich explizieren. Den Höflichkeitskonventionen der Zeit entsprechend bevorzugen die Ärzte indirekte Formen: Dazu zählen die Varianten mit den Modalverben *můſſen* und *können* wie in den folgenden Abschnitten:

> *Was die Cur des Leibes anbetrifft,* ***můſſen*** *zufǒrderſt* [...] *die humores in eine beſſere Beſchaffenheit und natůrliches temperament wieder verſetzet; der Galle die groſſe Schårffe und Flůchtig=keit in etwas benommen, dem ſucco pancreatico die Såure gebrochen, der lymphœ die viſciditas einiger maſſen reſolvirt, und dieſelbe alſo flůßiger ge=macht, folglich die gantze maſſa ſanguinea behǒrlich geåndert und gebeſſert werden* [...]
> (GMP, Sectio I, Casus XXXI, 1705, 140)

> *Nach deſſen operation, wenn ſolche vollbracht,* ***kan*** *den Ma=gen wieder zu ſtårcken folgendes Pulver* [...] *leicht und unvermerckt beyge=bracht werden;*
> (GMP, Sectio I, Casus XXXI, 1705, 140)

> [...] *es* ***muß*** *aber der Suppen nur ſo viel ſeyn, daß er es mit ap-petit gantz auseſſen kǒnne* [...]
> (GMP, Sectio I, Casus XXXI, 1705, 140)

> [...] *der Herr Patient* ***muß*** *bey der application in Bette liegen bleiben, und ſich ſtille halten.*
> (GMP, Sectio I, Casus XXXI, 1705, 142)

Höflich sind auch Konjunktivformen, derer sich die Mediziner im vorliegenden *Consilium* oft bedienen:

> *Den Leib zufǒrderſt von denen ůberflůßig peccirenden hu-moribus bey wenigen gelinde zu entladen, wůrde folgendes gelindes emeti-cum* [...] *zu ge=brauchen ſeyn.*
> (GMP, Sectio I, Casus XXXI, 1705, 140)

> *Sonſten wůrde dienlich ſeyn, wenn ihm 1.2. oder 3. Tage nach einander* [...]
> (GMP, Sectio I, Casus XXXI, 1705, 141)

> [...] *ſonſt wåre es vor den=ſelben ein gar dienliches medicament, ſo das Gehirn ſtårcket,* [...]
> (GMP, Sectio I, Casus XXXI, 1705, 141)

> *Die Galle zu dåmpffen und in etwas ſtetiger zu machen und zu binden, wůrde die eſſentia purificans Clauderi* [...]
> (GMP, Sectio I, Casus XXXI, 1705, 141)

Die Textproduzenten sind natürlich auch in den *Consilia* darum bemüht, die Leser von den unterbreiteten Vorschlägen zu überzeugen. Zu diesem Zweck greifen die Mediziner immer wieder auf Wendungen zurück, die den positiven Effekt ihrer Therapievorschläge pointieren. Der Überzeugung der Rezipienten dienen daneben Referenzfälle, die in das *Consilium* eingestreut werden. Sie sollen zeigen, dass die vorgeschlagene Behandlung in anderen Fällen bereits erfolgreich angewendet wurde und/oder als unbedenklich gelten kann:

> *Sonſten wůrde dienlich ſeyn,* [...]
> (GMP, Sectio I, Casus XXXI, 1705, 141)

> [...] *ſo in dergleichen caſibus fere deſperatis mit groſſen Nutzen pflegen adplicirt zu werden* [...]
> (GMP, Sectio I, Casus XXXI, 1705, 142)

> [...] *ein gar dienliches medicament* [...]
> (GMP, Sectio I, Casus XXXI, 1705, 141)

> [...] *und zu Wie=derbringung des Verſtandes mehrmahlen dienlich befunden worden* [...]
> (GMP, Sectio I, Casus XXXI, 1705, 141)

> *Aeuſſerlich iſt* [...] *ſehr offt folgendes experiment in der=gleichen Schwachheit des Gehirns ſehr gut befunden worden* [...]
> (GMP, Sectio I, Casus XXXI, 1705, 141)

> [...] *wie auch von der gewaltigen Cur, ſo der Hellmontius als von ihm bewåhrt befunden* [...]
> (GMP, Sectio I, Casus XXXI, 1705, 142)

Es ist bereits festgestellt worden, dass die Ärzte fast immer detaillierte Rezepte sowie Anweisungen, wie mit diesen zu verfahren sei, in das *Consilium* einflechten – und das ist auch hier der Fall: Man empfiehlt sieben verschiedene Rezepturen, mehr als gemeinhin üblich.

Die Textproduzenten integrieren die Rezepte und Anweisungen in den Fließtext der *argumentatio*. Wie üblich sind die Rezepturen nicht für den Adressaten des Ratschlags gedacht, sondern für den Apotheker, der sie zubereiten soll. Beim Verfassen der Rezepte gelangen, wie bereits dargestellt, Schreibroutinen zur Geltung, und es wird stets ein stabiles Textmuster reproduziert. Deshalb ähneln sich die Rezeptstrukturen in allen Textexemplaren während des gesamten Untersuchungszeitraumes, und auch das vorliegende *Consilium* stellt in dieser Hinsicht keine Ausnahme dar. Wie alle anderen Verfasser von *Consilia* gebraucht das hier agierende *Collegium Medicum* in Berlin die Rezeptinitiale *Recipe*. Und auch die Abfolge der Strukturelemente sowie die Sprachwahl stimmen mit den übrigen Korpusbelegen überein: Alle Textproduzenten lassen der Initiale Angaben zu den zu verwendenden Ingredienzen und Mengen folgen, und zwar auf Latein. Die Herstellungsanweisung kann dann wahlweise in der Volkssprache oder in Latein abgefasst sein. Zwar finden sich vereinzelt Imperativformen, mit denen der Apotheker instruiert wird (vgl. *Recipe* und *vermache es in einem leinen Sackgen*), insgesamt bevorzugt man aber unpersönliche Satzmuster mit Passivkonstruktionen.

Tabelle 21: Unpersönliche Satzkonstruktionen in Rezepten

Unpersönliche Satzkonstruktion	Belege
Passivkonstruktionenen	*Diefes Sacklein wird* [...] *gekocht,* [...] *das Haar von Haupt abgenommen* (GMP, Sectio I, Casus XXXI, 1705, 141f.) *wird das Küßlein aus der Kräuter=* *Brühe genom=men* (GMP, Sectio I, Casus XXXI, 1705, 141f.)

Die für das Rezept eigentlich typische Indikation anzugeben, erübrigt sich in den Consiliarrezepten. Da das zu behandelnde Krankheitsbild im Allgemeinen im Auftragsschreiben geschildert wird, ist die Indikation allen Kommunikationspartnern bekannt.

Die Anwendungsvorschriften dürfen hingegen nicht fehlen und sind dem Rezept entweder vorangestellt oder folgen ihm. Wieder sind es vorzugsweise unpersönliche Konstruktionen, also Passivkonstruktionen oder die Formen mit sein (ausgelassen) + zu + Infinitiv:

Tabelle 22: Unpersönliche Satzkonstruktionen in den Anwendungsvorschriften

Unpersönliche Satzkonstruktionen	Belege
Passivkonstruktionen	*zuweilen in einer Bier=Fleifch= oder anderer Sup=pen eingerührt, des morgens etwa um 10. Uhr, leicht und unvermerckt beyge=bracht werden* (GMP, Sectio I, Casus XXXI, 1705, 140) *Die übrigen humores zu temperiren und in ein beffer Gefchick zu bringen, wird folgender fpiritus des Mittags über der Mahlzeit in dem ordinairen Getränck gegeben:* (GMP, Sectio I, Casus XXXI, 1705, 141)

Unpersönliche Satzkonstruktionen	Belege
	Das Haupt zu ſtårcken und die phantaſie in et=was zu rectificiren, wird folgende eſſentz in dem ordinairen Getrånck von 30 Tropffen kônnen beygebracht werden: (GMP, Sectio I, Casus XXXI, 1705, 141)
sein + zu + Infinitiv	*welches dem Herrn Patienten wohl am leichteſten beym Frůhſtůck oder ůber der Mahlzeit, und unvermerckt in einem Trunck Bier beyzubringen,* (GMP, Sectio I, Casus XXXI, 1705, 140)

Um ihre Leser optimistisch zu stimmen, aufzumuntern und ihnen Hoffnung zu geben, nutzen viele Consiliarverfasser den Schluss ihres Beratungsschreibens für persönliche Wünsche und Segnungen. Auch die Berliner Ärzte schließen mit einem solchen Wunsch.

> [...] *als von ihm bewåhrt befunden, tragen mir annoch Bedencken, ausfůhrlich etwas zu melden:* ***wůnſchen indeſſen Segen zu dieſer Cur.*** *Berlin d. 9. Iulii 1704.*
> (GMP, Section I, Casus XXXI, 1704, 142)

Dieser Wunsch entspricht den zeitgenössischen Konventionen: Die *valedictio* ist als Hauptsatz konstruiert, und die Nominativergänzung, das Personalpronomen in der ersten Person Plural, ist elliptisch getilgt – was wohl als Bescheidenheitsgestus zu interpretieren ist. Das *Consilium* endet damit doch etwas abrupt, denn die Mediziner formulieren keine *conclusio*. Nach dem Segenswunsch folgen nur noch das Datum und die kollektive Signatur *Collegium medicum*.

Insgesamt entsteht der Eindruck, dass dieser Fall dem Collegium größere Probleme bereitet haben muss, die es zu verschleiern galt. So formuliert man zwar eine sehr ausführliche Diagnose, führt aber sehr heterogene Ursachen auf und zum Teil auch solche, die sich, wie etwa die unterstellten Erziehungsdefizite, nicht mehr beseitigen lassen. Die angesetzte Therapie ist ebenfalls komplex und mit so großen Zumutungen verbunden, dass offen bleibt, ob der Patient sie vollständig umsetzen wird. Das Collegium selbst äußert sich mehrfach in diesem skeptischen Sinne und öffnet damit zugleich eine Hintertür: Sollte die Therapie versagen, liegt das nicht am ärztlichen Ratschlag, sondern ausschließlich am Fehlverhalten des Patienten. Es gibt im Übrigen auch ein deutliches Indiz, dass sich im vorliegenden Fall tatsächlich keine Besserung eingestellt hat, denn der Herausgeber verzichtet auf die *Fernere Nachricht*, also jenen Passus, der in den *Consilia* vom Erfolg der Behandlung zu berichten weiß.

11 Medizinische Gutachten des 17. und 18. Jahrhunderts – Resümee und Ausblick

Ziel der Arbeit war es, eine zentrale Textsortenklasse des 17. und 18. Jahrhunderts für die Sprachgeschichtsschreibung zu erschließen. Dafür wurden die sie konstituierenden Textsorten auf der Basis eines hinreichend repräsentativen Korpus umfassend beschrieben, und zwar hinsichtlich der Kommunikationsbedingungen, ihrer Funktionen, Textstrukturen und Formulierungsmuster. Text(sorten)-linguistische, pragmatische und stilistische Aspekte berücksichtigend wurden dabei auch Gemeinsamkeiten und Unterschiede zwischen den Angehörigen der Klasse herausgearbeitet. Als besonders hilfreich erwies es sich, das gängige, auf die Gegenwart zugeschnittene Beschreibungsinstrumentarium für die Untersuchung von historischen Textsorten um die Ebene zeitgenössischer metakommunikativer Wissensbestände zu erweitern. Demgemäß wurden Rhetoriklehren, Textsortenanleitungen sowie die zeitgenössischen Textsortenbenennungen in die Analyse einbezogen.

Die Ergebnisse der Arbeit lassen sich wie folgt zusammenfassen:

1. Zu medizinischen Gutachten zählen im 17. und 18. Jahrhundert drei zu unterscheidende Textsorten: *Berichte* (oder *Visa reperta*), *Gerichtsgutachten* und *Consilia medica*. Letztere wiederum wurden von den Zeitgenossen noch weiter in die Textsortenvarianten *Consilia praeservatoria* und *Consilia curatoria* unterteilt.
2. Die Analyse der Fallsammlungen hat gezeigt, dass die Herausgeber verschiedene Verfahren anwenden, um dem Leser die Gutachten und das in ihnen gebotene Wissen zu erschließen. Die breite Palette reicht von rezeptionserleichternden Paratexten wie Titelblättern, Vorworten, Indices, Registern und Glossaren über die gewählte Anordnung der Fälle und Gutachten bis zu systematisierenden Kommentaren und veranschaulichenden Illustrationen. Es konnte außerdem eine Verlagerung der gewählten Schwerpunkte festgestellt werden: Die das ganze ärztliche Handlungsspektrum abbildenden Sammlungen vom Anfang des Untersuchungszeitraumes werden gegen Ende des 18. Jahrhunderts durch stärker spezialisierte Sammlungen verdrängt.
3. Die Textsortenklasse liegt im Überschneidungsbereich von Wissenschaft, Institution und Alltag. Wie die gesamte Textproduktion der Vormoderne sind auch die Gutachten vor allem rhetorisch geprägt. Die von Gelehrten im 17. und 18. Jahrhundert in ganz Europa bevorzugten rhetorischen Stilideale der ‚Kürze', ‚Deutlichkeit' und ‚Klarheit' wurden auch von den Medizinern in Textsortenanleitungen und Herausgeber-Vorworten aufgegriffen, um Maßstäbe für die Qualität eines Gutachtens zu gewinnen. Typischerweise wurden

https://doi.org/10.1515/9783110555080-011

die Gutachten in Auftrag gegeben, als Verfasser fungierten sowohl einzelne Ärzte als auch Autorenkollektive, die sich aus Angehörigen medizinischer Fakultäten oder *Collegia Medica* konstituierten. Als charakteristisch erwies sich zudem die zeitliche und räumliche Trennung zwischen Emittent und Rezipient.

4. Die Zeitgenossen bedienen sich in Titeln, Vorworten, Anleitungen und den Gutachten einer breiten Palette sehr heterogener Textsortenbenennungen. Insbesondere für Berichte lassen sich sehr viele Bezeichnungsalternativen nachweisen. *Gutachten* kann sich erst gegen Ende des Untersuchungszeitraumes als Benennung für alle Textsorten der Klasse durchsetzen.
5. Die Untersuchung von Strukturen und sprachlicher Ausgestaltung der einzelnen Textsorten hat gezeigt, dass die Textproduzenten sich sehr stark an den rhetorischen Grundmustern der Zeit orientieren. Auf makrostruktureller Ebene sind es die Dispositionsschemata für Urkunden und Briefe, aus denen sie Elemente entlehnen. Weitere konzeptionelle Routinen, wie das *Antecedens-Consequens*-Konzept oder die Orientierung an den *elementa narrationis* kommen auf der mikrostrukturellen Ebene zur Geltung.
   - Die Berichte weisen dabei die größte Nähe zum Dispositionsschema der Urkunden auf. Ihre Verfasser bevorzugen typischerweise deskriptive Vertextungsmuster, unpersönliche Satzkonstruktionen, vermeiden einen Adressatenbezug und bedienen sich sowohl fremdsprachiger als auch volkssprachlicher Fachtermini. Sie erfüllen damit bereits viele der Kriterien, die moderne fachsprachliche Texte aufweisen.
   - Die Gerichtsgutachten hingegen, die sehr oft als Entscheidungsgrundlage für den Richter fungierten, sind stärker argumentativ-bewertend geprägt und haben deswegen auch einen deutlichen Adressatenbezug. Sie wollen ihren Rezipienten überzeugen und greifen demgemäß auf verschiedene textliche Verfahren zurück, die ihre Glaubwürdigkeit und die Richtigkeit ihrer Ausführungen unterstreichen sollen. Dazu zählt die formelhafte Versicherung, alle Aspekte reiflich durchdacht zu haben oder die Einbindung weiterer Glaubwürdigkeitssignale wie Referenzgeschichten oder Zitate. Die Anordnung der Argumente orientierte sich dabei in auffälliger Weise am *Antecedens-Consequens*-Konzept, einem, wie gezeigt werden konnte, in den Rhetoriklehren der Zeit zentralen und hochgeschätzten Schema.
   - Die dritte Textsorte sind die *Consilia*. Dabei handelt es sich um Texte instruktiver Natur, die ihrem Rezipienten Strategien zur Heilung oder zur Ansteckungsvermeidung nahe legen. Rezeptartige Strukturen, die die Textproduzenten in unterschiedlicher Art und Weise in ihre Ausführungen einbinden, können als typisch gelten, wenn auch nicht als obli-

gatorisch. Ansonsten bevorzugen die Textproduzenten auch hier eine Anordnung ihrer Argumente nach dem *Antecedens-Consequens*-Konzept. Häufiger als in den anderen Textsorten werden Verfahren gewählt, die den Rezipienten wohlgesinnt stimmen sollen, wie etwa *valedictiones* und Wünsche, die durchaus auch an die Homiletik denken lassen.

Die vorgefundenen Strukturen und Formulierungsmuster sind bei allen Textsorten erstaunlich konstant, Änderungen lassen sich kaum feststellen. Während sich allerdings die Textsorten *Sektionsbericht* und *Gerichtsgutachten*, wenn auch in veränderter Form, bis zum heutigen Tag erhalten haben, schwindet die Bedeutung der *Consilia* im Laufe des 18. Jahrhunderts.

6. Anhand eines für jede Textsorte typischen Einzelexemplars konnte gezeigt werden, wie die strukturellen Merkmale in den Gutachten ineinander greifen, bzw. wie sich die verschiedenen konzeptionellen wie sprachlichen Routinen ergänzen und überlagern.

Die Ergebnisse der Untersuchung bestätigen für den hier betrachteten Kommunikationsbereich die von der historischen Sprachwissenschaft um 1800 angesetzte ‚kleine' Sprachstufengrenze zwischen dem älteren und dem jüngeren Neuhochdeutschen. Denn sowohl sprachexterne als auch sprachinterne Kriterien sprechen entschieden für eine solche Markierung. So tritt, in sprachexterner Hinsicht, die akademische Medizin des 19. Jahrhunderts in eine neue, von mehreren Medikalisierungs- und Professionalisierungsschüben gekennzeichnete Phase ein, in deren Verlauf Ärzte ein immer größeres Mitspracherecht bei juristischen und administrativen Angelegenheiten beanspruchen und auch erhalten. Gleichzeitig sorgen streng naturwissenschaftliche Ansätze für innovative Untersuchungsmethoden, deren Ergebnisse sich nicht mehr nur in Textform festhalten lassen, sondern der graphisch-tabellarischen Darstellung bedürfen, wie die seit Mitte des 19. Jahrhunderts üblichen Fieberkurven exemplarisch zeigen.

Die sprachinternen Faktoren stehen hierzu in enger Beziehung. Denn die Tabellen müssen in das medizinische Schreiben in Gestalt der Krankenakten integriert werden, was sich nicht länger mit rhetorischen Dispositionsschemata, narrativen Vertextungsmustern oder Bekundungen subjektiven Empfindens vereinbaren lässt. Die Objektivierung schreitet voran, die Terminologie wird vereinheitlicht, Vordrucke und Formulare halten Einzug. Die noch verbleibende gutachterliche Tätigkeit wird von Vertextungsstrategien bestimmt, die den Textproduzenten hinter den Befund zurücktreten lassen, passive und andere unpersönliche Satzkonstruktionen forcieren, die Ich-Form vermeiden und auch über den Patienten nur in der dritten Person sprechen. Man sieht: Wollte man diese Textmuster angemessen beschreiben, so bedürfte es einer erneuten Anwendung des hier vorgestellten Modells.

Diese Ergebnisse gilt es nun, hinsichtlich ihrer Bedeutung für die historische Textlinguistik zu hinterfragen. Zunächst lässt sich feststellen, dass sich das Modell als für die Beschreibung historischer Textsorten geeignet erwiesen hat. Besonders bewährt hat sich die Rekonstruktion der zeitgenössischen metakommunikativen Wissensbestände, da sie ein wichtiges Bindeglied im komplexen Zusammenspiel sprachinterner und sprachexterner Faktoren darstellen und viele Merkmale und Besonderheiten auf der Textoberfläche zu erklären helfen. Sie sollten, wo möglich, immer in einer historischen Textsortenanalyse Berücksichtigung finden. Zwar werden nicht zu allen Textsorten der Vergangenheit auch dazugehörige Anleitungen überliefert sein – dies gilt insbesondere für die älteren Sprachstufen – eine Kenntnis der zum jeweiligen Untersuchungszeitraum favorisierten Schreib- und Stilideale ist aber unerlässlich. Trotz der Relevanz rhetorischer Grundsätze für die Textproduktion vergangener Zeiten muss der Blick dabei aber immer offen bleiben für weitere, die Kommunikation beeinflussende Prinzipien und Aspekte.

Die Feststellung der grundsätzlichen Eignung des Modells schließt freilich nicht aus, dass in zukünftigen Untersuchungen nicht auch an verschiedenen Stellen Modifikationen durchgeführt werden könnten. So wurden die makro- und mikrostrukturellen Merkmale hier mit der von Stein vorgeschlagenen Unterscheidung von sprachlichen und konzeptionellen Routinen untersucht. Daneben existieren aber auch einige alternative Ansätze, die nicht weniger geeignet erscheinen, charakteristische Eigen- und Besonderheiten historischer Textsorten herauszuarbeiten, wie z. B. das von Fritz erarbeitete Konzept der funktionalen Textbausteine (vgl. Fritz 2013). Auch eine stärkere Berücksichtigung korpuslinguistischer Methoden wäre denkbar und wünschenswert, sobald die Voraussetzungen dafür geschaffen sind. Die prinzipielle Offenheit des vorgestellten Modells hinsichtlich der zugrundeliegenden Methoden und Theorien lässt ausreichend Freiraum, um ganz unterschiedlichen Fragestellungen und Bedürfnissen gerecht zu werden.

Insgesamt lässt sich resümmieren, dass sich einmal mehr gezeigt hat, wie lohnenswert eine stärkere Berücksichtigung der Textsorten in der sprachgeschichtlichen Forschung sein kann. Das hier vorgestellte Modell kann und soll dazu beitragen, das große Potential dieses Forschungsfeldes noch besser auszuschöpfen.

12 Übersicht Korpustexte

(ASI) Michael Alberti: Systema Iurisprudentiae Medicae – Pars Posterior. Halle 1725			
Casus I	S. 9–11	1721	FM Wittenberg
Casus I	S. 11–15	1721	FM Halle
Casus XIV	S. 145–149	1719	FM Halle
Casus XV	S. 152–153	1722	FM Halle
Casus XVI	S. 160–163	1723	FM Halle
Casus XVII	S. 167–169	1721	R. G. D. Und J. W. B. Chirurgus
Casus XVII	S. 165–166	1721	J. C. S. D (Phys.) und J. G. S. (Chir.)
Casus XVII	S. 177–178	1721	FM Halle
Casus XVIII	S. 182–184	1718	FM Halle

(AMC) Paul Ammann: Medicina Critica. Erfurt 1670			
Casus VII	S. 30–31	1615	Michael Reudenius
Casus XII	S. 105	1620	FM Leipzig
Casus XLI	S. 225–226	1635	FM Wittenberg
Casus XV	S. 113–114	1621	FM Leipzig
Casus XVI	S. 116–117	1623	FM Leipzig
Casus XXV	S. 159–160	1629	FM Leipzig
Casus XXVII	S. 167–169	1629	FM Leipzig
Casus XXXIX	S. 218–219	1623	FM Leipzig

(BIM) Johann Jacob Baier: Introductio in Medicinam Forensem. Frankfurt/Leipzig 1748			
Casus I	S. 40–44	1705	FM Altdorf
Casus VI	S. 70–75	1706	FM Altdorf
Casus VIII	S. 85–86	1708	FM Altdorf
Casus XXX	S. 194–195	1735	Johann Jacob Baier

(BMM V-VI) Gottlieb Budaeus: Miscellanea medico-chirurgica. Leipzig/Görlitz 1735–1737			
Band V:			
Casus I	S. 4–6	1696	FM W(ittenberg?)
Casus I	S. 6–8	1696	FM J(ena)
Casus II	S. 13–18	1692	D. G. Budaeus
Casus V	S. 27–29	1694	D. G. Budaeus
Casus XXII	S. 78–80	1697	D. B. M

https://doi.org/10.1515/9783110555080-012

(BMM V-VI) Gottlieb Budaeus: Miscellanea medico-chirurgica. Leipzig/Görlitz 1735–1737			
Band VI:			
Casus V	S. 68–70	1675	H. E. Physicus
Casus VI	S. 71–73	1675	Sämtliche Leibmedici
Casus VI	S. 74–75	1676	H. E. Physicus
Casus VIII	S. 76–77	1681	L. C. F. G.
Casus IX	S. 77–79	1682	L. C. F. G.
Casus X	S. 79–80	1682	L. C. F. G.

(DSG) Christian Friedrich Daniel: Sammlung medicinischer Gutachten und Zeugnisse. Leipzig/Görlitz 1776			
Casus I	S. 1–5	1759	Christian Friedrich Daniel
Casus XI	S. 32–35	1768	Christian Friedrich Daniel und J. C. W.
Casus XXII	S. 68–73	1770	Christian Friedrich Daniel
Casus XXIII	S. 74–77	1756	Christian Friedrich Daniel
Casus XXIV	S. 77–81	1764	Christian Friedrich Daniel und H. Chir.
Casus XXV	S. 82–86	1758	Christian Friedrich Daniel und H. Chir.
Casus XXVI	S. 86–89	1757	Christian Friedrich Daniel und H. Chir.
Casus XXVII	S. 90–93	1757	Christian Friedrich Daniel und H. Chir.
Casus XXVIII	S. 95–97	1756	Christian Friedrich Daniel
Casus XXIX	S. 98–101	1764	Christian Friedrich Daniel und W. Chir
Casus XXX	S. 101–105	1764	Christian Friedrich Daniel und R.Chir
Casus XXXI	S. 105–109	1759	W. S. Th. Und J. C. H. Chir.

(FSR I) Philipp Conrad Fabricius: Samlung einiger medicinischer Responsorum und Sections Berichte. Helmstedt 1754			
Casus I	S. 7–22	1751	FM Helmstedt
Casus III	S. 29–33	1751	FM Helmstedt
Casus IV	S. 34–40	1751	FM Helmstedt
Casus VI	S. 47–50	1753	FM Helmstedt

(FSR II) Philipp Conrad Fabricius: Zweyte Samlung einiger medicinischer Responsorum und Sections Berichte. Helmstedt 1760			
Casus V	S. 27–30	1760	FM Helmstedt
Casus VII	S. 41–48	1760	FM Helmstedt
Casus VIII	S. 48–51	1760	Philipp Conrad Fabricius

(FCM II) Johann Andreas Fischer: Consilia Medica continuata. Frankfurt 1706			
Consilium L	S. 271–275	1691	Johann Andreas Fischer
Consilium LI:	S. 276–281	1691	Johann Andreas Fischer
Consilium LII	S. 280–284	1691	Johann Andreas Fischer

(FRP) Johann Andreas Fischer: Responsa practica et Forensia selecta. Frankfurt/Leipzig 1719			
Consilium III	S. 7–8	1715	Johann Andreas Fischer
Consilium XI	S. 32–33	1708	Johann Andreas Fischer
Consilium XXVII:	S. 105–114	1713	Johann Andreas Fischer

(GMP) Johann Daniel Gohl: Medicina practica, clinica et forensis. Leipzig 1735			
Sectio I, Casus IX	S. 36–39	1697	Leibärzte Karl XI von Schweden
Sectio I, Casus XII	S. 47–50	1701	I. C. Mentzel
Sectio I, Casus XIII	S. 52–54	1721	Johann Daniel Gohl
Sectio I, Casus XIII	S. 58–59	1721	Fischer
Sectio I, Casus XIII	S. 59–61	1721	FM Königsberg
Sectio I, Casus XIII	S. 61–66	1721	Georg Ernst Stahl
Sectio I, Casus XIII	S. 66–68	1721	Friedrich Hoffmann
Sectio I, Casus XXII	S. 93–95	1714	Johann Daniel Gohl
Sectio I, Casus XXXI	S. 138–142	1704	Collegium Medicum Berlin

(HMR I-IV) Johann Georg Hasenest: Der medicinische Richter, Oder Acta Physico-medico Forensia. Onolzbach 1755–1759			
Band I:			
Casus I	S. 3–5	1736	Collegium Medicum Onoldinum
Casus II	S. 6–11	1737	Collegium Medicum Onoldinum
Casus XV	S. 120	1745	Georg Conrad Pfeffer
Band II:			
Casus X	S. 136–138	1737	Johann Georg Hasenest
Casus XIII	S. 164–165	1749	Johann Georg Hasenest
Casus XVI	S. 179–180	1741	Collegium Medicum Onoldinum
Band III:			
Casus IV	S. 30–32	1748	Johann Georg Hasenest
Casus XXX	S. 183–186	1747	Johann Georg Hasenest/Andreas Cramer
Band IV:			
Casus XI	S. 122–123	1740	Johann Georg Hasenest
Casus XII	S. 136–139	1753	Collegium Medicum Onoldinum

(HMC I-VII) Friedrich Hoffmann: Medicina Consultatoria. Halle 1721–1739			
Band I:			
Decurie I, Casus III	S. 12–15	1720	FM Halle
Decurie I, Casus IV	S. 19–23	1717	FM Halle
Band II:			
Decurie I, Casus III	S. 30–32	1720	FM Halle
Decurie I, Casus V	S. 38–40	1705	FM Halle
Decurie I, Casus VII	S. 43–44	1715	FM Halle
Band III:			
Decurie II, Casus VI	S. 95–98	1721	Friedrich Hoffmann
Band V:			
Decurie I, Casus X	S. 81–82	1725	FM Halle
Decurie II, Casus V	S. 126–129	1725	Friedrich Hoffmann
Decurie II, Casus VII	S. 146–148	1726	Friedrich Hoffmann
Decurie III, Casus III	S. 180–182	1725	Friedrich Hoffmann
Decurie III, Casus V	S. 194–196	1725	FM Halle
Band VII:			
Decurie I, Casus II	S. 16–18	1728	Friedrich Hoffmann

(KSG) Johann Gottlieb Kühn: Sammlung medicinischer Gutachten. Breßlau und Hirschberg 1759			
Kap. 1, Casus 1	S. 1–3	1786	Johann Gottlieb Kühn
Kap. 1, Casus 2	S. 3–4	1786	Johann Gottlieb Kühn
Kap. 1, Casus 3	S. 5–7	1787	Johann Gottlieb Kühn
Kap. 2, Casus 1	S. 32–36	1786	Johann Gottlieb Kühn
Kap .2, Casus 2	S. 37–40	1788	Johann Gottlieb Kühn
Kap. 2, Casus 3	S. 43–44	1789	Johann Gottlieb Kühn
Kap. 3, Casus 1	S. 61–63	1786	Johann Gottlieb Kühn/J. G. H: Chirurgus
Kap. 3, Casus 2	S. 64–69	1788	Johann Gottlieb Kühn/F. G./A. D. Chirurgus
Kap. 3, Casus 3	S. 69–71	1789	Johann Gottlieb Kühn und Chirurgi
Kap. 3, Casus 4	S. 74–78	1789	Johann Gottlieb Kühn und J. C. C. Chirurgus

(MGB) Johann Daniel Metzger: Gerichtlich=medicinische Beobachtungen. Königsberg 1781			
Jahrgang I, Erster Fall	S. 2–4	1777	Johann Daniel Metzger
Jahrgang I, Zweyter Fall	S. 7–9	1777	Johann Daniel Metzger
Jahrgang I, Dritter Fall	S. 13–14	1778	Johann Daniel Metzger
Jahrgang I, Vierter Fall	S. 18–20	1778	Johann Daniel Metzger
Jahrgang I, Vierter Fall	S. 23–28	1778	Johann Daniel Metzger

(PCM) Andreas Petermann: Casuum Medico-Legalium Decas II. Leipzig 1709			
Casus I	S. 3–9	1687	Bohn/Petermann
Casus I	S. 10–11	1687	Johann Caspar Westphal
Casus I	S. 11–14	1687	Johann Caspar Westphal
Casus I	S. 14–16	1687	Johann Caspar Westphal
Casus III	S. 56–57	1691	Andreas Petermann
Casus IIX	S. 66–67	1689	Andreas Petermann
Casus IX	S. 67–69	1692	Andreas Petermann
Casus X	S. 70	1687	Andreas Petermann

(PSF) Matthias Georg Pfann: Sammlung verschiedener merkwürdiger Fälle. Nürnberg 1750			
Abschnitt I, Casus I	S. 3–20	vor 1750	FM Erlangen
Abschnitt I, Casus III	S. 41–56	vor 1750	G. M. P. D
Abschnitt I, Casus IV	S. 57–71	vor 1750	FM Erlangen
Abschnitt I, Casus V	S. 71–85	1748	FM Erlangen
Abschnitt I, Casus VI	S. 86–98	1747	D. G. F. R. und J. P.
Abschnitt I, Casus VI	S. 99	1747	J. P.
Abschnitt I, Casus VI	S. 100–112	1747	FM Erlangen
Abschnitt II, Casus I	S. 165–178	1743–1750	FM Erlangen

(PAB) Johann Theodor Pyl: Aufsätze und Beobachtungen aus der gerichtlichen Arzeneywissenschaft. Berlin 1815			
Abschnitt 1, Fall 1	S. 1–10	1788	Johann Theodor Pyl
Abschnitt 1, Fall 2	S. 11–17	1787	Johann Theodor Pyl
Abschnitt 1, Fall 3	S. 18–25	1788	J. F. M.(Physikus)/N. R.(Chirurgus)
Abschnitt 1, Fall 4	S. 25–28	1786	Johann Daniel Mezger
Abschnitt 1, Fall 5	S. 28–30	1785	Johann Daniel Mezger

(RUC) Johann Caspar Ruef: Unterricht von Criminalfällen. Nürnberg 1777			
Erste Abtheilung	S. 12–16	1775	Johann Caspar Ruef
Vierte Abtheilung	S. 119–120	1771	Keine Angabe
Vierte Abtheilung	S. 124–126	1771	Keine Angabe
Fünfte Abtheilung	S. 131–134	1773	Keine Angabe

(TDM) Christian Gottlieb Troppanneger: Decisiones Medico-Forenses. Dresden und Neustadt 1733			
Decadis I, Casus III	S. 13–15	1722	Christian Gottlieb Troppanneger
Decadis II, Casus II	S. 57–63	1724	FM Halle
Decadis II, Casus III	S. 65–70	1724	FM Halle
Decadis II, Casus IV	S. 80–82	1725	FM Wittenberg
Decadis II, Casus VII	S. 96–98	1725	Christian Gottlieb Troppanneger
Decadis II, Casus VIII	S. 104–107	1725	M. H. Hr. Inspectoris
Decadis IV, Casus III	S. 182–183	1727	Christian Gottlieb Troppanneger/ A. M. Wehmutter
Decadis IV, Casus III	S. 183–184	1727	M. S. D. Stadtphysicus, A. H. Chirurg
Decadis IV, Casus III	S. 184–186	1727	A. E. B. Wehmutter

(ZMF) Johann Friedrich Zittmann: Medicina forensis. Leipzig 1706			
Centuriae I, Casus I:	S. 3–4	1650	FM Leipzig
Centuriae I, Casus III	S. 8–10	1651	Andreas G.
Centuriae I, Casus III	S. 10–13	1651	Keine Angabe
Centuriae I, Casus XI	S. 37–38	1654	FM Leipzig
Centuriae I, Casus XI	S. 40–41	1654	FM Leipzig
Centuriae I, Casus XII	S. 47	1654	FM Leipzig
Centuriae I, Casus XV	S. 53–54	1657	Keine Angabe
Centuriae I, Casus XVII:	S. 59–61	1657	FM Leipzig
Centuriae II, Casus LXXV	S. 546–547	1678	FM Leipzig
Centuriae II, Casus LXXVIII	S. 555–556	1678	Friedrich Zittmann
Centuriae III, Casus LXXXV	S. 826–827	1684	FM Leipzig
Centuriae III, Casus LXXXVI	S. 828–829	1684	FM Leipzig
Centuriae III, Casus XCI	S. 837–838	1684	FM Leipzig

13 Quellen- und Literaturverzeichnis

13.1 Archivbestände

Staatsarchiv Nürnberg:
Rep. 116 II, Tit. 13, Nr.1, 10*, 10.
Rep. 116 II, Tit. 11
Rep. 116 II, Nr. 31, Nr. 54, Nr. 67, Nr. 68, Nr. 70

Stadtarchiv Ulm:
A Ulmensien 111, N 10:33.
Rep A 17 [3185]

13.2 Gedruckte Primärquellen

Anonym (vermutlich Ferdinand Vietz) (1814): *Instruction für die öffentlich angestellten Aerzte und Wundärzte in den k. k. österreichischen Staaten, wie sie sich bey gerichtlichen Leichenschauen zu benehmen haben.* Wien: Kaiserl. königl. Hof= und Staats=Druckerey.

Anonym (Jean Devaux) (1713): *Die Kunst Chirurgische Berichte und Wund=Zettul abzufassen. Aus dem Frantzösischen ins Teutsche übersetzt.* Budißin: Johann George Hüneln.

Anonym (Jean Devaux) (1769): *Die Kunst Chirurgische Berichte und Wund=Zettul abzufassen. Aus dem Frantzösischen übersetzt. Neue viel vermehrte Auflage.* Budißin, Leipzig: Johann Carl Drachstedt, Buchhändler.

Adelung, Johann Christoph (1785): *Ueber den Deutschen Styl. Erster Teil.* Berlin: Christian Friedrich Voß und Sohn.

Alberti, Michael (1721): *Systema jurisprudentiae medicae, quo casus forenses, a jctis et medicus decidendi, explicantur omniumque facultatum sententus confirmantur, in partem dogmaticam et practicam partitum, casibus, relationibus jurididis et medicis forensibus specialibus illustratum,* [...]. Halle.

Ammann, Paul (1670): *Medicina Critica Sive Decisoria, Centuria Casuum medicinalium in concilio Facult. Med Lips. Antehac resolutorum, comprehensa, nunc vero in Physicorum, Practicorum, Studiosorum, Chirurgorum alioumq, usum notabilem, collecta, correcta, & variis Discursibus aucta, a D. Paulo Ammanno.* Erfurt.

Baier, Johann Jacob (1748): *Introdvctio in Medicinam Forensem et Responsa eivsdem Argvmenti tam ordinis svi nomine qvam propria avtoritate data in Pvblicvm proponvntur* [...]. Frankfurt, Leipzig.

Behr, Georg Heinrich (1751): *Medicina consultatoria oder Sammlung Einiger schwehren und seltenen Zufälle, samt denen von ihme darüber verfertigten Berathungen und eingeschickten Beantwortungen.* Augspurg: Philipp Ludwig Klaffschenckels sel. Wittib.

Behr, Georg Heinrich (1756): *Medicina consultatoria Oder Sammlung Einiger schwehren und seltenen Zufälle, von ihme darüber verfertigten Berathungen und eingeschickten Beantwortungen. Zweyter Theil.* Augspurg: Eberhard Klett.

Bernt, Josef (1821): *Anleitung zur Abfassung medicinisch=gerichtlicher Fundscheine und Gutachten, für angehende Ärzte, Wundärzte und Gerichtspersonen.* Wien: Carl Gerold.

https://doi.org/10.1515/9783110555080-013

Bernt, Josef (1836): *Visa reperta und gerichtlich-medicinische Gutachten über gesunde und kranke Zustände des Menschen. Gesammelt aus älteren und neueren Quellen und als erläuternder Anhang zu seinem systematischen Handbuche der gerichtlichen Arzneikunde herausgegeben*. Wien.

Bohn, Johann (1704): *De officio medici duplici, clinici nimirum ac forensis, hoc est Qua ratione ille se gerere debeat penes Infirmos pariter, ac in Foro, ut Medici eruditi, prudentis ac ingenui nomen utrinque tueatur*. Leipzig.

Brinckmann, Johann Peter (1783): *Anweisung für Aerzte und Wundärzte, um bey gerichtlichen Untersuchungen vollständige Visa reperta zu liefern: und wie die Rechtsgelehrten wissen können, ob von Seiten der ersteren das gehörige beobachtet worden*. [...] Frankfurt, Leipzig.

Budaeus, Gottlieb (1731): *Miscellanea medico chirurgica, practica et forensia, welche Allerhand Medicinische und Chirurgische Casvs, Relationes, Renvnciationes, Jvdicia, Consilia, Responsa, &c. in sich halten, Von vielen Jahren gesammlet und zum Druck befördert von Gottlieb Budæo*. Leipzig, Görlitz: Johann Gottlob Laurentius.

Budaeus, Gottlieb (1735): *Miscellanea medico chirurgica, practica et forensia; Worinnen Allerhand Medicinische und Chirurgische Casvs, Relationes, Renvnciationes, Jvdicia, Consilia, Responsa, &c. Enthalten: Fortgesetzt im Fünfften Theile*. Leipzig, Görlitz.

Budaeus, Gottlieb (1737): *Miscellanea medico chirurgica, practica et forensia; Worinnen Allerhand Medicinische und Chirurgische Casvs, Relationes, Renvnciationes, Jvdicia, Consilia, Responsa, &c. Enthalten: Fortgesetzt im Sechsten Theil*. Leipzig, Görlitz.

Büttner, Christoph Gottlieb (1767): *Anweisung für angehende Arzeneybeflißene, worauf sie bey Ausstellung eines Obductions-Attestes über tödtliche Verletzungen mit Acht zu geben haben*. Königsberg: Johann Jakob Kanter.

Büttner, Christoph Gottlieb (1768): *Vollständige Anweisung wie durch anzustellende Besichtigungen ein verübter Kindermord auszumitteln sey*. Königsberg.

Daniel, Christian Friedrich (1776): *Sammlung medicinischer Gutachten und Zeugnisse, welche über Besichtigungen und Eröffnungen tod=ter Köper, und bey andern rechtlichen Untersuchungen an verschiedene Gerichte ertheilt worden, mit einigen Anmerkungen, und einer Abhandlung über eine siebenmonatliche besondere Misgeburt, ohne Herz, Lungen rc. herausgegeben von dessen Sohne CFD. Mit Kupfern*. Leipzig: Adam Friedrich Böhme.

Devaux, Jean (1703): *L'art de faire les raports en chirurgie, où l'on enfeigne la Pratique, les Formules & le Stile le plus en ufage parmi les Chirurgiens commis aux Raports; Avec un extrait des Arreft, Statuts & Reglemens faits en confequence*. Paris: Laurent d'Houry.

Fabricius, Philipp Conrad (1754): *Samlung einiger medicinischer Responsorum und Sections Berichte*. Helmstedt.

Fabricius, Philipp Conrad (1760): *Samlung einiger medicinischer Responsorum und Sections Berichte. 2. Theil*. Helmstedt.

Fabricius, Philipp Conrad (1772): *Sammlung verschiedener Medicinischer Responsorum und Sections=Berichte. Neue und vermehrte Ausgabe*. Halle, Helmstedt: Carl Hermann Hemmerde.

Fernel, Joannis (1574): *Therapeutices Universalis seu medendi rationis libri septem. Quam totius medicinæ tertiam fecit partem, ad praxim perutilem & nedessariam*. Frankfurt a. M.: Andreas Wechelus.

Fischer, Johann Andreas (1704): *Consilia medica continuata, que in usum Practicum & Forensem proscopo curandi & renunciandi adornata sunt*. Frankfurt a. M.

Fischer, Johann Andreas (1719): *Responsa practica et forensia selecta, Ab Anno MDXXVI usque ad annum MDCCXIIX, quibus una cum indice generali loco mantissæ accessit. Crügnerus redivivus* [...]. Frankfurt, Leipzig.

Gohl, Johann Daniel (1735): *Medicina practica, clinica et forensis, sive collectio casvvm rariorvm ac notabiliorvm medico-clinicorvm, chirurgicorvm ac forensivm, partim responsis ac epicrisibvs, partim sectionibvs anatomicis et dispositionibvs illustratorvm* [...]. Leipzig.

Gottsched, Johann Christoph (1759): *Ausführliche Redekunst. Nach Anleitung der alten Griechen und Römer, wie auch der neuern Ausländer; Geistlichen und weltlichen Rednern zu gut, in zweenen Theilen verfasset und mit Exempeln erläutert. Die fünfte Auflage.* Leipzig: Bernhard Christoph Breitkopf.

Gruner, Cristian Godfried (1786): *Anleitung Arzneien zu verschreiben. Zweite revidirte Auflage.* Heidelberg.

Hallbauer, Friedrich Andreas (1725): *Anweisung zur Verbesserten Teutschen Oratorie Nebst einer Vorrede von den Mängeln Der Schul=Oratorie.* Jena: Johann Bernhard Hartung.

Hasenest, Johann Georg (1755–1759): *Der Medicinische Richter oder Acta Physico-Medico Forensia Collegii Medici Onoldini; Von Anno 1735 biß auf dermalige Zeiten zusammen getragen, hier und dar mit Anmerckungen, Dann Mit einer deutlichen Erläuterung der medicinischen Kunstwörter und vollständigen Register versehen. 4 Theile.* Onolzbach.

Hoffmann, Friedrich (1721a): *Medicina Consultatoria, Worinnen Unterschiedliche über einige schwehre Casus ausgearbeitete Consilia auch Responsa Facultatis Medicae enthalten, Und in Fünff Decurien eingetheilet, Dem Publico zum besten herausgegeben. Erster Theil.* Halle: Renger.

Hoffmann, Friedrich (1721b): *Medicina Consultatoria, Worinnen Unterschiedliche über einige schwehre Casus ausgearbeitete Consilia und Responsa Facultatis Medicae enthalten, Und in Fünf Decurien eingetheilet, Dem Publico zum Besten herausgegeben. Zweyter Theil.* Halle: Renger.

Hoffmann, Friedrich (1723): *Medicina Consultatoria, Worinnen Unterschiedliche über einige schwehre Casus ausgearbeitete Consilia und Responsa Facultatis Medicae enthalten, Und in Fünff Decurien eingetheilet, Dem Publico zum Besten herausgegeben. Dritter Theil.* Halle: Renger.

Hoffmann, Friedrich (1724): *Medicina Consultatoria, Worinnen Unterschiedliche über einige schwehre Casus ausgearbeitete Consilia und Responsa Facultatis Medicae enthalten, Und in Fünff Decurien eingetheilet, Dem Publico zum Besten heraus gegeben. Vierdter Theil. Nebst einem indice generali casuum und vollständigen Register der merckwürdigsten in allen vier Theilen befindlichen Sachen.* Halle: Renger.

Hoffmann, Friedrich (1726): *Medicina Consultatoria, Worinnen Unterschiedliche über einige schwehre Casus ausgearbeitete Consilia, auch Responsa Facultatis Medicae enthalten, Und in Fünff Decurien eingetheilet, Dem Publico zum besten herausgegeben. Fünffter Theil.* Halle: Renger.

Hoffmann, Friedrich (1728): *Medicina Consultatoria, Worinnen Unterschiedliche über einige schwehre Casus ausgearbeitete Consilia auch Responsa Facultatis Medicae enthalten, Und in Fünff Decurien eingetheilet, Dem Publico zum Besten heraus gegeben. Sechster Theil. Nebst einem indice casuum und vollständigen Real-Register über diesen sechsten und vorhergehenden fünfften Theil.* Halle: Renger.

Hoffmann, Friedrich (1730): *Medicina Consultatoria, Worinnen Unterschiedliche über einige schwehre Casus ausgearbeitete Consilia auch Responsa Facultatis Medicae enthalten, Und in Fünff Decurien eingetheilet, Dem Publico zum Besten heraus gegeben. Siebender Theil.*

Nebst einem Anhang von dem wahren Gehalt herrlichen Krafft und rechten Gebrauch Des Selter=Brunnens. Halle: Renger.
Hoffmann, Friedrich (1738): *Medicina Consultatoria, Worinnen Unterschiedliche über einige schwehre Casus ausgearbeitete Consilia auch Responsa Facultatis Medicae enthalten, Und in Fünff Decurien eingetheilet, Dem Publico zum Besten heraus gegeben. Elfter Theil*. Halle: Renger.
Klopstock, Friedrich Gottlieb (1774): *Die deutsche Gelehrtenrepublik. Ihre Einrichtung. Ihre Geseze. Geschichte des lezten Landtags. Auf Befehl der Aldermänner durch Salogast und Wlemar*. Erster Theil. Hamburg: J. J. C. Bode.
Kühn, Johann Gottlieb (1791): *Sammlung medicinischer Gutachten*. Breßlau, Hirschberg.
Metzger, Johann Daniel (1781): *Medicinisch-gerichtliche Beobachtungen. Erster Jahrgang*. Königsberg: F. D. Wagner und R. G. Dengel.
Metzger, Johann Daniel (1792): *Skizze einer pragmatischen Literärgeschichte der Medicin*. [...] Königsberg: Friedrich Nicolovius.
Minderer, Raymund (1620): *CONSILIUM oder Räthliches Gutachten. Die jetzt schwebende/vnd vnder den Soldaten mehrer=theils grassirende Sucht betreffendt*. Keine Ortsangabe.
Petermann, Andreas (1709): *Casuum medico-legalium Decas II. Herausgegeben von Dessen Sohne/ Benj. Petermannen / Practico daselbst*. Leipzig.
Pfann, Matthias Georg (1750): *Sammlung verschiedener merkwürdiger Fälle/ welche theils in die Gerichtliche, theils in die Practische Medicin einschlagen, nebst einigen pysikalischen und andern Medicinischen Materien bestehenden Zugaben, und einer Vorrede wie sich angehende Physici, Practici und Wund=Aertzte bey Abfassung der Wund=Sections= und Krankheits=Berichte zu verhalten*. Nürnberg: Joh. Adam Stein und Gabriel Nicolaus Raspe.
Pyl, Johann Theodor (1815): *Aufsätze und Beobachtungen aus der gerichtlichen Arzneywissenschaft. Zweyte unveränderte Auflage. Sechste Sammlung*. Berlin: Mylius.
Richter, Daniel (1662): *Thesaurus oratorius novus. Oder Ein neuer Vorschlag/ wie man zu der Rednerkunst/ nach dem Ingenio dieses Seculi, ge=langen/ und zugleich eine Rede auf unzehlich viel Arten verän=dern könne*. Nürnberg: Michael Endter.
Ruef, Johann Caspar (1777): *Unterricht von Criminalfällen, und wie sich ein Arzt in Abgebung seines Gutachtens hierüber zu verhalten habe. Nebst einem Anhang von der Hornviehseuche*. Nürnberg: Wolfgang Schwarzkopf.
Stahl, Georg Ernst (1733): *Collegivm Casvale Magnvm, oder Sechs und siebentzig Practische Casus, welche von Anno 1705. biß 1707. als Professor Ordinarius auf der Universität Halle einem gewissen Numero Studiosorum mit gründlicher Resolution und treuer Eröffnung vieler besondern Practischen Cau-telen Lateinisch in die Feder dictirt, Nunmehro ins Deutsche übersetzt Von D. Johann Storchen, alias Hulderico Pelargo* [...]. Leipzig: Caspar Jacob Eissel.
Troppanneger, Christian Gottlieb (1733): *Decisiones Medico-Forenses. Sowohl dessen eigene, und zwar die meisten Judicis, also auch anderer, und unterschiedlicher Juristisch und Medicinischer Facultäten Urthel und Responsa, Uber Siebentzig rare und zum Theil schwere Casus, Sonderlich De Lethalitate Vulnerum*. [...] Dresden.
Weise, Christian (1684): *Neu-Erleuterter Politischer Redner. Das ist: Unterschiedene Kunstgriffe welche in gedachten Buche entweder gar nicht oder nicht so deutlich vorkom̄en/ gleichwol aber Zu Fortsetzung der hochnöthigen Ubungen etwas großes heissen können; Aus bißheriger Experienz abgemercket/ und so wol durch leichte Regeln als durch deutliche und nützliche Exempel ausgeführet*. Leipzig: Sabina Gerdesin, gebohrne Ritschin. [...] und Joh. With. Krügern.

Woyt, Johann Jacob (1701): *Deutsches Vollständig=Medicinisches Lexikon in welchem Alle Anatomische/Chirurgische/Chymische/ Pharmaceutische Kunst=Wörter; Item der Thiere/ Mineralien/ Metallen/ Pflanzen/ Säffte/ Hartz/ welche zur Arzneykunst gebrauchet werden/ Wachsthum herkommen/ Eigenschafft und Güte/ deutlich erkläret werden/ So daß es stat eines vollkommenen Kräuterbuchs dienen kann/ Weil dergleichen nützliches Lexicon Medicum noch nie heraus gegeben.* Leipzig, Danzig: Johann Heinrich Fischer.

Woyt, Johann Jacob (1709): *Gazophylacium medico-physicum oder Schatz=Kammer/ Medicinisch= und Natürlicher Dinge/ In welcher Alle Medicinische Kunst=Wörter (2) inn- und euser=liche Kranckheiten nebst derselben Geneß=Mitteln/ (3) alle Mineralien/ Metalle/ Ertze/ Erden/ (4) zur Medicin gehörige frembde und einheimische Thiere/ (5) alle rare Specereyen und Materialien/ und (7) viel curiöse zur Mechanic gehörige Kunst=Griffe, in einer richtigen lateinischen Alphabet=Ordnung auff das deutlichste erklähret/ vorgestellet und mit einem nöthigen Register versehen warden.* Leipzig: Lanckisch

Zittmann, Friedrich (1706): *Medicina Forensis. Das ist Eröffnete Pforte zur Medicin und Chirurgie. Anweisende Hochlöbl. Medicinischen Facultät zu Leipzig hoch vernünfftig ertheilte Aussprüche und Responsa, Uber allerhand schwere/ zweiffelhaffte und seltene / von Anno 1650. biß 1700 vorgekommene und in die Medicin, auch Chirurgie lauffende Fragen und Fälle* / [...] Frankfurt a. M.

Zittmann, Friedrich (1706): *Medicina Forensis h(ic).e(st). Responsa Facultatis Medicæ Lipsiensis Ad QuÆstiones casus medicinales Ab Anno MDCL. usque MDXX In usum communem evulgata A D. JOH. FRIDER.ZITTMANNO. Sereniss. Potentiss. Regis Polon. Ge. Medica Castrensi. Cum ejus Præfatione & Indic Francofurti ad Mœnum Sumptibus Societatis.* Frankfurt a. M.

13.3 Onlinequellen

Adelung, Johann Christoph: Grammatisch Kritisches Wörterbuch der Hochdeutschen Mundart, mit beständiger Vergleichung der übrigen Mundarten, besonders aber der Oberdeutschen. Mit D. W. Soltau's Beyträgen, revidiert und berichtiget von Franz Xaver Schönberger. Wien, verlegts B. Ph. Bauer. 1811. http://lexika.digitale-sammlungen.de/adelung/online/angebot (letzter Zugriff: 07.02.2018).

Grimm, Jacob & Wilhelm Grimm: Deutsches Wörterbuch. 32 Bde. Leipzig 1854–1963 (= ^{1}DWB). http://dwb.uni-trier.de/de/ (letzter Zugriff: 07.02.2018).

Krünitz, Johann Georg: Oekonomische Encyklopädie, oder allgemeines System der Staats=, Stadt=, Haus= und Landwirthschaft in alphabetischer Ordnung. 242 Bde. Berlin 1773–1858. http://www.kruenitz1.uni-trier.de/ (letzter Zugriff: 07.02.2018).

Zedler, Johann Heinrich: Grosses vollständiges Universal-Lexicon aller Wissenschaften und Künste. 64 Bde. Halle und Leipzig 1731–1754. www.zedler-lexikon.de/ (letzter Zugriff: 07.02.2018).

Retrospektive Digitalisierung wissenschaftlicher Rezensionsorgane und Literaturzeitschriften des 18. und 19. Jahrhunderts aus dem deutschen Sprachraum. http://www.ub.uni-bielefeld.de/diglib/aufklaerung/ (letzter Zugriff: 07.02.2018).

13.4 Sekundärliteratur

Adamzik, Kirsten (1995): *Textsorten – Texttypologie. Eine kommentierte Bibliographie*. Münster: Nodus-Publ.

Adamzik, Kirsten (2004): *Textlinguistik. Eine einführende Darstellung*. Tübingen: Niemeyer.

Adamzik, Kirsten (Hrsg.) (2007a): *Textsorten. Reflexionen und Analysen*. Unveränd. Nachdruck der 1. Aufl. Tübingen: Stauffenburg.

Adamzik, Kirsten (2007b): Was ist pragmatisch orientierte Textsortenforschung? In: Adamzik, Kirsten (Hrsg.), *Textsorten. Reflexionen und Analysen*. Tübingen: Stauffenburg, 91–112.

Adamzik, Kirsten (2007c): Textsorten in der akademischen Welt. In: Klaus-Dieter Baumann & Hartwig Kalverkämper (Hrsg.), *Fachtextsorten-in-Vernetzung*. http://www.unige.ch/lettres/alman/files/1714/7894/2384/adamzik_2007.pdf (letzter Zugriff: 20.10.2017).

Adamzik, Kirsten (2016): *Textlinguistik. Grundlagen, Kontroversen, Perspektiven*. 2., völlig neu bearb., akt. und erw. Aufl. Berlin, Boston: De Gruyter.

Admoni, Wladimir (1980): *Zur Ausbildung der Norm der deutschen Literatursprache im Bereich des neuhochdeutschen Satzgefüges (1470–1730). Ein Beitrag zur Geschichte des Gestaltungssystems der deutschen Sprache*. Berlin: Akademie.

Admoni, Wladimir (1990): *Historische Syntax des Deutschen*. Tübingen: Niemeyer.

Agazzi, Elena (Hrsg.) (2011): *Tropen und Metaphern im Gelehrtendiskurs des 18. Jahrhunderts*. Hamburg: Meiner.

Ágel, Vilmos (2000): Syntax des Neuhochdeutschen bis zur Mitte des 20. Jahrhunderts. In: Werner Besch, Anne Betten, Oskar Reichmann & Stefan Sonderegger (Hrsg.), *Sprachgeschichte. Ein Handbuch zur Geschichte der deutschen Sprache und ihrer Erforschung* (HSK 2.2). 2., vollst. neu bearb. und erw. Aufl. Berlin, New York: De Gruyter, 1855–1903.

Ágel, Vilmos & Mathilde Henning (Hrsg.) (2010): *Nähe und Distanz im Kontext variationslinguistischer Forschung*. Berlin, New York: De Gruyter.

Agrimi, Jole & Chiara Crisciani (1994): *Les Consilia médicaux*. Turnhout: Brepols.

Albrecht, Jörn & Richard Baum (Hrsg.) (1992): *Fachsprache und Terminologie in Geschichte und Gegenwart*. Tübingen: Narr.

Ammerer, Gerhard (2003): Anatomische Sektion und Gerichtsmedizin. Zur Rolle der Ärzte in den Strafverfahren und den Diskursen um den Kindsmord im 18. Jahrhundert. In: Jürgen Helm & Karin Stuckenbrock (Hrsg.), *Anatomie. Sektionen einer medizinischen Wissenschaft im 18. Jahrhundert*. Stuttgart: Steiner, 241–268.

Arntz, Reiner (Hrsg.) (1988): *Textlinguistik und Fachsprache*. Hildesheim u. a.: Olms.

Artelt, Walter (1948): *Medizinische Wissenschaft und ärztliche Praxis im alten Berlin in Selbstzeugnissen. Ein Lesebuch*. Berlin: Urban & Schwarzenberg.

Baader, Gerhard (1974): Die Entwicklung der medizinischen Fachsprache im hohen und späten Mittelalter. In: Gundolf Keil & Peter Assion (Hrsg.), *Fachprosaforschung. Acht Vorträge zur mittelalterlichen Artesliteratur*. Berlin: Schmidt, 88–123.

Barner, Wilfried (1970): *Barockrhetorik. Untersuchungen zu ihren geschichtlichen Grundlagen*. Tübingen: Niemeyer.

Barz, Irmhild & Ulla Fix u. a. (Hrsg.) (2000): *Sprachgeschichte als Textsortengeschichte. Festschrift zum 65. Geburtstag von Gotthard Lerchner*. Frankfurt a. M. u. a.: Peter Lang.

Baumann, Klaus-Dieter (2001): *Kenntnissysteme im Fachtext*. Egelsbach: Hänsel-Hohenhausen.

Becker, Andrea (2001): *Populärmedizinische Vermittlungstexte. Studien zur Geschichte und Gegenwart fachexterner Vermittlungsvarietäten*. Tübingen: Niemeyer.

Behrens, Rudolf & Carsten Zelle (Hrsg.) (2012): *Der ärztliche Fallbericht. Epistemische Grundlagen und textuelle Strukturen dargestellter Beobachtung*. Wiesbaden: Harrassowitz.

Bendel, Sylvia (1998): *Werbeanzeigen von 1622–1798. Entstehung und Entwicklung einer Textsorte*. Tübingen: Niemeyer.

Benthem, Barbara van (1995): *Die laienmedizinische Fachsprache im Spiegel therapeutischer Hausbücher des 18. Jahrhunderts*. Göppingen: Kümmerle.

Berndt, Frauke & Daniel Fulda (Hrsg.) (2012): *Die Sachen der Aufklärung*. Hamburg: Meiner.

Besch, Werner, Anne Betten, Oskar Reichmann & Stefan Sonderegger (Hrsg.) (1998–2004): *Sprachgeschichte. Ein Handbuch zur Geschichte der deutschen Sprache und ihrer Erforschung* (HSK 2.1, 2.2, 2.3, 2.4). 2., vollst. neu bearb. und erw. Aufl. Berlin, New York: De Gruyter.

Besch, Werner (2003): Anredeformen des Deutschen im geschichtlichen Wandel. In: Werner Besch, Anne Betten, Oskar Reichmann & Stefan Sonderegger (Hrsg.), *Sprachgeschichte. Ein Handbuch zur Geschichte der deutschen Sprache und ihrer Erforschung* (HSK 2.3). 2., vollst. neu bearb. und erw. Aufl. Berlin, New York: De Gruyter, 2599–2628.

Betten, Anne (1987): *Grundzüge der Prosasyntax. Stilprägende Entwicklungen vom Althochdeutschen zum Neuhochdeutschen*. Tübingen: Niemeyer.

Betten, Anne (Hrsg.) (1990): *Neuere Forschungen zur historischen Syntax des Deutschen. Referate der internationalen Fachkonferenz Eichstätt 1989*. Tübingen: Niemeyer.

Bexte, Peter (1991): Die Formate des Wissens. In: Michael Cahn (Hrsg.), *Der Druck des Wissens. Geschichte und Medium der wissenschaftlichen Publikation*. Wiesbaden: Staatsbibliothek Preußischer Kulturbesitz, 10–12.

Bieberstedt, Andreas (2007): *Textstruktur – Textstrukturvariation – Textstrukturmuster. Lübecker mittelniederdeutsche Testamente des 14. und 15. Jahrhunderts*. Wien: Praesens.

Blackall, Eric A. (1966): *Die Entwicklung des Deutschen zur Literatursprache 1700–1775. Mit einem Bericht über neue Forschungsergebnisse 1955–1964 von Dieter Kimpel*. Stuttgart: Metzler.

Böning, Holger (1990): *Medizinische Volksaufklärung und Öffentlichkeit*. Tübingen: Niemeyer.

Borchers, Stefan (2012): *Totus homo* oder *ganzer Mensch*? Zum Auftakt der Anthropologie an der Universität Halle. In: Frauke Berndt & Daniel Fulda (Hrsg.), *Die Sachen der Aufklärung*. Hamburg: Meiner, 552–559.

Bozena, Choluj & Jan C. Joerden (Hrsg.) (2007): *Von der wissenschaftlichen Tatsache zur Wissensproduktion. Ludwik Fleck und seine Bedeutung für die Wissenschaft und Praxis*. Frankfurt a. M.: Peter Lang.

Borgards, Roland & Harald Neumeyer (Hrsg.) (2009): *Büchner Handbuch. Leben – Werk – Wirkung*. Stuttgart: Metzler.

Braun, Christian (2004): *Zur Sprache der Freimaurerei. Eine textsortenspezifische und lexikalisch-semantische Untersuchung*. Berlin: Weidler.

Braun, Christian (Hrsg.) (2011a): *Kanzleisprachen auf dem Weg zum Neuhochdeutschen*. Wien: Praesens.

Braun, Christian (2011b): Soziopragmatische Parametrisierung kanzleisprachiger Texte. In: Christian Braun (Hrsg.), *Kanzleisprachen auf dem Weg zum Neuhochdeutschen*. Wien: Praesens, 45–57.

Braun, Peter (Hrsg.) (1979): *Fremdwort-Diskussion*. München: Fink.

Brauneder, Wilhelm (1991): Gesetzeskenntnis und Gesetzessprache in Deutschland von 1750 bis 1850 am Beispiel der Habsburgmonarchie. In: Jörn Eckert & Hans Hattenhauer,

Sprache – Recht – Geschichte. Rechtshistorisches Kolloquium 5.–9. Juni 1990. Heidelberg: Müller, 107–130.
Braungart, Georg (1988): *Hofberedsamkeit. Studien zur Praxis höfisch-politischer Rede im deutschen Territorialabsolutismus*. Tübingen: Niemeyer.
Braungart, Georg (1991): *Praxis* und *poesis*: Zwei konkurrierende Textmodelle im 17. Jahrhundert. In: Gert Ueding (Hrsg.), *Rhetorik zwischen den Wissenschaften. Geschichte, System, Praxis als Probleme des „Historischen Wörterbuchs der Rhetorik"*. Tübingen: Niemeyer, 87–98.
Brendel, Elke, Jörg Meibauer & Markus Steinbach (Hrsg.) (2011): *Understanding quotation*. Berlin, New York: De Gruyter.
Brendel, Elke, Jörg Meibauer & Markus Steinbach (2011): „Exploring the Meaning of quotation". In: Elke Brendel, Jörg Meibauer & Markus Steinbach (Hrsg.): *Understanding quotation*. Berlin, New York: De Gruyter, 1–34.
Brinker, Klaus (2000a): Textstrukturanalyse. In: Armin Burkhardt, Hugo Steger & Herbert Ernst Wiegand (Hrsg.), *Text- und Gesprächslinguistik. Ein internationales Handbuch zeitgenössischer Forschung* (HSK 16.1). Berlin, New York: De Gruyter, 164–175.
Brinker, Klaus (2000b): Textfunktionale Analyse. In: Armin Burkhardt, Hugo Steger & Herbert Ernst Wiegand (Hrsg.), *Text- und Gesprächslinguistik. Ein internationales Handbuch zeitgenössischer Forschung* (HSK 16.1). Berlin, New York: De Gruyter, 175–186.
Brinker, Klaus, Hermann Cölfen & Steffen Pappert (2014): *Linguistische Textanalyse. Eine Einführung in Grundbegriffe und Methoden*. 8. neu bearb. und erw. Aufl. Berlin: Schmidt.
Brooks, Thomas (2001): Vom Vorreiter zum Nachzügler. Überlegungen zum Prestigeverlust der Kanzleisprache am Übergang vom 17. zum 18. Jahrhundert. In: Alexander Schwarz & Laure Abplanalp Luscher (Hrsg.), *Textallianzen am Schnittpunkt der germanistischen Disziplinen*. Bern, Berlin: Peter Lang, 291–302.
Brugger, Claudia Maria & Hermann Kühn (1979): *Sektion der menschlichen Leiche. Zur Entwicklung des Obduktionswesens aus medizinischer und rechtlicher Sicht*. Stuttgart: Enke.
Bublitz, Wolfram (2009): *Englische Pragmatik. Eine Einführung*. 2. neu bearb. und erw. Aufl. Berlin: Schmidt.
Burke, Peter (1987): *Küchenlatein. Sprache und Umgangssprache in der frühen Neuzeit*. Berlin: Wagenbach.
Burkhardt, Armin, Hugo Steger & Herbert Ernst Wiegand (Hrsg.) (2000): *Text- und Gesprächslinguistik. Ein internationales Handbuch zeitgenössischer Forschung* (HSK 16.1, 16.2). Berlin, New York: De Gruyter.
Busse, Dietrich (2000): Textsorten des Bereichs Rechtswesen und Justiz. In: Armin Burkhardt, Hugo Steger & Herbert Ernst Wiegand (Hrsg.), *Text- und Gesprächslinguistik. Ein internationales Handbuch zeitgenössischer Forschung* (HSK 16.1). Berlin, New York: De Gruyter, 658–675.
Cahn, Michael (Hrsg.) (1991a): *Der Druck des Wissens. Geschichte und Medium der wissenschaftlichen Publikation*. Wiesbaden: Staatsbibliothek Preußischer Kulturbesitz.
Cahn, Michael (1991b): Die Medien des Wissens. Sprache, Schrift und Druck. In: Michael Cahn (Hrsg.), *Der Druck des Wissens. Geschichte und Medium der wissenschaftlichen Publikation*. Wiesbaden: Staatsbibliothek Preußischer Kulturbesitz, 31–64.
Ceglia, Francesco Paolo de (2007): Hoffmann and Stahl: Documents and reflections on the dispute. In: *History of universities* 22 (1), 98–140.

Chang, Kevin (2011): „The great philosophical work“: Georg Ernst Stahl's early alchemical teaching. In: Miguel López Pérez (Hrsg.), *Chymia. Science and nature in medieval and early modern Europe*. Newcastle: Cambridge Scholars, 386–396.

Cherubim, Dieter (1989): Sprachverderber oder Sprachförderer? Zur Sprache der Institutionen im 19. Jahrhundert. In: Dieter Cherubim & Klaus J. Mattheier: *Voraussetzungen und Grundlagen der Gegenwartssprache. Sprach- und sozialgeschichtliche Untersuchungen zum 19. Jahrhundert*. Berlin, New York: De Gruyter, 139–175.

Cherubim, Dieter & Klaus J. Mattheier (1989): *Voraussetzungen und Grundlagen der Gegenwartssprache. Sprach- und sozialgeschichtliche Untersuchungen zum 19. Jahrhundert*. Berlin, New York: De Gruyter.

Cherubim, Dieter (1990): Rituell formalisierte Syntax in Texten des 16. und 19. Jahrhunderts. In: Anne Betten (Hrsg.), *Neuere Forschungen zur historischen Syntax des Deutschen. Referate der internationalen Fachkonferenz Eichstätt 1989*. Tübingen: Niemeyer, 269–282.

Cherubim, Dieter, Karlheinz Jakob & Angelika Linke (Hrsg.) (2002): *Neue deutsche Sprachgeschichte: Mentalitäts-, kultur- und sozialgeschichtliche Zusammenhänge*. Berlin, New York: De Gruyter.

Clark, Michael & Catherine Crawford (Hrsg.) (1994): *Legal medicine in history*. Cambridge: Cambridge University Press.

Conter, Claude D. (Hrsg.) (2010): *Literatur und Recht im Vormärz*. Bielefeld: Aisthesis.

Crawford, Catherine (1994): Legalizing medicine: early modern legal systems and the growth of medico-legal knowledge. In: Michael Clark & Catherine Crawford (Hrsg.), *Legal medicine in history*. Cambridge: Cambridge University Press, 89–116.

Cunningham, Andrew (1990): Medicine to calm the mind. Boerhaave's medical system, and why it was adopted in Edinburgh. In: Andrew Cunningham & Roger French (Hrsg.), *The medical enlightenment of the eighteenth century*. Cambridge: Cambridge University Press, 40–66.

Cunningham, Andrew & Roger French (Hrsg.) (1990): *The medical enlightenment of the eighteenth century*. Cambridge: Cambridge University Press.

Dackerman, Susan (Hrsg.) (2011): *Prints and the Pursuit of Knowledge in Early Modern Europe*. Cambridge, New Haven: Harvard Art Museums.

Daston, Lorraine (2011a): Observation. In: Susan Dackerman (Hrsg.), *Prints and the Pursuit of Knowledge in Early Modern Europe*. Cambridge, New Haven: Harvard Art Museums, 126–133.

Daston, Lorraine (2011b): The Empire of Observation 1600–1800. In: Lorraine Daston & Elizabeth Lunbeck (Hrsg.), *Histories of Scientific Observation*. Chicago: University of Chicago Press, 81–113.

Daston, Lorraine & Elizabeth Lunbeck (Hrsg.) (2011): *Histories of Scientific Observation*. Chicago: University of Chicago Press.

Dimter, Matthias (1981): *Textklassenkonzepte heutiger Alltagssprache*. Tübingen: Niemeyer.

Dinges, Martin (2000): Medicinische Policey zwischen Heilkundigen und „Patienten“ (1750–1830). In: Karl Härter (Hrsg.), *Policey und frühneuzeitliche Gesellschaft*. Frankfurt a. M.: Klostermann, 263–295.

Döhner, Otto (1986): *Krankheitsbegriff, Gesundheitsverhalten und Einstellung zum Tod im 16. bis 18. Jahrhundert. Eine historisch-medizinsoziologische Untersuchung anhand von gedruckten Leichenpredigten*. Frankfurt a. M.: Peter Lang.

Döring, Brigitte & Birgit Eichler (1996): *Sprache und Begriffsbildung in Fachtexten des 16. Jahrhunderts*. Wiesbaden: Reichert.

Dross, Fritz (2010): Vom zuverlässigen Urteilen. Ärztliche Autorität, reichsstädtische Ordnung und der Verlust „armer Glieder Christi" in der Nürnberger Sondersiechenschau. In: *Medizin, Gesellschaft und Geschichte* 29, 9–46.

Dudenredaktion (Hrsg.) (2009) : *Duden. Die Grammatik.* Mannheim: Duden.

Düwell, Susanne & Nicolas Pethes (Hrsg.) (2014): *Fall. Fallgeschichte. Fallstudie. Theorie und Geschichte einer Wissensform.* Frankfurt a. M.: Campus.

Dyck, Joachim & Jutta Sandstede (1996): *Quellenbibliographie zur Rhetorik, Homiletik und Epistolographie des 18. Jahrhunderts im deutschsprachigen Raum.* Stuttgart-Bad Cannstatt: Frommann-Holzboog.

Ebert, Robert Peter, Oskar Reichmann, Hans-Joachim Solms & Klaus-Peter Wegera (1993): *Frühneuhochdeutsche Grammatik.* Tübingen: Niemeyer.

Ebrecht, Angelika, Regina Nörtemann & Herta Schwarz (Hrsg.) (1990): *Brieftheorie des 18. Jahrhunderts. Texte, Kommentare, Essays.* Stuttgart: Metzler.

Eckart, Wolfgang (2011): *Illustrierte Geschichte der Medizin. Von der französischen Revolution bis zur Gegenwart.* Berlin: Springer.

Eckart, Wolfgang & Johanna Geyer-Kordesch (Hrsg.) (1982): *Heilberufe und Kranke im 17. und 18. Jahrhundert. Die Quellen- und Forschungssituation.* Tecklenburg: Burgverlag.

Eckart, Wolfgang Uwe & Robert Jütte (2007): *Medizingeschichte.* Köln: Böhlau.

Eckert, Jörn & Hans Hattenhauer (Hrsg.) (1991): *Sprache – Recht – Geschichte.* Heidelberg: Müller.

Ehlich, Konrad & Dorothee Heller (Hrsg.) (2007): *Die Wissenschaft und ihre Sprachen.* Bern: Peter Lang.

Eichinger, Ludwig M. (1995): Syntaktischer Wandel und Verständlichkeit. Zur Serialisierung von Sätzen und Nominalgruppen im frühen Neuhochdeutschen. In: Heinz L. Kretzenbacher & Harald Weinrich (Hrsg.), *Linguistik der Wissenschaftssprache.* Berlin, New York: De Gruyter, 301–324.

Eis, Gerhard (1965): *Vor und nach Paracelsus. Untersuchungen über Hohenheims Traditionsverbundenheit und Nachrichten über seine Anhänger.* Stuttgart: G. Fischer.

Elspaß, Stephan (2005): *Sprachgeschichte von unten. Untersuchungen zum geschriebenen Alltagsdeutsch im 19. Jahrhundert.* Tübingen: Niemeyer.

Engelhardt, Dietrich von (2000): Georg Ernst Stahl im Urteil der Medizingeschichte. Dimensionen, Phasen, Perspektiven. In: Dietrich von Engelhardt & Alfred Gierer (Hrsg.), *Georg Ernst Stahl (1659–1734) in wissenschaftshistorischer Sicht. Leopoldina-Meeting am 29. und 30. Oktober 1998 in Halle.* Heidelberg: Barth, 59–80.

Engelhardt, Dietrich von & Alfred Gierer (Hrsg.) (2000): *Georg Ernst Stahl (1659–1734) in wissenschaftshistorischer Sicht. Leopoldina-Meeting am 29. und 30. Oktober 1998 in Halle.* Heidelberg: Barth.

Ermert, Karl (1979): *Briefsorten. Untersuchungen zu Theorie und Empirie der Textklassifikation.* Tübingen: Niemeyer.

Ernst, Peter (Hrsg.) (2009): *Kanzleistil: Entwicklung, Form, Funktion.* Wien: Praesens.

Eroms, Hans-Werner (2014): *Stil und Stilistik. Eine Einführung.* 2. neu bearb. und erw. Aufl. Berlin: Schmidt.

Falk, Ulrich (2006): *Consilia. Studien zur Praxis der Rechtsgutachten in der frühen Neuzeit.* Frankfurt a. M.: Klostermann.

Fandrych, Christian & Maria Thurmair (2011): *Textsorten im Deutschen: linguistische Analysen aus sprachdidaktischer Sicht.* Tübingen: Stauffenburg.

Feilke, Helmuth (1996): *Sprache als soziale Gestalt. Ausdruck, Prägung und die Ordnung der sprachlichen Typik.* Frankfurt a. M.: Suhrkamp.

Fernandez Bravo, Nicole (1980): Geschichte der indirekten Rede im Deutschen vom siebzehnten Jahrhundert bis zur Gegenwart. In: *Deutsche Sprache* 8, 97–132.
Fischer, Alfons (1933): *Geschichte des deutschen Gesundheitswesens*. Berlin: Herbig.
Fischer-Homberger, Esther (1988): *Medizin vor Gericht. Zur Sozialgeschichte der Gerichtsmedizin*. Darmstadt: Luchterhand.
Fishman, Joshua A. (1965): Who speaks what Language to whom and when? In: *La Linguistique. Revue internationale de linguistique générale* 2, 67–88.
Fix, Ulla, Hannelore Poethe & Gabriele Yos (Hrsg.) (2003): *Textlinguistik und Stilistik für Einsteiger. Ein Lehr- und Arbeitsbuch*. Frankfurt a. M.: Peter Lang.
Fix, Ulla (2008): *Texte und Textsorten – sprachliche, kommunikative und kulturelle Phänomene*. Berlin: Frank & Timme.
Fix, Ulla, Andreas Gardt & Joachim Knape (Hrsg.) (2008/2009): *Rhetorik und Stilistik. Ein internationales Handbuch historischer und systematischer Forschung* (HSK 31.1, 31.2). Berlin, New York: De Gruyter.
Fleck, Ludwik (1980): *Entstehung und Entwicklung einer wissenschaftlichen Tatsache. Einführung in die Lehre vom Denkstil und Denkkollektiv. Mit einer Einleitung hrsg. von Lothar Schäfer und Thomas Schnelle*. Frankfurt a. M.: Suhrkamp.
Fleskes, Gabriele (1996): *Untersuchungen zur Textsortengeschichte im 19. Jahrhundert. Am Beispiel der ersten deutschen Eisenbahnen*. Tübingen: Niemeyer.
Flügge, Sibylla (1998): *Hebammen und heilkundige Frauen. Recht und Rechtswirklichkeit im 15. und 16. Jahrhundert*. Basel, Frankfurt a. M.: Stroemfeld.
Flügge, Sibylla (2003): „Reformation oder erneuerte Ordnung die Gesundheit betreffend" – Die Bedeutung des Policeyrechts für die Entwicklung des Medizinalwesens zu Beginn der Frühen Neuzeit. In: Bettina Wahrig & Werner Sohn (Hrsg.), *Zwischen Aufklärung, Policey und Verwaltung. Zur Genese des Medizinalwesens von 1750–1850*. Wiesbaden: Harrassowitz, 17–37.
Frank, Barbara, Thomas Haye & Doris Tophinke (Hrsg.) (1997): *Gattungen mittelalterlicher Schriftlichkeit*. Tübingen: Narr.
Frank, Barbara (1997): ‚Innensicht' und ‚Außensicht'. Zur Analyse mittelalterlicher volkssprachlicher Gattungsbezeichnungen. In: Barbara Frank, Thomas Haye & Doris Tophinke (Hrsg.), *Gattungen mittelalterlicher Schriftlichkeit*. Tübingen: Narr, 117–136.
Frey, Christiane (2012): Von Menschen, Fällen und Paratexten. Friedrich Hoffmann bis Karl Philipp Moritz' *Anton Reiser*. In: Frauke Berndt & Daniel Fulda (Hrsg.), *Die Sachen der Aufklärung*. Hamburg: Meiner, 560–573.
Fritz, Gerd (2013): *Dynamische Texttheorie*. Linguistische Untersuchungen. Bd. 5. Gießen: Gießener Elektronische Bibliothek. http://geb.uni-giessen.de/geb/volltexte/2013/9243/ (letzter Zugriff: 02.10.2017).
Fritz, Gerd (2016a): *Beiträge zur Texttheorie und Diskursanalyse. Linguistische Untersuchungen*. Bd. 9. Gießen: Gießener Elektronische Bibliothek. http://geb.uni-giessen.de/geb/volltexte/2016/12024/ (letzter Zugriff: 02.08.2017).
Fritz, Gerd (2016b): Zum Sprachgebrauch wissenschaftlicher Kontroversen im Deutschen um 1600. In: Gerd Fritz, *Beiträge zur Texttheorie und Diskursanalyse. Linguistische Untersuchungen*. Bd. 9. Gießen: Gießener Elektronische Bibliothek, 153–171. http://geb.uni-giessen.de/geb/volltexte/2016/12024/ (letzter Zugriff: 02.08.2017).
Fritz, Gerd (2016c): Zum Sprachgebrauch wissenschaftlicher Kontroversen im Deutschen um 1780. In: Gerd Fritz, Beiträge zur Texttheorie und Diskursanalyse. Linguistische

Untersuchungen. Bd. 9. Gießen: Gießener Elektronische Bibliothek, 173–223. http://geb.uni-giessen.de/geb/volltexte/2016/12024/ (letzter Zugriff: 02.08.2017).

Fritz, Gerd & Erich Straßner (Hrsg.) (1996): *Die Sprache der ersten deutschen Wochenzeitungen im 17. Jahrhundert*. Tübingen: Niemeyer.

Fuhrmann, Manfred (1983): *Rhetorik und öffentliche Rede. Über die Ursachen des Verfalls der Rhetorik im ausgehenden 18. Jahrhundert*. Konstanz: Universitäts-Verlag.

Furger, Carmen (2010): *Briefsteller. Das Medium „Brief" im 17. und frühen 18. Jahrhundert*. Köln u. a.: Böhlau.

Füssel, Marian (2006): *Gelehrtenkultur als symbolische Praxis. Rang, Ritual und Konflikt an der Universität der Frühen Neuzeit*. Darmstadt: Wissenschaftliche Buchgesellschaft.

Gaberell, Roger (2007): Probleme einer deutschen Textsortengeschichte – die „Anfänge". In: Kirsten Adamzik (Hrsg.), *Textsorten. Reflexionen und Analysen*. Tübingen: Stauffenburg, 155–174.

Gahr, Helmut (1981): *Das Krankheitsbild der Melancholia Hypochondriaca in den Consultationes ac responsiones medicae des Thomas Mermann (1547–1612)*. München: Dissertation.

Gansel, Christina & Frank Jürgens (2009): *Textlinguistik und Textgrammatik*. 3. unveränd. Aufl. Göttingen: Vandenhoeck & Ruprecht.

Gansel, Christina (2011): *Textsortenlinguistik*. Göttingen: Vandenhoeck & Ruprecht.

Ganslmayer, Christine (2011): Formulierungsmuster in der Corroboratio Freiburger Urkunden des 13. Jahrhunderts. In: Mechthild Habermann (Hrsg.), *Textsortentypologien und Textallianzen des 13. und 14. Jahrhunderts*. Berlin: Weidler, 353–417.

Gardt, Andreas (1994): *Sprachreflexion in Barock und Frühaufklärung. Entwürfe von Böhme bis Leibniz*. Berlin, New York: De Gruyter.

Gardt, Andreas, Klaus Mattheiher & Oskar Reichmann (Hrsg.) (1995): *Sprachgeschichte des Neuhochdeutschen. Gegenstände, Methoden, Theorien*. Tübingen: Niemeyer.

Geipel, Jochen (1965): *Die Konsiliarpraxis der Eberhard-Karls-Universität und die Behandlung der Ehrverletzung in den Tübinger Konsilien*. Stuttgart: Müller & Gräff.

Genette, Gérard (2008): *Paratexte. Das Buch vom Beiwerk des Buches*. 3. Aufl. Frankfurt a. M.: Suhrkamp.

Gessinger, Joachim (1980): *Sprache und Bürgertum. Sozialgeschichte sprachlicher Verkehrsformen im Deutschland des 18. Jahrhunderts*. Stuttgart: Metzler.

Geyer-Kordesch, Johanna (1990): Medizinische Fallbeschreibungen und ihre Bedeutung für die Wissensreform des 17. und 18. Jahrhunderts. In: *Medizin, Gesellschaft und Geschichte* 9, 7–19.

Geyer-Kordesch, Johanna (2000): *Pietismus, Medizin und Aufklärung in Preußen im 18. Jahrhundert. Das Leben und Werk Georg Ernst Stahls*. Tübingen: Niemeyer.

Giesecke, Michael (1992a): *Sinnenwandel, Sprachwandel, Kulturwandel. Studien zur Vorgeschichte der Informationsgesellschaft*. Frankfurt a. M.: Suhrkamp.

Giesecke, Michael (1992b): Rezepte im Mittelalter und in der Neuzeit. Der Funktionswandel eines Informationsmediums. In: Michael Giesecke (Hrsg), *Sinnenwandel, Sprachwandel, Kulturwandel. Studien zur Vorgeschichte der Informationsgesellschaft*. Frankfurt a. M.: Suhrkamp, 186–208.

Gläser, Rosemarie (1990): *Fachtextsorten im Englischen*. Tübingen: Narr.

Gloning, Thomas (2005): Early Modern controversies and theories of controversy. The rules of the game and the role of the persons. In: Pierluigi Barrotta & Marcelo Dascal (Hrsg.), *Controversies and subjectivity*. Amsterdam: John Benjamins, 263–282.

Gloning, Thomas (2011): Spielarten der Quellenkennzeichnung in Fachtexten des Mittelalters und der Frühen Neuzeit. In: Mechthild Habermann (Hrsg.), *Textsortentypologien und Textallianzen des 13. und 14. Jahrhunderts*. Berlin: Weidler, 303–332.

Gottlieb, Norbert (1965): *Die Bewertung gerichtsärztlicher Gutachten im 19. Jahrhundert bei der Beurteilung zweifelhafter Geisteszustände. Ein Beitrag zur Geschichte der Forensischen Medizin*. Saarbrücken, Homburg: Dissertation.

Götz, Ursula (1991): *Die Anfänge der Grammatikschreibung des Deutschen in Formularbüchern des frühen 16. Jahrhunderts. Fabian Frangk – Schryfftspiegel – Johann Elias Meichßner*. Heidelberg: Winter.

Götz, Ursula (2011): Zur Syntax von Titelblättern des 16. Jahrhunderts. In: Franz Simmler & Claudia Wich-Reif (Hrsg.), *Geschichte der Gesamtsatzstrukturen vom Althochdeutschen bis zum Frühneuhochdeutschen*. Bern u. a.: Peter Lang, 67–95.

Grau, Conrad (1990): Zum Wissenschaftsverständnis der Aufklärung. In: Georg Harig (Hrsg.), *Chirurgische Ausbildung im 18. Jahrhundert*. Husum: Matthiesen, 9–22.

Große, Rudolf & Hans Wellmann (Hrsg.) (1996): *Textarten im Sprachwandel – nach Erfindung des Buchdrucks*. Heidelberg: Winter.

Grosser, Susanne (2015): *Ärztekorrespondenz in der Frühen Neuzeit. Der Briefwechsel zwischen Peter Christian Wagner und Christoph Jacob Trew. Analyse und kommentierte Edition*. Berlin, Boston: De Gruyter.

Grumbach, Torsten (2006): *Kurmainzer Medicinalpolicey 1650–1803*. Frankfurt a. M.: Klostermann.

Gülich, Elisabeth & Wolfgang Raible (1977): *Linguistische Textmodelle. Grundlagen und Möglichkeiten*. München: Fink.

Haage, Bernhard & Wolfgang Wegner (Hrsg.) (2007): *Deutsche Fachliteratur der Artes in Mittelalter und Früher Neuzeit*. Berlin: Schmidt.

Habermann, Mechthild (1994): Die vernünftigen Tadlerinnen. Eine moralische Wochenschrift als Stillehre für Frauen. In: *Zeitschrift für germanistische Linguistik* 22 (3), 259–283.

Habermann, Mechthild (1996): Latinismen in deutschen Fachtexten der frühen Neuzeit. In: Horst Haider Munske & Alan Kirkness (Hrsg.), *Eurolatein. Das griechische und lateinische Erbe in den europäischen Sprachen*. Tübingen: Niemeyer, 12–46.

Habermann, Mechthild (2001): *Deutsche Fachtexte der Frühen Neuzeit*. Berlin, New York: De Gruyter.

Habermann, Mechthild (2007): Rezepte und rezeptartige Strukturen in Frühdrucken der artes mechanicae. In: Jörg Meier & Ilpo Tapani Piirainen (Hrsg.), *Studien zu Textsorten und Textallianzen um 1500*. Berlin: Weidler, 209–225.

Habermann, Mechthild (2010): Pragmatisch indizierte Syntax des Mittelhochdeutschen. In: Arne Ziegler (Hrsg.), *Historische Textgrammatik und Historische Syntax des Deutschen. Traditionen, Innovationen, Perspektiven. Bd. 1: Diachronie, Althochdeutsch, Mittelhochdeutsch*. Berlin, New York: De Gruyter, 451–469.

Habermann, Mechthild (Hrsg.) (2011a): *Textsortentypologien und Textallianzen des 13. und 14. Jahrhunderts*. Berlin: Weidler.

Habermann, Mechthild (2011b): Textmusterkonventionen in Konrad von Megenbergs „Buch der Natur“. In: Mechthild Habermann (Hrsg.), *Textsortentypologien und Textallianzen des 13. und 14. Jahrhunderts*. Berlin: Weidler, 267–284.

Habermann, Mechthild (2011c): Die Ausbildung von Fachsprachlichkeit im Frühneuhochdeutschen. In: Anja Lobenstein-Reichmann & Oskar Reichmann (Hrsg.),

Frühneuhochdeutsch – Aufgaben und Probleme seiner linguistischen Beschreibung. Hildesheim: Olms, 611–630.

Habrich, Christa (1991): Characteristic features of eighteenth-century therapeutics in Germany. In: William Bynum & Vivian Nutton (Hrsg.), *Essays in the History of Therapeutics.* Amsterdam: Rodopi, 39–49.

Harig, Georg (1990a): Aspekte der chirurgischen Ausbildung in Berlin. In: Georg Harig (Hrsg.), *Chirurgische Ausbildung im 18. Jahrhundert.* Husum: Matthiesen, 35–58.

Harig, Georg (Hrsg.) (1990b): *Chirurgische Ausbildung im 18. Jahrhundert.* Husum: Matthiesen.

Hartmann, Fritz & Matthias Krüger (1976): Directiones ad rem Medicam pertinentes. Ein Manuskript G. W. Leibnizens aus den Jahren 1671/1672 über die Medizin. In: *Studia Leibnitiana* VIII, 40–68.

Hartmann, Fritz (1993): *Gottfried Wilhelm Leibniz und seine Anforderungen an eine Medizin der Aufklärung.* Stuttgart: Steiner.

Hartmann, Fritz (2000): Die Leibniz-Stahl-Korrespondenz als Dialog zwischen monadischer und dualistisch-„psycho-somatischer" Anthropologie. In: Dietrich von Engelhardt & Alfred Gierer (Hrsg.), *Georg Ernst Stahl (1659–1734) in wissenschaftshistorischer Sicht. Leopoldina-Meeting am 29. und 30. Oktober 1998 in Halle.* Heidelberg: Barth, 97–124.

Haßler, Gerda (1999): Fachliche Textsorten in der deutschen Aufklärung. In: Lothar Hoffmann, Hartwig Kalverkämper & Herbert Ernst Wiegand (Hrsg.), *Fachsprachen. Ein internationales Handbuch zur Fachsprachenforschung und Terminologiewissenschaft* (HSK 14.2). Berlin, New York: De Gruyter, 2441–2451.

Haß-Zumkehr, Ulrike (1998): *„Wie glaubwürdige Nachrichten versichert haben". Formulierungstraditionen in Zeitungsnachrichten des 17. bis 20. Jahrhunderts.* Tübingen: Narr.

Hattenhauer, Hans (1987): *Zur Geschichte der deutschen Rechts- und Gesetzessprache.* Göttingen: Vandenhoeck & Ruprecht.

Hausendorf, Heiko & Wolfgang Kesselheim (2008): *Textlinguistik fürs Examen.* Göttingen: Vandenhoeck & Ruprecht.

Heinemann, Wolfgang (2000a): Vertextungsmuster Deskription. In: Armin Burkhardt, Hugo Steger & Herbert Ernst Wiegand (Hrsg.), *Text- und Gesprächslinguistik. Ein internationales Handbuch zeitgenössischer Forschung* (HSK 16.1). Berlin, New York: De Gruyter, 356–369.

Heinemann, Wolfgang (2000b): Textsorte – Textmuster – Texttyp. In: Armin Burkhardt, Hugo Steger & Herbert Ernst Wiegand (Hrsg.), *Text- und Gesprächslinguistik. Ein internationales Handbuch zeitgenössischer Forschung* (HSK 16.1). Berlin, New York: De Gruyter, 507–523.

Heinemann, Wolfgang (2000c): Aspekte der Textsortendifferenzierung. In: Armin Burkhardt, Hugo Steger & Herbert Ernst Wiegand (Hrsg.), *Text- und Gesprächslinguistik. Ein internationales Handbuch zeitgenössischer Forschung* (HSK 16.1). Berlin, New York: De Gruyter, 523–546.

Heinemann, Margot & Wolfgang Heinemann (2002): *Grundlagen der Textlinguistik. Interaktion – Text – Diskurs.* Tübingen: Niemeyer.

Heinemann, Wolfgang (2007): Textsorten. Zur Diskussion um Basisklassen des Kommunizierens. In: Kirsten Adamzik (Hrsg.), *Textsorten. Reflexionen und Analysen.* Tübingen: Stauffenburg, 10–29.

Heinemann, Wolfgang & Dieter Viehweger (1991): *Textlinguistik. Eine Einführung.* Tübingen: Niemeyer.

Heinzelmann, Ruth (2011): *Johann Balthasar Ehrhart (1700–1756) und seine Korrespondenz mit Christoph Jacob Trew (1695–1769)*. Erlangen- Nürnberg: Dissertation.
Helbig, Gerhard (2006): Sind *ob*-Sätze indirekte Fragesätze? In: *Deutsch als Fremdsprache. Zeitschrift zur Theorie und Praxis des Deutschunterrichts für Ausländer* 43, 88–97.
Heller, Martin Johannes (1992): *Reform der Rechtssprache im 18. Jahrhundert*. Frankfurt a. M.: Peter Lang.
Helm, Jürgen & Karin Stukenbrock (Hrsg.) (2003): *Anatomie. Sektionen einer medizinischen Wissenschaft im 18. Jahrhundert*. Stuttgart: Steiner.
Helm, Jürgen (2006): *Krankheit, Bekehrung und Reform. Medizin und Krankenfürsorge im Halleschen Pietismus*. Tübingen: Niemeyer.
Helm, Jürgen (Hrsg.) (2008): *Medical Theory and Therapeutic Practice in the Eighteenth century. A Transatlantic Perspective*. Stuttgart: Steiner.
Hertel, Volker (1996): Orientierungshilfen im frühen deutschen Sachbuch – Sachsenspiegelausgaben des 15. und 16. Jahrhunderts. In: Rudolf Große & Hans Wellmann (Hrsg.), *Textarten im Sprachwandel – nach Erfindung des Buchdrucks*. Heidelberg: Winter, 225–249.
Hertel, Volker (2000): Textsortenbenennungen im Deutschen des 16. Jahrhunderts. In: Irmhild Barz & Ulla Fix u. a. (Hrsg.), *Sprachgeschichte als Textsortengeschichte. Festschrift zum 65. Geburtstag von Gotthard Lerchner*. Frankfurt a. M. u. a.: Peter Lang, 321–336.
Hess, Volker & Andrew Mendelsohn (2010): Case and Series: Medical knowledge and paper technology 1600–1900. In: *History of Science* 48, 287–314.
Hess, Volker & Andrew Mendelsohn (2013): Fallgeschichte, Historia, Classifikation. François Boissier de Sauvages bei der Schreibarbeit. In: *NTM. Zeitschrift für Geschichte der Wissenschaften, Technik und Medizin*. o. S.
Hess, Volker (2014): Status und Funktion der medizinischen Fallgeschichte. In: Susanne Düwell & Nicolas Pethes (Hrsg.), *Fall. Fallgeschichte. Fallstudie. Theorie und Geschichte einer Wissensform*. Frankfurt a. M.: Campus, 34–59.
Hieronymus, Frank (1991): Dienst und Verdienst. Die Ökonomie der Mehrstimmigkeit des Drucks. In: Michael Cahn (Hrsg.), *Der Druck des Wissens. Geschichte und Medium der wissenschaftlichen Publikation*. Wiesbaden: Staatsbibliothek Preußischer Kulturbesitz, 18–20.
Hilber, Marina (2012): *Institutionalisierte Geburt. Eine Mikrogeschichte des Gebärhauses*. Bielefeld: transcipt.
Hilpert, Claudia (2000): *Wehemütter. Amtshebammen, Accoucheure und die Akademisierung der Geburtshilfe im kurfürstlichen Mainz 1550–1800*. Frankfurt a. M.: Peter Lang.
Hofer, Hans-Georg (2007): Medizin im 19. Jahrhundert: Differenzierung, Spezialisierung, Expansion. In: Dieter Mertens (Hrsg.), *550 Jahre Albert-Ludwigs-Universität Freiburg. Von der hohen Schule zur Universität der Neuzeit*. Freiburg, München: Alber, 72–89.
Hoffmann, Lothar, Hartwig Kalverkämper & Herbert Ernst Wiegand (Hrsg.) (1998/1999): *Fachsprachen. Ein internationales Handbuch zur Fachsprachenforschung und Terminologiewissenschaft* (HSK 14.1 & 14.2). Berlin, New York: De Gruyter.
Hoffmann, Lothar (1998): Fachtextsorten der Wissenschaft IV: das fachinterne Gutachten zu wissenschaftlichen Arbeiten. In: Lothar Hoffmann, Hartwig Kalverkämper & Herbert Ernst Wiegand (Hrsg.), *Fachsprachen. Ein internationales Handbuch zur Fachsprachenforschung und Terminologiewissenschaft* (HSK 14.1). Berlin, New York: De Gruyter, 500–504.
Hoffmann, Ludger (Hrsg.) (1989): *Rechtsdiskurse. Untersuchungen zur Kommunikation in Gerichtsverfahren*. Tübingen: Narr.

Hoffmeister, Alexander von (1975): *Das Medizinalwesen im Kurfürstentum Bayern. Wirken und Einfluß der Leib- und Hofärzte auf Gesetzgebung und Organisation.* München: Fritsch.

Honegger, Claudia (1992): *Die Ordnung der Geschlechter. Die Wissenschaften vom Menschen und das Weib 1750–1850.* 2. Aufl. Frankfurt a. M.: Campus.

Hoppe, Brigitte (1989): Naturwissenschaftliche Fachgespräche zur Zeit der Aufklärung in Europa. In: Brigitte Schlieben-Lange (Hrsg.), *Fachgespräche in Aufklärung und Revolution.* Tübingen: Niemeyer, 115–167.

Jakobs, Eva-Maria (1999): *Textvernetzung in den Wissenschaften. Zitat und Verweis als Ergebnis rezeptiven, reproduktiven und produktiven Handelns.* Tübingen: Niemeyer.

Janigáné-Prokai, Katalin (2013): *Afinite Nebensatzkonstruktionen und ihre Geschichte.* Frankfurt a. M.: Peter Lang.

Jaser, Christian, Ute Lotz-Heumann & Matthias Pohlig (Hrsg.) (2012): *Alteuropa – Vormoderne – Neue Zeit: Epochen und Dynamiken der europäischen Geschichte (1200–1800).* Berlin: Duncker & Humblot.

Jaumann, Herbert (Hrsg.) (2011): *Diskurse der Gelehrtenkultur in der Frühen Neuzeit.* Berlin, New York: De Gruyter.

Jucker, Andreas, Gerd Fritz & Franz Lebsanft (Hrsg.): *Historical Dialogue Analysis.* Amsterdam: Benjamins.

Kabatek, Johannes (2011): Diskurstraditionen und Genres. In: Sarah Dessì Schmid, Ulrich Detges u. a. (Hrsg.), *Rahmen des Sprechens. Beiträge zu Valenztheorie, Varietätenlinguistik, Kreolistik, Kognitiver und Historischer Semantik. Peter Koch zum 60. Geburtstag.* Tübingen: Narr, 89–100.

Kahl, Uwe (Hrsg.) (1998): *Christian Weise. Zum 290. Todestag am 21. Oktober 1998.* Zittau: Christian-Weise-Bibliothek, Wiss. und Heimatgeschichtlicher Altbestand.

Kaiser, Wolfram & Arina Völker (1980): *Universität und Physikat in der Frühgeschichte des Amtsarztwesens.* Halle: Martin-Luther-Universität Halle-Wittenberg.

Kästner, Hannes (1978): *Mittelalterliche Lehrgespräche. Textlinguistische Analysen, Studien zur poetischen Funktion und pädagogischen Intention.* Berlin: Schmidt.

Kästner, Hannes, Eva Schütz & Johannes Schwitalla (2000): Die Textsorten des Frühneuhochdeutschen. In: Werner Besch, Anne Betten, Oskar Reichmann & Stefan Sonderegger (Hrsg.), *Sprachgeschichte. Ein Handbuch zur Geschichte der deutschen Sprache und ihrer Erforschung* (HSK 2.2). Berlin, New York: De Gruyter, 1605–1623.

King, Lester (1978): *The philosophy of medicine. The early eighteenth century.* Cambridge, London: Harvard Univ. Press.

Keil, Gundolf & Peter Assion (Hrsg.) (1974): *Fachprosaforschung. Acht Vorträge zur mittelalterlichen Artesliteratur.* Berlin: Schmidt.

Keim, Inken & Wilfried Schütte (Hrsg.) (2002): *Soziale Welten und kommunikative Stile. Festschrift für Werner Kallmeyer zum 60. Geburtstag.* Tübingen: Narr.

Keller, Andreas (2008): *Frühe Neuzeit. Das rhetorische Zeitalter.* Berlin: Akademie.

Keyhan-Falsafi, Sabine, Ruth Klinke & Cornelia Schütz (1999): Geburtshelfende um 1800. Ein Geschlechterkonflikt? In: Marita Metz-Becker (Hrsg.), *Hebammenkunst gestern und heute. Zur Kultur des Gebärens durch drei Jahrhunderte.* Marburg: Jonas, 21–30.

Kilian, Jörg (2002): *Lehrgespräch und Sprachgeschichte. Untersuchungen zur historischen Dialogforschung.* Tübingen: Niemeyer.

Kirsop, Wallace (1991): Das wissenschaftliche Subskriptionswesen. In: Michael Cahn (Hrsg.), *Der Druck des Wissens. Geschichte und Medium der wissenschaftlichen Publikation.* Wiesbaden: Staatsbibliothek Preußischer Kulturbesitz, 22–23.

Klein, Wolf Peter (1999): *Die Geschichte der meteorologischen Kommunikation in Deutschland. Eine historische Fallstudie zur Entwicklung von Wissenschaftssprachen.* Hildesheim, Zürich u. a.: Olms.

Klein, Wolf Peter (2010): Kaspar Stielers Sprach- und Textnormen. Das „kommunikative Ereignis" als Grundlagenkategorie frühneuzeitlicher Textsortengeschichte. In: Michael Ludscheidt (Hrsg.), *Kaspar Stieler (1632–1707).* Bucha bei Jena: Quartus, 301–323.

Klein, Wolf Peter (2011a): Deutsch statt Latein! Zur Entwicklung der Wissenschaftssprachen in der frühen Neuzeit. In: Eins, Wieland, Helmut Glück & Sabine Pretschler (Hrsg.), *Wissen schaffen – Wissen kommunizieren. Wissenschaftssprachen in Geschichte und Gegenwart.* Wiesbaden: Harraossowitz, 35–47.

Klein, Wolf Peter (2011b): Die deutsche Sprache in der Gelehrsamkeit der frühen Neuzeit. Von der lingua barbarica zur HaubtSprache. In: Herbert Jaumann (Hrsg.), *Diskurse der Gelehrtenkultur in der Frühen Neuzeit.* Berlin, New York: De Gruyter, 465–516.

Klein, Wolf Peter (2012): Was können wir eigentlich von der Textlinguistik über die deutsche Sprache lernen? In: Veronika Kotůlková & Gabriela Rykalová (Hrsg.), *Perspektiven der Textanalyse.* Tübingen: Stauffenburg, 11–24.

Klimpel, Volker (1995): *Das Dresdner Collegium Medico-Chirurgicum.* Frankfurt a. M.: Peter Lang.

Knape, Joachim (1993): *Philipp Melanchthons „Rhetorik".* Tübingen: Niemeyer.

Knape, Joachim (2002): *Rhetorica deutsch. Rhetorikschriften des 15. Jahrhunderts.* Wiesbaden: Harrassowitz.

Knape, Joachim (2006): *Poetik und Rhetorik in Deutschland. 1300–1700.* Wiesbaden: Harrassowitz.

Knoche, Andrea (1996): *Probleme der Identifikation und Beschreibung des phraseologischen Bestandes historischer Texte dargestellt am Beispiel der Analyse frühneuhochdeutscher Schriften.* Aachen: Shaker.

Knoeff, Rina (2002): *Herman Boerhaave (1668–1738). Calvinist chemist and physician.* Amsterdam: Koninklijke Nederlandse Akad. van Wetenschappen.

Koch, Peter & Wulf Oesterreicher (1985): Sprache der Nähe – Sprache der Distanz. Mündlichkeit und Schriftlichkeit im Spannungsfeld von Sprachtheorie und Sprachgeschichte. In: *Romanistisches Jahrbuch* 36, 15–43.

Koch, Hans-Theodor (2003): Anatomie als universitäres Lehrfach: Das Beispiel Wittenberg. In: Jürgen Helm & Karin Stuckenbrock (Hrsg.), *Anatomie. Sektionen einer medizinischen Wissenschaft im 18. Jahrhundert.* Stuttgart: Steiner, 163–188.

Konert, Jürgen (2004): Hoffmann oder Stahl? Medizinische Fakultät und Franckesche Stiftungen in der Gründungsära. In: Richard Toellner (Hrsg.), *Die Geburt der sanften Medizin. Die Franckeschen Stiftungen zu Halle als Begegnungsstätte von Medizin und Pietismus im frühen 18. Jahrhundert.* Halle: Franckesche Stiftungen, 51–72.

Konopka, Marek (1996): *Strittige Erscheinungen der deutschen Syntax im 18. Jahrhundert.* Tübingen: Niemeyer.

Kotůlková, Veronika & Gabriela Rykalová (Hrsg.) (2012): *Perspektiven der Textanalyse.* Tübingen: Stauffenburg.

Krause, Wolf-Dieter (2007): Text, Textsorte, Textvergleich. In: Kirsten Adamzik (Hrsg.), *Textsorten. Reflexionen und Analysen.* Tübingen: Stauffenburg, 45–76.

Krauss, Werner (1966): *Antike und Moderne in der Literaturdiskussion des 18. Jahrhunderts.* Berlin: Akademie.

Krämer, Fabian (2012): Faktoid und Fallgeschichte. Medizinische Fallgeschichten im Lichte frühneuzeitlicher Lese- und Aufzeichnungstechniken. In: Frauke Berndt & Daniel Fulda (Hrsg.), *Die Sachen der Aufklärung*. Hamburg: Meiner, 525–536.

Kretzenbacher, Heinz L. & Harald Weinrich (Hrsg.) (1995): *Linguistik der Wissenschaftssprache*. Berlin, New York: De Gruyter.

Kretzenbacher, Heinz L. (1995): Wie durchsichtig ist die Wissenschaftssprache? In: Heinz L. Kretzenbacher & Harald Weinrich (Hrsg.), *Linguistik der Wissenschaftssprache*. Berlin, New York: De Gruyter, 15–39.

Langen, August (1954): *Der Wortschatz des deutschen Pietismus*. Tübingen: Niemeyer.

Lanz, Almut (1995): *Arzneimittel in der Therapie Friedrich Hoffmanns (1660–1742) unter besonderer Berücksichtigung der MEDICINA CONSULTATORIA (1721–1723)*. Braunschweig: Dt. Apotheker-Verl.

Lanz, Almut (2008): Friedrich Hoffmann: Concordance between medical theory and practice. In: Jürgen Helm & Renate Wilson (Hrsg.), *Medical Theory and Therapeutic Practice in the Eighteenth Century. A Transatlantic Perspective*. Stuttgart: Steiner, 159–173.

Lausberg, Heinrich (2008): *Handbuch der literarischen Rhetorik. Grundlegung der Literaturwissenschaft*. 4. Aufl. Stuttgart: Steiner.

Lehmann, Hartmut & Otto Ulbricht (Hrsg.) (1992): *Vom Unfug des Hexen-Processes. Gegner der Hexenverfolgungen von Johann Weyer bis Friedrich Spee*. Wiesbaden: Harraossowitz.

Lemnitzer, Lothar (2015): *Korpuslinguistik. Eine Einführung*. 3. überarb. und erw. Aufl. Tübingen: Narr Francke Attempto.

Lenk, Hartmut & Stephan Stein (Hrsg.) (2011): *Phraseologismen in Textsorten*. Hildesheim u. a.: Olms.

Lepenies, Wolf (1988): *Autoren und Wissenschaftler im 18. Jahrhundert. Buffon, Linné, Winckelmann, Georg Forster, Erasmus, Darwin*. Wien: Hanser.

Lepenies, Wolf (1989): *Gefährliche Wahlverwandtschaften. Essays zur Wissenschaftsgeschichte*. Stuttgart: Reclam.

Lindner, Bettina (2012): „Zur glücklichen Erreichung jenes gemeinersprießlichen Endzwecks": die fränkischen Collegia Medica im Vergleich. In: *Jahrbuch für fränkische Landesforschung* 71, 199–215.

Lindner, Bettina (2013): Frühneuzeitliche „Gesundheitsministerien": die Aufgaben medizinischer Kollegien am Beispiel des Collegium Medicum Onoldinum. In: *Jahrbuch des Historischen Vereins für Mittelfranken* 101, 41–70.

Lindner, Bettina (2015): Quotations from 17th and 18th Century Medical Case Reports. In: Jenny von Arendholz, Wolfram Bublitz & Monika Kirner-Ludwig (Hrsg.), *The Pragmatics of Quoting Now and Then*. Berlin, New York: De Gruyter, 401–418.

Littmann, Günter (1981): *Fachsprachliche Syntax*. Hamburg: Buske.

López Pérez, Miguel (Hrsg.) (2011): *Chymia. Science and nature in medieval and early modern Europe*. Newcastle: Cambridge Scholars.

Lorenz, Maren (1997): „Er ließe doch nicht nach biß er was angefangen" Zu den Anfängen gerichtsmedizinischer Gutachtung im 18. Jahrhundert. In: Erhard Chvojka, Richard van Dülmen & Vera Juna (Hrsg.), *Neue Blicke. Historische Anthropologie in der Praxis*. Wien: Böhlau, 199–222.

Lorenz, Maren (1999): *Kriminelle Körper – Gestörte Gemüter. Die Normierung des Individuums in Gerichtsmedizin und Psychiatrie der Aufklärung*. Hamburg: Hamburger Edition.

Lötscher, Andreas (1990): Variation und Grammatisierung in der Geschichte des erweiterten Adjektiv- und Partizipialattributs des Deutschen. In: Anne Betten (Hrsg.), *Neuere*

Forschungen zur historischen Syntax des Deutschen. Referate der internationalen Fachkonferenz Eichstätt 1989. Tübingen, Niemeyer, 14–28.
Lötscher, Andreas (2010): Auf der Suche nach syntaktischen „Nähe-Distanz"-Signalen in frühneuhochdeutschen Texten. In: Vilmos Ágel & Mathilde Henning (Hrsg.), *Nähe und Distanz im Kontext variationslinguistischer Forschung*. Berlin, New York: De Gruyter, 111–134.
Loytved, Christine (2002): *Hebammen und ihre Lehrer. Wendepunkte in Ausbildung und Amt Lübecker Hebammen (1730–1850)*. Osnabrück: Universitätsverlag Rasch.
Ludscheidt, Michael (Hrsg.) (2010): *Kaspar Stieler (1632–1707)*. Bucha bei Jena: Quartus.
Lüger, Heinz-Helmut (1992): *Sprachliche Routinen und Rituale*. Frankfurt a. M.: Peter Lang.
Macha, Jürgen (2003): Regionalität und Syntax: Redewiedergabe in frühneuhochdeutschen Verhörprotokollen. In: Raphael Berthele, Helen Christen & Sibylle Germann u. a. (Hrsg.), *Die deutsche Schriftsprache und die Regionen. Entstehungsgeschichtliche Fragen in neuer Sicht*. Berlin, New York: De Gruyter, 181–202.
Macha, Jürgen (2010): Grade und Formen der Distanzsprachlichkeit in Hexereiverhörprotokollen des frühen 17. Jahrhunderts. In: Vilmos Ágel & Mathilde Henning (Hrsg.), *Nähe und Distanz im Kontext variationslinguistischer Forschung*. Berlin, New York: De Gruyter, 135–153.
Macha, Jürgen & Elvira Topalović (Hrsg.) (2005): *Deutsche Kanzleisprache in Hexenverhörprotokollen der Frühen Neuzeit*. 2 Bde. Berlin, New York: De Gruyter.
Mahler, Susanne (2004): *Zwischen Texttradition und Moderne. Gattungsentwicklung volkssprachlicher Texte der Medizin und Naturkunde in der französischen Renaissance*. Eggingen: Edition Isele.
Marti, Hanspeter (2001): Dissertation und Promotionen an frühneuzeitlichen Universitäten des deutschen Sprachraums. Versuch eines skizzenhaften Überblicks. In: Rainer Müller (Hrsg.), *Promotionen und Promotionswesen an deutschen Hochschulen der Frühmoderne*. Köln: SH-Verlag, 1–20.
Masalon, Kevin Christopher (2014): Die deutsche Zeichensetzung gestern, heute – und morgen (?): eine korpusbasierte, diachrone Untersuchung der Interpunktion als Teil schriftsprachlichen Wandels im Spannungsfeld von Textpragmatik, System und Norm unter besonderer Berücksichtigung des Kommas. Duisburg, Essen: Dissertation. http://duepublico.uni-duisburg-essen.de/servlets/DerivateServlet/Derivate36075/Dissertation_Masalon.pdf (letzter Zugriff: 17.4.2017).
Meibauer, Jörg, Markus Steinbach & Hans Altmann (Hrsg.) (2013): *Satztypen des Deutschen*. Berlin, New York: De Gruyter.
Meier, Jörg & Arne Ziegler (Hrsg.) (2003): Aufgaben einer künftigen Kanzleisprachenforschung. Wien: Praesens.
Meier, Jörg (2007): Brieflehren und Briefsteller um 1500. In: Jörg Meier & Ilpo Tapani Piirainen (Hrsg.), *Studien zu Textsorten und Textallianzen um 1500*. Berlin: Weidler, 241–257.
Meier, Jörg & Ilpo Tapani Piirainen (Hrsg.) (2007): *Studien zu Textsorten und Textallianzen um 1500*. Berlin: Weidler.
Meier, Jörg (2009): Stillehren und Formularbücher. In: Peter Ernst (Hrsg.), *Kanzleistil: Entwicklung, Form, Funktion*. Wien: Praesens, 227–240.
Mertens, Dieter (Hrsg.) (2007): *550 Jahre Albert-Ludwigs-Universität Freiburg. Von der hohen Schule zur Universität der Neuzeit*. Freiburg, München: Alber.
Metz-Becker, Marita (1997): *Der verwaltete Körper. Die Medikalisierung schwangerer Frauen in den Gebärhäusern des frühen 19. Jahrhunderts*. Frankfurt a. M., New York: Campus.
Metz-Becker, Marita (Hrsg.) (1999): *Hebammenkunst gestern und heute. Zur Kultur des Gebärens durch drei Jahrhunderte*. Marburg: Jonas.

Metz-Becker, Marita (2013): Hebammen und medizinische Geburtshilfe im 18./19. Jahrhundert. In: *Hochschule* 22 (1), 33–42.

Meyer-Knees, Anke (1992): *Verführung und sexuelle Gewalt. Untersuchungen zum medizinischen und juristischen Diskurs im 18. Jahrhundert*. Tübingen: Niemeyer.

Mitzel-Kaoukhov Karin Heidrun (2011): *Die Briefe Johann Heinrich Schulzes (1687–1744) an Christoph Jacob Trew*. Erlangen-Nürnberg: Dissertation.

Mühlsteff, Jana (2007): *Ursprünge deutscher Medizinalgesetzgebung. Der Arzt-Beruf in städtischen Rechtsquellen des 14.–16. Jh.* Marburg: Tectum.

Müller, Irmgard & Daniela Watzke (2005): Tatort Halle. Verbrechen und Strafe im Urteil des Professors der Medizin und Physik, Michael Alberti (1682–1757). In: Susan Splinter, Sybille Gerstengarbe u. a. (Hrsg.): *Physica et historia. Festschrift für Andreas Kleinert zum 65. Geburtstag*. Halle: Wissenschaftliche Verlags-Gesellschaft, 199–212.

Müller, Irmgard & Daniela Watzke (2007): „Weil also die beste Abbildung [...] immer nur ein dürftiges Gleichnis bleibt.“: Zu den Visualisierungsverfahren in der Anatomie des 18. Jahrhundert. In: Rüdiger Schultka (Hrsg.), *Anatomie und anatomische Sammlungen im 18. Jahrhundert. Anlässlich der 250. Wiederkehr des Geburtstages von Philipp Friedrich Theodor Meckel (1755–1803)*. Berlin: LIT, 223–249.

Müller, Irmgard & Heiner Fangerau (2010): Protokolle des Unsichtbaren. Visa reperta in der gerichtsmedizinischen Praxis des 18. und 19. Jahrhunderts und ihre Rolle als Promotoren pathologisch-anatomischen Wissens. In: *Medizinhistorisches Journal* 45, 265–292.

Münch, Ragnhild (1995): *Gesundheitswesen im 18. und 19. Jahrhundert. Das Berliner Beispiel*. Berlin: Akademie.

Munske, Horst Haider (1988): Ist das Deutsche eine Mischsprache? Zur Stellung der Fremdwörter im deutschen Sprachsystem. In: Horst Haider Munske et al. (Hrsg.), *Deutscher Wortschatz. Lexikologische Studien. Ludwig Erich Schmitt zum 80. Geburtstag von seinen Marburger Schülern*. Berlin: De Gruyter, 46–74.

Munske, Horst Haider & Alan Kirkness (Hrsg.) (1996): *Eurolatein. Das griechische und lateinische Erbe in den europäischen Sprachen*. Tübingen: Niemeyer.

Nagel, Norbert (2011): Der Einfluss gelehrter Juristen und Fürsten auf Kanzleisprachen. In: Christian Braun (Hrsg.), *Kanzleisprachen auf dem Weg zum Neuhochdeutschen*. Wien: Praesens, 143–166.

Neuf-Münkel, Gabriele (1986): Lateinische und griechische Wortelemente in der Fachsprache der Medizin. Ein Kursus in medizinischer Terminologie. In: *Jahrbuch Deutsch als Fremdsprache* 12, 234–251.

Neuhaus, Helmut (Hrsg.) (1993): *Aufbruch aus dem Ancien régime. Beiträge zur Geschichte des 18. Jahrhunderts*. Wien: Böhlau.

Nickisch, Reinhard (1969): *Die Stilprinzipien in den deutschen Briefstellern des 17. und 18. Jahrhunderts. Mit einer Bibliographie zur Briefschreiblehre (1474–1800)*. Göttingen: Vandenhoeck & Ruprecht.

Nickisch, Reinhard (1991): *Brief*. Stuttgart: Metzler.

Niefanger, Susanne (1997): *Schreibstrategien in moralischen Wochenschriften. Formalstilistische, pragmatische und rhetorische Untersuchungen am Beispiel von Gottscheds „Vernünfftigen Tadlerinnen“*. Tübingen: Niemeyer.

Niehaus, Konstantin (2016): *Wortstellungsvarianten im Schriftdeutschen – Über Kontinuitäten und Diskontinuitäten in neuhochdeutscher Syntax*. Heidelberg: Winter.

Niehaus, Michael (2003): *Das Verhör. Geschichte – Theorie – Fiktion*. München: Fink.

Niehaus, Michael (2010): Gutachterlichkeit. In: Claude D. Conter (Hrsg.), *Literatur und Recht im Vormärz*. Bielefeld: Aisthesis, 23–40.

Oesterreicher, Wulf, Gerhard Regn & Winfried Schulze (Hrsg.) (2003): *Autorität der Form – Autorisierung – Institutionelle Autorität*. Münster: LIT.

Ogilvie, Brian W. (2006): *The science of describing. Natural History in Renaissance Europe*. Chicago: University of Chicago Press.

Ohlendorf, Steffen (2008): Rhetorische und stilistische Praxis der deutschsprachigen Länder in der Zeit des Barock. In: Ulla Fix, Andreas Gardt & Joachim Knape (Hrsg.): *Rhetorik und Stilistik. Ein internationales Handbuch historischer und systematischer Forschung* (HSK 31.1). Berlin, New York: De Gruyter, 413–429.

Pago, Thomas (1989): *Gottsched und die Rezeption der Querelle des Anciens et des Modernes in Deutschland: Untersuchungen zur Bedeutung des Vorzugsstreits für die Dichtungstheorie der Aufklärung*. Frankfurt a. M. u. a.: Peter Lang.

Paulus, Sybille (2005): *Wissenschaftliche Textsorten in der italienischen Renaissance. Der Sprachwechsel aus dem Lateinischen in der astronomischen, meteorologischen und kosmologischen Literatur*. Tübingen: Narr.

Pawlowsky, Verena (2001): *Mutter ledig – Vater Staat. Das Gebär- und Findelhaus in Wien 1784–1910*. Innsbruck u. a.: Studien.

Pethes, Nicolas & Sandra Richter (Hrsg.) (2008): *Medizinische Schreibweisen. Ausdifferenzierung und Transfer zwischen Medizin und Literatur (1600–1900)*. Tübingen: Niemeyer.

Pethes, Nicolas (2012): Der Mensch als epistemisches Ding? Forschungsprogramm und Forschungspraxis im Fallgeschichten-Anhang zu Johann Gottlob Krügers *Versuch einer Experimental-Seelenlehre*. In: Frauke Berndt & Daniel Fulda (Hrsg.), *Die Sachen der Aufklärung*. Hamburg: Meiner, 544–551.

Pfefferkorn, Oliver (2005): *Übung der Gottseligkeit. Die Textsorten Predigt, Andacht und Gebet im deutschen Protestantismus des späten 16. und des 17. Jahrhunderts*. Frankfurt a. M.: Peter Lang.

Pfeifer, Klaus (2000): *Medizin der Goethezeit. Christoph Wilhelm Hufeland und die Heilkunst des 18. Jahrhunderts*. Köln: Böhlau.

Plett, Heinrich F. (1991): *Einführung in die rhetorische Textanalyse*. 8. unver. Aufl. Hamburg: Buske.

Polenz, Peter von (1994–2013): *Deutsche Sprachgeschichte vom Spätmittelalter bis zur Gegenwart*. 3 Bde. Berlin: De Gruyter.

Pomata, Gianna & Nancy Siraisi (Hrsg.) (2005): *Historia. Empiricism and Erudition in Early Modern Europe*. Cambridge: MIT Press.

Pomata, Gianna (2010): Sharing Cases: The Observationes in Early Modern Medicine. In: *Early Science and Medicine* 15, 193–236.

Pomata, Gianna (2011): Observation Rising: Birth of an Epistemic Genre 1500–1600. In: Lorraine Daston & Elizabeth Lunbeck (Hrsg.), *Histories of Scientific Observation*. Chicago: University of Chicago Press, 45–80.

Pörksen, Uwe (1986a): *Deutsche Naturwissenschaftssprachen. Historische und kritische Studien*. Tübingen: Narr.

Pörksen, Uwe (1986b): Der Übergang vom Gelehrtenlatein zur deutschen Wissenschaftssprache. Zur frühen deutschen Fachliteratur und Fachsprache in naturwissenschaftlichen Fächern. In: Uwe Pörksen, *Deutsche Naturwissenschaftssprachen. Historische und kritische Studien*. Tübingen: Narr, 42–71.

Pörksen, Uwe (1994): *Wissenschaftssprache und Sprachkritik. Untersuchungen zu Geschichte und Gegenwart.* Tübingen: Narr.

Pott, Martin (1992): *Aufklärung und Aberglaube. Die deutsche Frühaufklärung im Spiegel ihrer Aberglaubenskritik.* Tübingen: Niemeyer.

Probst, Christian (1984): Die Reform des Medizinalwesens in Bayern zwischen 1799 und 1808. In: Eberhard Weiß (Hrsg.), *Reformen im rheinbündischen Deutschland.* München: Oldenbourg, 195–212.

Putscher, Marielene (1972): *Geschichte der medizinischen Abbildung. Von 1600 bis zur Gegenwart.* München: Moos.

Raabe, Paul (1986): *Friedrich Nicolai (1733–1811). Die Verlagswerke eines preußischen Buchhändlers der Aufklärung 1759–1811.* Weinheim: Acta Humaniora.

Rachoinig, Sigrid (2009): *Wir tun kund und lassen dich wissen. Briefe, Urkunden und Akten als spätmittelalterliche Grundformen schriftlicher Kommunikation, dargestellt anhand der Lebenszeugnisse Oswalds von Wolkenstein.* Frankfurt a. M.: Peter Lang.

Rau, Tilman (2009): *Das Commercium Litterarium. Die erste medizinische Wochenschrift in Deutschland und die Anfänge des medizinischen Journalismus.* Bremen: Edition Lumière.

Rautenberg, Ursula (2004): *Das Titelblatt. Die Entstehung eines typographischen Dispositivs im Frühen Buchdruck.* Erlangen-Nürnberg: Buchwissenschaft Universität Erlangen-Nürnberg.

Regier, Willis G. (2010): *Quotology.* Nebraska: University of Nebraska Press.

Reiber, Matthias (1999): *Anatomie eines Bestsellers. Johann August Unzers Wochenschrift „Der Arzt" (1759–1764).* Göttingen: Wallstein.

Reichmann, Oskar (1995): Die Konzepte von ‚Deutlichkeit' und ‚Eindeutigkeit' in der rationalistischen Sprachtheorie des 18. Jahrhundert. In: Andreas Gardt, Klaus Mattheier & Oskar Reichmann (Hrsg.), *Sprachgeschichte des Neuhochdeutschen. Gegenstände, Methoden, Theorien.* Tübingen: Niemeyer, 169–198.

Reis, Marga (2013): Assertive Frage und Echofrage. In: Jörg Meibauer, Markus Steinbach & Hans Altmann (Hrsg.), *Satztypen des Deutschen.* Berlin, New York, 105–119.

Riecke, Jörg (2004): *Die Frühgeschichte der mittelalterlichen medizinischen Fachsprache im Deutschen*, Bd. 1: *Untersuchungen.* Berlin, New York: De Gruyter.

Rössler, Paul (2007): Makrostrukturen in österreichischen Adeligenbriefen vom 16. bis ins 18. Jahrhundert. In: Peter Wiesinger (Hrsg.), *Textsorten und Textallianzen vom 16. bis zum 18. Jahrhundert.* Berlin: Weidler, 65–90.

Ruisinger, Marion Maria (2008): *Patientenwege. Die Konsiliarkorrespondenz Lorenz Heisters (1683–1758) in der Trew-Sammlung Erlangen.* Stuttgart: Steiner.

Sachtleber, Susanne (1993): Textstile in der Wissenschaftssprache. In: Hartmut Schröder (Hrsg.), *Fachtextpragmatik.* Tübingen: Narr, 61–79.

Sandig, Barbara (2006): *Textstilistik.* 2., völlig überarb. Aufl. Berlin, New York: De Gruyter.

Schellenberg, Wilhelm (Hrsg.) (1994): *Untersuchungen zur Strategie der Sprachgestaltung ausgewählter Fachtextsorten aus Gegenwart und Neuzeit.* Tostedt: Attikon.

Schenker, Walter (1977): Plädoyer für eine Sprachgeschichte als Textsortengeschichte. In: *Deutsche Sprache* 2, 141–148.

Schilling, Ruth (2012): Galens langer Schatten: Wissenschaftlicher Umbruch und medizinische Praxis zwischen 18. und 19. Jahrhundert. In: Christian Jaser, Ute Lotz-Heumann & Matthias Pohlig (Hrsg.), *Alteuropa – Vormoderne – Neue Zeit. Epochen und Dynamiken der europäischen Geschichte (1200–1800).* Berlin: Duncker & Humblot, 297–311.

Schiewe, Jürgen (1996a): *Sprachenwechsel – Funktionswandel – Austausch der Denkstile. Die Universität Freiburg zwischen Latein und Deutsch.* Tübingen: Niemeyer.

Schiewe, Jürgen (1996b): Kontinuität und Wandel des akademischen und wissenschaftlichen Wortschatzes im Übergang der Universitäten vom Lateinischen zum Deutschen. In: Horst Haider Munske & Alan Kirkness (Hrsg.), *Eurolatein. Das griechische und lateinische Erbe in den europäischen Sprachen*. Tübingen: Niemeyer, 47–64.

Schings, Hans-Jürgen (1977): *Melancholie und Aufklärung. Melancholiker und ihre Kritiker in Erfahrungsseelenkunde und Literatur des 18. Jahrhunderts*. Stuttgart: Metzler.

Schlieben-Lange, Brigitte (Hrsg.) (1983): *Fachsprache und Fachliteratur*. Göttingen: Vandenhoeck & Ruprecht.

Schlieben-Lange, Brigitte (1989a): Wissenschaftssprache und Alltagssprache um 1800. In: Dieter Cherubim & Klaus J. Mattheier (Hrsg.), *Voraussetzungen und Grundlagen der Gegenwartssprache. Sprach- und sozialgeschichtliche Untersuchungen zum 19. Jahrhundert*. Berlin, New York: De Gruyter, 123–138.

Schlieben-Lange, Brigitte (Hrsg.) (1989b): *Fachgespräche in Aufklärung und Revolution*. Tübingen: Niemeyer.

Schlieben-Lange, Brigitte (1989c): Dialog und Aufklärung. In: Brigitte Schlieben-Lange (Hrsg.), *Fachgespräche in Aufklärung und Revolution*. Tübingen: Niemeyer, 1–16.

Schlumbohm, Jürgen & Claudia Wiesemann (Hrsg.) (2004): *Die Entstehung der Geburtsklinik in Deutschland 1751–1850*. Göttingen: Wallstein.

Schlüter, Sabine (2002): Drucktechnisch-typographisch unmarkierte Makrostrukturen und ihre Ermittlungsverfahren – Exemplifiziert anhand von monologischen und dialogischen Textteilen in der Kurzepik. In: Franz Simmler (Hrsg.), *Textsorten deutscher Prosa vom 12./13. bis 18. Jahrhundert und ihre Merkmale*. Bern: Peter Lang, 159–170.

Schmitz, Rudolf & Gundolf Keil (Hrsg.) (1984): *Humanismus und Medizin*. Weinheim: Acta Humaniora.

Schmidt-Wächter, Anke (2003): *Die Reflexion kommunikativer Welt in Rede- und Stillehrbüchern zwischen Christian Weise und Johann Christoph Adelung*. Frankfurt a. M. u. a.: Peter Lang.

Schnalke, Thomas (1995): *Natur im Bild. Anatomie und Botanik in der Sammlung des Nürnberger Arztes Christoph Jacob Trew. Eine Ausstellung aus Anlaß seines 300. Geburtstages, 8. November–10. Dezember 1995*. Erlangen: Universitäts-Bibliothek.

Schnalke, Thomas (1997): *Medizin im Brief. Der städtische Arzt des 18. Jahrhunderts im Spiegel seiner Korrespondenz*. Stuttgart: Steiner.

Schnalke, Thomas (2009): Das Bild im Brief. Zur Funktion graphischer Elemente in medizinischen Korrespondenzen des 18. Jahrhunderts. In: Thomas Rütten & Nadine Metzger (Hrsg.), *Geschichte der Medizingeschichtsschreibung*. Remscheid: Gardez!, 295–328.

Schnalke, Thomas (2011): Bühne, Sammlung und Museum: zur Funktion des Berliner anatomischen Theaters im 18. Jahrhundert. In: Helmar Schramm (Hrsg.), *Spuren der Avantgarde: Theatrum anatomicum: Frühe Neuzeit und Moderne im Kulturvergleich*. Berlin, New York: De Gruyter, 1–27.

Schneider, Ute (1995): *Friedrich Nicolais Allgemeine Deutsche Bibliothek als Integrationsmedium der Gelehrtenrepublik*. Wiesbaden: Harrassowitz.

Schönert, Jörg (Hrsg.) (1991): *Erzählte Kriminalität. Zur Typologie und Funktion von narrativen Darstellungen in Strafrechtspflege, Publizistik und Literatur zwischen 1770 und 1920*. Tübingen: Niemeyer.

Schramm, Helmar (Hrsg.) (2011): *Spuren der Avantgarde. Theatrum anatomicum. Frühe Neuzeit und Moderne im Kulturvergleich*. Berlin, New York: De Gruyter.

Schröder, Hartmut (Hrsg.) (1993): *Fachtextpragmatik*. Tübingen: Narr.

Schulenburg, Sigrid von (1973): *Leibniz als Sprachforscher*. Frankfurt a. M.: Klostermann.

Schultka, Rüdiger & Josef N. Neumann (Hrsg.) (2007): *Anatomie und Anatomische Sammlungen im 18. Jahrhundert: anlässlich der 250. Wiederkehr des Geburtstages von Philipp Friedrich Theodor Meckel (1755–1803)*. Berlin: LIT.

Schulz, Matthias (2005): Schichten alter und neuer fremder Wörter als Europäismen im Deutschen. In: *Deutsche Sprache* 33, 60–77.

Schulz, Matthias (2007): *Deutscher Wortschatz im 17. Jahrhundert. Methodologische Studien zu Korpustheorie, Lexikologie und Lexikographie von historischem Wortschatz*. Tübingen: Niemeyer.

Schulz, Matthias (2012): Fraktur und Antiqua in deutschsprachigen gedruckten Texten des 17. Jahrhunderts. In: *Sprachwissenschaft* 37 (4), 423–456.

Schuster, Britt-Marie (2007): Historische Phraseologismen und ihre Bedeutung zum Aufbau von Textallianzen im frühen 16. Jahrhundert – ein systematischer Entwurf. In: Peter Wiesinger (Hrsg.), *Textsorten und Textallianzen vom 16. bis zum 18. Jahrhundert*. Berlin: Weidler, 349–383.

Schuster, Britt-Marie (2010): *Auf dem Weg zur Fachsprache. Sprachliche Professionalisierung in der psychiatrischen Schreibpraxis (1800–1939)*. Berlin, New York: De Gruyter.

Schwarz, Alexander & Laure Abplanalp Luscher (Hrsg.) (2001): *Textallianzen am Schnittpunkt der germanistischen Disziplinen*. Bern u. a.: Peter Lang.

Schwitalla, Johannes (2002): Komplexe Kanzleisyntax als sozialer Stil. Aufstieg und Fall eines sprachlichen Imponierhabitus. In: Inken Keim & Wilfried Schütte (Hrsg.), *Soziale Welten und kommunikative Stile. Festschrift für Werner Kallmeyer zum 60. Geburtstag*. Tübingen: Narr, 379–398.

Seidl, Helmut A. (2010): *Medizinische Sprichwörter. Das große Lexikon deutscher Gesundheitsregeln*. München: Wissenschaftliche Buchgesellschaft.

Sigl, Gerda Maria (2000): *Buchdruck und Fachsprache bei der Entlehnung von Fremdwörtern. Exemplarisch aufgezeigt an Architectura civilis-Traktaten*. Frankfurt a. M.: Peter Lang.

Simmler, Franz (Hrsg.) (2002): *Textsorten deutscher Prosa vom 12./13. bis 18. Jahrhundert und ihre Merkmale. Akten zum Internationalen Kongress in Berlin. 20. bis 22. September 1999*. Bern u. a.: Peter Lang.

Simmler, Franz (2003): Geschichte der Interpunktionssysteme im Deutschen. In: Werner Besch, Anne Betten, Oskar Reichmann & Stefan Sonderegger (Hrsg.), *Sprachgeschichte. Ein Handbuch zur Geschichte der deutschen Sprache und ihrer Erforschung* (HSK 2.3). 2., vollst. neu bearb. und erw. Aufl. Berlin, New York: De Gruyter, 2472–2504.

Simmler, Franz & Claudia Wich-Reif (Hrsg.) (2011): *Geschichte der Gesamtsatzstrukturen vom Althochdeutschen bis zum Frühneuhochdeutschen*. Bern u. a.: Peter Lang.

Singer, Charles (1957): *A short history of Anatomy & physiology from the greeks to Harvey*. New York: Dover Publications.

Skiba, Romuald (1998): *Fachsprachenforschung in wissenschaftstheoretischer Perspektive*. Tübingen: Narr.

Skopec, Manfred (1990): Das Ringen um die Einheit von Medizin und Chirurgie am Beispiel des Wiener Josephinums. In: Georg Harig (Hrsg.), *Chirurgische Ausbildung im 18. Jahrhundert*. Husum: Matthiesen, 137–148.

Skudlik, Sabine (1990): *Sprachen in den Wissenschaften. Deutsch und Englisch in der internationalen Kommunikation*. Tübingen: Narr.

Sohn, Werner & Bettina Wahrig (Hrsg.) (2003): *Zwischen Aufklärung, Policey und Verwaltung. Zur Genese des Medizinalwesens 1750–1850*. Wiesbaden: Harraossowitz.

Spengler, Nicole (2002): Urkunden als Textsorten. Untersuchung aufgrund der deutschsprachigen Konstanzer Urkunden. In: Franz Simmler (Hrsg.), *Textsorten deutscher Prosa vom 12./13. bis 18. Jahrhundert und ihre Merkmale. Akten zum Internationalen Kongress in Berlin. 20. bis 22. September 1999*. Bern u. a.: Peter Lang, 459–474.
Spengler, Nicole (2001): Zum Verhältnis der Textsorten „Urkunde" und „Brief". In: Alexander Schwarz & Laure Abplanalp Luscher (Hrsg.), *Textallianzen am Schnittpunkt der germanistischen Disziplinen*. Bern u. a.: Peter Lang, 205–215.
Spitzmüller, Jürgen & Ingo H. Warnke (2010): *Diskurslinguistik. Eine Einführung in Theorien und Methoden der transtextuellen Sprachanalyse*. Berlin, New York: De Gruyter.
Splinter, Susan & Sybille Gerstengarbe u. a. (Hrsg.) (2005): *Physica et historia. Festschrift für Andreas Kleinert zum 65. Geburtstag*. Stuttgart: Wissenschaftliche Verlags-Gesellschaft.
Springer, Friedrich (2012): Über Hypothesen und Theorien zur Entstehung der Metalle. Von Georg Agricola bis Georg Ernst Stahl. In: *Mensch, Wissenschaft, Magie* 29, 1–22.
Stein, Stephan (1995): *Formelhafte Sprache. Untersuchungen zu ihren pragmatischen und kognitiven Funktionen im gegenwärtigen Deutsch*. Frankfurt a. M.: Peter Lang.
Steinbauer, Bernd (1989): *Rechtsakt und Sprechakt. Pragmalinguistische Untersuchungen zu deutschsprachigen Urkunden des 13. Jahrhunderts*. Innsbruck: Institut für Germanistik.
Steinmetz, Horst (1985): *Friedrich II., König von Preußen, und die deutsche Literatur des 18. Jahrhunderts. Texte und Dokumente*. Stuttgart: Reclam.
Stenzel, Oliver (2005): *Medikale Differenzierung. Der Konflikt zwischen akademischer Medizin und Laienheilkunde im 18. Jahrhundert*. Heidelberg: Carl Auer.
Steger, Hugo (1998): Sprachgeschichte als Geschichte der Textsorten, Kommunikationsbereiche und Semantiktypen. In: Werner Besch, Anne Betten, Oskar Reichmann & Stefan Sonderegger (Hrsg.), *Sprachgeschichte. Ein Handbuch zur Geschichte der deutschen Sprache und ihrer Erforschung* (HSK 2.1). 2., vollst. neu bearb. und erw. Aufl. Sprachgeschichte. Berlin, New York: De Gruyter, 284–300.
Stolberg, Michael (2003): Formen und Strategien der Autorisierung in der frühneuzeitlichen Medizin. In: Wulf Oesterreicher, Gerhard Regn & Winfried Schulze (Hrsg.), *Autorität der Form – Autorisierung – Institutionelle Autorität*. Münster: LIT, 205–218.
Stolberg, Michael (2007): Formen und Funktionen medizinischer Fallberichte in der Frühen Neuzeit (1500–1800). In: Johannes Süßmann, Susanne Scholz & Gisela Engel (Hrsg.), *Fallstudien: Theorie – Geschichte – Methode*. Berlin: Trafo, 81–95.
Stolberg, Michael (2013): Medizinische Loci Communes. Formen und Funktionen einer ärztlichen Aufzeichnungspraxis im 16. und 17. Jahrhundert. In: *NTM. Zeitschrift für Geschichte der Wissenschaften, Technik und Medizin* 21 (1), o. S.
Stötzer, Ursula (1962): *Deutsche Redekunst im 17. und 18. Jahrhundert*. Halle: Niemeyer.
Ströker, Elisabeth (2000): Georg Ernst Stahls Beitrag zur Grundlegung der chemischen Wissenschaft. In: Dietrich von Engelhardt & Alfred Gierer (Hrsg.), *Georg Ernst Stahl (1659–1734) in wissenschaftshistorischer Sicht. Leopoldina-Meeting am 29. und 30. Oktober 1998 in Halle*. Heidelberg: Barth, 145–160.
Strube, Irene (1984): *Georg Ernst Stahl*. Leipzig: Teubner.
Stukenbrock, Karin (2001): *Der zerstückte Cörper. Zur Sozialgeschichte der anatomischen Sektionen in der Frühen Neuzeit (1650–1800)*. Stuttgart: Steiner.
Stukenbrock, Karin (2003): Soziale und wirtschaftliche Aspekte der Leichenbeschaffung. In: Jürgen Helm & Karin Stukenbrock (Hrsg.), *Anatomie. Sektionen einer medizinischen Wissenschaft im 18. Jahrhundert*. Stuttgart: Steiner, 227–239.

Stukenbrock, Karin (2008): Der tote Körper als anatomisches Objekt. In: Rüdiger Schultka & Josef N. Neumann (Hrsg.), *Anatomie und Anatomische Sammlungen im 18. Jahrhundert anlässlich der 250. Wiederkehr des Geburtstages von Philipp Friedrich Theodor Meckel (1755–1803)*. Berlin: LIT, 437–449.

Süßmann, Johannes, Susanne Scholz & Gisela Engel (Hrsg.) (2007): *Fallstudien: Theorie – Geschichte – Methode*. Berlin: Trafo.

Takada, Hiroyuki (1998): *Grammatik und Sprachwirklichkeit von 1640–1700. Zur Rolle deutscher Grammatiker im schriftsprachlichen Ausgleichsprozeß*. Tübingen: Niemeyer.

Tanner, Hildegard (1994): *Medizinische Konsultationsschreiben aus Albrecht von Hallers Briefsammlung (1750–1775). Inventar und Analyse*. Bern: Dissertation.

Taavitsainen, Irma (1999): Dialogues in Late Mediaval and Early Modern English Medical Writing. In: Andreas Jucker, Gerd Fritz & Franz Lebsanft (Hrsg.), *Historical Dialogue Analysis*. Amsterdam: Benjamins, 243–268.

Telle, Joachim (2003): Das Rezept als literarische Form. Zum multifunktionalen Gebrauch des Rezepts in der deutschen Literatur. In: *Berichte zur Wissenschaftsgeschichte* 26, 251–274.

Thurmair, Maria & Eva-Maria Willkop (Hrsg.) (2003): *Am Anfang war der Text. 10 Jahre „Textgrammatik der deutschen Sprache"*. München: Iudicium.

Till, Dietmar (2004): *Transformationen der Rhetorik. Untersuchungen zum Wandel der Rhetoriktheorie im 17. und 18. Jahrhundert*. Tübingen: Niemeyer.

Toellner, Richard (Hrsg.) (2004): *Die Geburt der sanften Medizin. Die Franckeschen Stiftungen zu Halle als Begegnungsstätte von Medizin und Pietismus im frühen 18. Jahrhundert*. Halle: Franckesche Stiftungen.

Tomasoni, Francesco (2009): *Christian Thomasius. Geist und kulturelle Identität an der Schwelle zur europäischen Aufklärung*. Münster: Waxmann.

Topalović, Elvira (2003a): *Sprachwahl – Textsorte – Dialogstruktur. Zu Verhörprotokollen aus Hexenprozessen des 17. Jahrhunderts*. Trier: Wissenschaftlicher Verlag Trier.

Topalović, Elvira (2003b): Zwischen Nähe und Distanz. Vertextungstraditionen im Osnabrück der frühen Neuzeit. In: *Jahrbuch des Vereins für niederdeutsche Sprachforschung* 126, 53–83.

Truckenbrodt, Hubert (2013): Selbstständige Verb-Letzt-Sätze. In: Jörg Meibauer, Markus Steinbach & Hans Altmann (Hrsg.), *Satztypen des Deutschen*. Berlin, New York: De Gruyter, 232–246.

Tschan, Georg (2007): Die Naturwissenschaften: Entstehung und Ausdifferenzierung der Disziplinen. In: Dieter Mertens (Hrsg.), *550 Jahre Albert-Ludwigs-Universität Freiburg. Von der hohen Schule zur Universität der Neuzeit*. Freiburg, München: Alber, 90–112.

Tsouyopoulos, Nelly & Claudia Wiesemann (Hrsg.) (2008): *Asklepios und die Philosophen. Paradigmawechsel in der Medizin im 19. Jahrhundert*. Stuttgart: Frommann-Holzboog.

Ueding, Gert (Hrsg.) (1991): *Rhetorik zwischen den Wissenschaften. Geschichte, System, Praxis als Probleme des „Historischen Wörterbuchs der Rhetorik"*. Tübingen: Niemeyer.

Uhlig, Brigitte (2000): Die Rezension – eine Textsorte des 18. Jahrhunderts in Deutschland. In: Irmhild Barz, Ulla Fix u. a. (Hrsg), *Sprachgeschichte als Textsortengeschichte. Festschrift zum 65. Geburtstag von Gotthard Lerchner*. Frankfurt a. M. u. a.: Peter Lang, 327–365.

Vaňková, Lenka (2012): Die Fachtextsorte ‚Gutachten' im Bereich der Medizin: Eine Analyse anhand von Texten aus dem 17. Jahrhundert. In: Veronika Kotůlková & Gabriela Rykalová (Hrsg.), *Perspektiven der Textanalyse*. Tübingen: Stauffenburg, 281–291.

Verger, Jacques (Hrsg.) (1986): *Histoire des Universités en France*. Toulouse: Edition Privat.

Voeste, Anja (2010): Im Spannungsfeld von Mündlichkeit und Schriftlichkeit. Populare Techniken der Redewiedergabe in der Frühen Neuzeit. In: Arne Ziegler (Hrsg.), *Historische Textgrammatik und Historische Syntax des Deutschen. Traditionen, Innovationen, Perspektiven*, Bd. 2. Berlin, New York: De Gruyter, 965–981.

Vogtherr, Thomas (2008): *Urkundenlehre: Basiswissen*. Hannover: Hahn.

Walch, Maria (1996): Zur Sprache von frühen deutschsprachigen Buchanzeigen und Rezensionen. In: Rudolf Große & Hans Wellmann (Hrsg.), *Textarten im Sprachwandel – nach Erfindung des Buchdrucks*. Heidelberg: Winter, 269–288.

Watson, Katherine D. (2011): *Forensic Medicine in Western Society. A History*. London, New York: Routledge.

Weber, Heinrich (1971): *Das erweiterte Adjektiv- und Partizipialattribut im Deutschen*. München: Hueber.

Weber, Wolfgang (2002): Geschichte der europäischen Universität. Stuttgart: Kohlhammer.

Weingartner, Paul (Hrsg.) (1993): *Die Sprache in den Wissenschaften*. Freiburg, München: Alber.

Weinrich, Harald (1988): Formen der Wissenschaftssprache. In: *Jahrbuch der Akademie der Wissenschaften zu Berlin* 1988. Berlin, New York: De Gruyter, 119–158.

Weinrich, Harald (2001): *Tempus. Besprochene und erzählte Welt*. 6., neu bearb. Aufl. München: Beck.

Weinrich, Harald (2007): *Textgrammatik der deutschen Sprache*. 4., revid. Aufl. Hildesheim: Olms.

Weiß, Eberhard (Hrsg.) (1984): *Reformen im rheinbündischen Deutschland*. München: Oldenbourg.

Werlich, Egon (1979): *Typologie der Texte. Entwurf eines textlinguistischen Modells zur Grundlegung der Textgrammatik*. 2. durchges. Aufl. Heidelberg: Quelle & Meyer.

Weyers, Christian (1992): Zur Entwicklung der Anführungszeichen. In: *Zeitschrift für Semiotik* 14, 17–28.

Wiese, Ingrid (1984): *Fachsprache der Medizin. Eine linguistische Analyse*. Leipzig: Enzyklopädie.

Wiese, Ingrid (1998): Die neuere Fachsprache der Medizin seit der Mitte des 19. Jahrhunderts unter besonderer Berücksichtigung der Inneren Medizin. In: Lothar Hoffmann, Hartwig Kalverkämper & Herbert Ernst Wiegand (Hrsg.), *Fachsprachen. Ein internationales Handbuch zur Fachsprachenforschung und Terminologiewissenschaft* (HSK 14.1). Berlin, New York: De Gruyter, 1278–1285.

Wiese, Ingrid (2000): Textsorten des Bereichs Medizin und Gesundheit. In: Armin Burkhardt, Hugo Steger & Herbert Ernst Wiegand (Hrsg.), *Text- und Gesprächslinguistik. Ein internationales Handbuch zeitgenössischer Forschung* (HSK 16.1). Berlin, New York: De Gruyter, 710–718.

Wiesinger, Peter (Hrsg.) (2007): *Textsorten und Textallianzen vom 16. bis zum 18. Jahrhundert*. Berlin: Weidler.

Wilke, Anja (2006): *Redewiedergabe in frühneuzeitlichen Hexenprozessakten. Ein Beitrag zur Geschichte der Modusverwendung im Deutschen*. Berlin, New York: De Gruyter.

Wille, Paul Friedrich Carl (1934): *Über Stand und Ausbildung der Hebammen im 17. und 18. Jahrhundert in Chur=Brandenburg*. Berlin: Ebering.

Willkop, Eva-Maria (2003): Perfekte Geschichten – Tempuswahl in Erzähltexten. In: Maria Thurmair & Eva-Maria Willkop (Hrsg.), *Am Anfang war der Text. 10 Jahre „Textgrammatik der deutschen Sprache“*. München: Iudicium, 235–257.

Wimmer, Johannes (1991): *Gesundheit, Krankheit und Tod im Zeitalter der Aufklärung. Fallstudien aus den habsburgischen Erbländern*. Wien u. a.: Böhlau.

Wittmann, Reinhard (1999): *Geschichte des deutschen Buchhandels*. München: Beck.

Wittern, Renate (1993): Medizin und Aufklärung. In: Helmut Neuhaus (Hrsg.), *Aufbruch aus dem Ancien régime. Beiträge zur Geschichte des 18. Jahrhunderts*. Wien u. a.: Böhlau, 245–266.

Wübben, Yvonne (2012a): Fall und Fallgeschichte – Der Mensch als Sache anthropologischer Diskurse: Einleitung. In: Frauke Berndt & Daniel Fulda (Hrsg.), *Die Sachen der Aufklärung*. Hamburg: Meiner, 521–524.

Wübben, Yvonne (2012b): Observatio, Kasus und Essai. Der Mensch als Sache epistemischer Gattungen. In: Frauke Berndt & Daniel Fulda (Hrsg.), *Die Sachen der Aufklärung*. Hamburg: Meiner, 537–543.

Wübben, Yvonne & Carsten Zelle (Hrsg.) (2013): *Krankheit schreiben. Aufzeichnungsverfahren in Medizin und Literatur*. Göttingen: Wallstein.

Ylönen, Sabine (1993): Stilwandel in wissenschaftlichen Artikeln der Medizin. Zur Entwicklung der Textsorte „Originalarbeiten" in der „Deutschen Medizinischen Wochenschrift" von 1884 bis 1989. In: Hartmut Schröder (Hrsg.), *Fachtextpragmatik*. Tübingen: Narr, 81–98.

Zelle, Carsten (2013a): Fall und Fallerzählung in Friedrich Hoffmanns *Medicina Consultatoria* (1721–1739). In: Yvonne Wübben & Carsten Zelle (Hrsg.), *Krankheit schreiben. Aufzeichnungsverfahren in Medizin und Literatur*. Göttingen: Wallstein, 348–373.

Zelle, Carsten (2013b): Einleitung. In: Yvonne Wübben & Carsten Zelle (Hrsg.), *Krankheit schreiben. Aufzeichnungsverfahren in Medizin und Literatur*. Göttingen: Wallstein, 277–282.

Ziegler, Arne (2003): *Städtische Kommunikationspraxis im Spätmittelalter. Historische Soziopragmatik und Historische Textlinguistik*. Berlin: Weidler.

Ziegler, Arne (2007): Textallianzen in medizinischen Fachtexten der Frühen Neuzeit. In: Peter Wiesinger (Hrsg.), *Textsorten und Textallianzen vom 16. bis zum 18. Jahrhundert*. Berlin: Weidler, 161–186.

Ziegler, Arne (Hrsg.) (2010): *Historische Textgrammatik und historische Syntax des Deutschen. Traditionen, Innovationen, Perspektiven*. 2 Bde. Berlin, New York: De Gruyter.

Zimmermann, Malte (2013): Ob-VL-Interrogativsatz. In: Jörg Meibauer, Markus Steinbach & Hans Altmann (Hrsg.), *Satztypen des Deutschen*. Berlin, New York: De Gruyter, 84–104.

Register

Personenregister

Sachregister

Bei Fragen zur Produktsicherheit wenden Sie sich bitte an:
If you have any questions regarding product safety,
please contact:

Walter de Gruyter GmbH
Genthiner Straße 13
10785 Berlin
productsafety@degruyterbrill.com